国家社会科学基金重大项目（15ZDA050）
国家社会科学基金重点项目（13AGL011）
广州市人文社会科学重点研究基地资助项目

中山大学公共政策与社会保障丛书

公平与效率

广州新医改的实证研究

THE FAIRNESS AND EFFICIENCY
OF CHINA'S HEALTHCARE
SERVICE SYSTEM:
**A CASE STUDY
OF GUANGZHOU**

岳经纶　王春晓◎著

社会科学文献出版社
SOCIAL SCIENCES ACADEMIC PRESS (CHINA)

前　言

　　2009 年，随着《中共中央国务院关于深化医药卫生体制改革的意见》和《医药卫生体制改革近期重点实施方案（2009～2011 年）》相继发布，讨论多年的医药卫生体制改革终于有了明确的政策目标和基本思路，预示着我国医药卫生体制重大变革的时代——"新医改"时代——的来临。标志着新医改时代来临的新医改方案，最显著的特点就是突出了政府在医疗卫生领域的责任，强调了基本医疗卫生的公益性。可以说，"把国家带回来"（bringing the state back in）是新医改方案最突出的亮点，这对于我国卫生政策乃至整体社会政策的发展，以及我国的社会改革和社会建设，都具有方向性和指标性的意义，值得特别关注。

　　医疗卫生服务事关人的生命权，是人权的核心内容。按照英国著名社会政策学者多伊和高夫的人类需要理论，身体健康与个人自主是人类最基本的两大需要。[①] 它们是人类行为与互动的先决条件，也是全人类参与美好生活的普遍性先决条件。社会政策的目标就是让尽可能多的人的身体健康与个人自主需要可持续达到最高水平的满足。健康可谓人类第一需要，也正因如此，现代国家都高度关注如何维持人民的健康水平。作为第一个宣布建成福利国家的现代工业化国家，英国最重视为健康投资，不仅建立了国民健康服务体系（National Health Service，NHS），而且把健康支出（主要是用于 NHS 的支出）视为最具优先性的支出。

　　在当今世界，卫生政策是各国公共和社会政策的主要领域，也是政治争议的核心问题之一。作为一项主要的社会政策，卫生政策最基本的目标是要确保公众得到适当的医疗服务。当然，何谓适当的医疗服务，以及国家如何

[①] Doyal. L，I. Gough，"A Theoy of Human Need"，*British Journal of Sociology*，1991（4）：6 - 38.

提供这些服务，在不同的国家有很大的差异。在许多国家，政府如今都是医疗服务的主要提供者。在高收入国家，在过去一个世纪的大部分时间内，政府在医疗服务提供中都扮演了主导角色。医疗卫生是政府公共支出的主要项目之一，而且其比例通常都要高于公共教育支出。在高收入国家，公共医疗支出占 GDP 的 6%～9%，即使是在一些不那么富裕的国家，政府把 GDP 的 4%～7% 用于医疗卫生领域也是很常见的。西方国家的实践经验表明，国家加大对公共卫生和基本医疗服务的投入，不仅可以节约大量的卫生开支，而且能够普遍改善基层卫生设施和广大群众的健康状况。

如何为公众提供适当的医疗卫生服务，是各国政府都必须认真对待的重大政策问题，也是最基本的政府职能之一。国家介入医疗卫生服务的原因很多，而最基本的原因是应对市场提供医疗服务所带来的高成本问题，以及由此产生的对公众福祉的威胁。经济学家们常常指出医疗卫生服务是市场失败的经典例子，因为许多最需要医疗卫生服务的人往往是那些最没有能力支付医疗卫生服务费用的人。新中国成立以来，我国政府在医疗卫生服务领域的角色出现了反复。在计划经济年代，我国在城镇建立了劳保医疗制度和公费医疗制度，在农村建立了农村合作医疗制度，使我国绝大多数人口都享有了基本医疗保障。随着经济体制改革的深入，政府在医疗卫生服务领域的角色发生了重大变化，卫生政策也随之变化。随着建立在人民公社集体经济基础之上的农村合作医疗体制的全面瓦解，以及建立在单位制基础之上的劳动保险制度的名存实亡，大部分国民失去了基本医疗保障，需要自掏腰包应付不断上涨的医疗费用，从而产生了"看病难、看病贵"问题。

新医改方案的可取之处是决定通过强化政府责任来缓解"看病难、看病贵"的问题。强化政府在医疗卫生领域的责任，并非简单地建立全民免费医疗制度，或者是由政府包揽医疗卫生服务。国际经验表明，与其他社会公共服务一样，医疗卫生服务是一种涉及公共和私人部门筹资和提供的混合经济。政府在其中的作用体现在医疗卫生服务的政策规划、制度建设、资金筹措、服务提供和监管等各个方面。政府既要强化在医疗卫生服务领域的财政责任，也要重视医疗成本的控制。20 世纪 90 年代中期以来，我国的医药卫生体制改革注重通过建立基本医疗保险制度来解决医疗融资问题，但忽视了公共财政在医疗卫生筹资领域的主导作用。近几年，由于城镇居民基本医疗保险制度和新型农村合作医疗制度（简称新农合制度）的全面推行，政府（特别是中央政府）在医疗卫生领域的财政责任得到了加强。

新医改的阶段性目标是"有效减轻居民就医费用负担，切实缓解'看病难、看病贵'问题"。到 2014 年，新医改的推进已经有五年多。五年是我国国民经济和社会发展规划的一个重要时间单位。那么，新医改在第一个五年中到底取得了什么样的进展和成效呢？换言之，新医改有没有缓解"看病难、看病贵"的问题呢？如果能从全国层面对新医改的第一个五年做一个全面的评判，将是非常及时也是重要的政策研究成果。然而，有鉴于医改问题的复杂性，以及医改在全国各地推进的不平衡性，要对全国性的新医改实践及其成效进行系统分析，无疑是高难度的挑战。有鉴于此，我们转而从局部入手，从个案入手，力图通过解剖麻雀，管窥一豹。基于工作上的便利条件和研究的需要，我们选择了广州市作为研究样本，尝试运用 2009～2013 年广州市的数据，从公平和效率两个维度，对新医改的实践效果进行分析。

全书共分为十四章。第一章导论，介绍本书的研究背景、研究问题、研究内容；第二章介绍全书的理论基础，也就是医疗卫生服务的公平和效率的相关概念和理论；第三章是文献综述和对研究方法的说明；第四章回顾卫生政策和医疗卫生服务的发展历程；第五章从整体上介绍新医改以来的广州医改实践；第六章整体分析新医改以来广州卫生资源公平性和服务效率的发展趋势；第七、八、九和第十章分别分析了广州市城市社区卫生服务体系的公平性、农村卫生服务体系的公平性、城市社区卫生服务体系的运营效率，以及农村卫生服务体系运营效率；第十一章则从比较角度分析了广州市城乡基层医疗卫生服务体系的运营效率；第十二章分析广州市城市公立医院的运营效率；第十三章分析广州市民营医院的运营效率；第十四章则是全书的总结。

应该说，新医改实施以来，广州市在医疗卫生领域进行了多方面的努力，也取得了不少成效。我们的研究表明，在广州，新医改使卫生服务提供在人口分布公平上有一定改善，对个别体系效率有一定提高，相应地对"看病难"起到了一定改善作用。然而，研究也表明，新医改没有改善卫生服务提供在地理分布上的不公平性，同时整个医疗卫生服务体系的宏观效率呈现下降之势，暂时不能有效缓解"看病难"的状况。换言之，新医改的广州市样本显示，新医改政策不但没有明显改善医疗卫生服务提供的公平性，而且显著降低了整体的效率。应该说，这一结论与改革者的初衷和公众的期望存在着较大的差距。

无疑，广州市样本展现的新医改初期的政策效果多少有点令人沮丧。广州市是我国经济高水平发展的大都市，也是卫生资源相对集中的城市。自 2009 年新医改启动以来，广州市各级政府规模空前地加大了对卫生领域的投入。数据显示，自 2009 年至 2013 年，广州市卫生财政支出由 480158 万元增加至 868958 万元，环比增长率 10.36%。同期地方财政支出也呈逐年增长的趋势，卫生财政支出占地方财政支出的比重维持在 5.25% ~ 6.26%。应该说，在推进新医改的进程中，广州市有条件取得更好的成效。然而，在新医改的背景下，广州公立医院规模扩张过快，部分医院单位规模过大，存在追求床位规模、竞相购置大型设备等粗放式发展的问题，加剧了医疗费用的不合理增长，挤压了基层医疗卫生机构与非公立医院的发展空间。可以说，这些因素影响了广州市样本新医改的成效。

同时，新医改的广州市样本也表明，富裕并不是卫生公平的充分条件，甚至也不是必要条件。实现卫生公平，关键在于坚持平等的价值理念，平等地分配医疗卫生资源，使人人享有卫生保健的目标落到实处。将公平、效率的平衡融入医疗卫生资源配置的制度设计中，不仅是为了实现利益再分配，而且更希望能在公正程序和制衡机制基础上实现利益共生、利益共享。

展望未来，新医改的可持续发展应该遵循这样的思路：建立各方有效互动与制衡机制，以公正的程序进行保障，最终实现医疗卫生服务体系资源配置的公平与效率相平衡的可持续发展。

目　录

第一章　导论

一　研究问题

（一）问题的提出

卫生政策是一种错综复杂的社会政策，其政策执行过程深受多种因素影响，因此，其执行结果也难以预期。伴随着卫生政策的制定和执行，对其效果进行及时而系统的评估，分析其产生的成效，找出其存在的问题，对卫生政策体系及相应制度格局的完善和调整，具有重要的理论和实践意义。从政策循环的角度看，卫生政策评估是整个卫生政策系统的重要环节，也是调整、修正、延续和终止卫生政策的重要依据。

2009 年，中国政府开始深化医药卫生体制改革，即"新医改"。2009 年 3 月 17 日，中共中央和国务院发布了作为新医改的顶层设计方案的《关于深化医药卫生体制改革的意见》，规定了新医改的目标、原则和方向。在该意见的指导下，地方政府在医改实践中探索出了许多不同改革模式，推动了中国卫生事业的发展。自新医改伊始到 2014 年的 5 年多时间，中国政府在医药领域总共投入了 3 万亿元的巨额经费。尽管如此，老百姓对新医改的好处的切身体会似乎还不明显，"看病难、看病贵"的问题并未得到根本解决，医患冲突、伤医杀医事件依然频发，因此社会上也出现了所谓"无感医改""医改走入死胡同"的牢骚。

政府的巨大投入与公众的获得感之间的反差，使如何评价新医改的成效成为不可回避的理论和现实问题。新医改实施的时间不算长，要进行全面系统的分析有相当的难度。由于新医改投入大而公众对改革效果的评价却偏低，引申出来的一个现实问题是，政府的大规模投入是否改善了公共医疗卫生服务的公平和效率。

近两个世纪以来，公平与效率问题一直是经济学家、哲学家、社会学家、政治学家和法学家不断探索与争论的重大议题。尤其是在社会、经济发

1

生重大变革的时期，公平与效率的关系问题更成为人们关注的焦点。新医改以来的大量投入转化为公平、高效的医疗卫生服务了吗？或者说，新医改改善了中国医疗卫生服务体系的公平与效率了吗？这既是一个重要的理论问题，也是一个亟待解决的实际问题。

新医改作为一项正在推进的重大公共政策，由于涉及面广、参与者众多，很少有研究对其政策效果展开系统、全面的评估，特别是"现在进行时"的评估。这项意义重大的公共政策的阶段性目标是否实现？又有哪些意想不到的后果？政策执行是否符合政策目标群体的期望？政策的成本效益是高还是低？基于这些思考，本书以"公平与效率：广州新医改的实证研究"为题，以全国一线城市广州为研究场域，主要研究以下5个方面的问题：一、如何界定医疗卫生服务的公平、效率的内涵和测量指标；二、分析医疗卫生服务公平、效率的国际经验；三、分析变迁中的中国卫生政策；四、分析广州地区卫生资源配置公平性和服务提供效率的变化趋势，既从整体角度进行分析，也具体分析不同医疗卫生服务体系服务提供的公平性和效率问题；五、提出相关政策建议。

（二）研究背景

1. 从"模范生"到"后进生"

1978年，在世界卫生组织阿拉木图会议上，中国被视为发展中国家解决卫生问题的典范，因为她用很低的卫生投入获得了可与发达国家媲美的健康产出。然而，随着社会主义市场经济体制改革的逐步推进和深化，受经济领域市场化观念和新自由主义思潮的影响，"效率优先，兼顾公平"的价值原则已经不再局限于经济领域，而是深入影响了教育、卫生等社会领域。医疗卫生领域的决策者似乎相信，随着经济的增长，市场能够自动提供医疗保障和医疗卫生服务，满足人们的健康需求。在这样的政策理念下，中国政府逐渐退出了医疗卫生服务领域，减少了对医疗卫生领域的投入，并且在医疗卫生领域引入市场机制。其结果是，医疗卫生领域的"去公益性"和"去福利性"步伐不断加快，医疗卫生服务产业化的政策范式不断加强。由于中国政府投入医疗卫生机构的补贴逐年减少，迫使医疗卫生机构进入市场，成为市场竞争主体，其服务目标转变为主要追求经济目标。市场化的中国卫生资源配置带来了一系列问题：优质医疗资源向大城市和中心城区集中，农村以及城市的新区、郊区和卫星城区医疗资源不足；大医院规模不断扩张，超标准建设严重，对基层医疗资源的"虹吸"现象突出；"看病难、看病贵"问题日益严峻。根据 2000 年世界卫生组织（World Health Origination，WHO）的报告，在其 191 个成员中，中国医疗卫生服务体系的整体效能排名列第 144 位，卫生筹资的公平性排名列第 188 位，倒数第四。①

有学者认为经过市场化改造后的中国医疗卫生服务体系，既不公平，也无效率。不仅"看病难、看病贵"的问题未得到解决，而且"因病致贫、因病返贫"的问题也日渐突出，中国医疗卫生体制的公平性和效率受到广泛质疑②。早在 20 世纪 90 年代，诺贝尔经济学奖获得者阿玛蒂亚·森（Amartya Kumar Sen）就怀疑中国医疗卫生服务的发展模式可能存在偏差。为什么曾经被世界卫生组织推崇为发展中国家学习模板的中国医疗卫生服务体系在改革开放后出现了颠覆性逆转，成为不公平与低效率的典型？从新中国成立初期低投入、全民共享的福利卫生政策到改革开放以来市场化的产业卫生政策的转换，是否是政府过分迷信市场逻辑的苦果呢？雪上加霜的是，新型城镇化的推进，老龄化进程的加快，以及疾病谱特征的明显改变，又对本已问题重重的中国医疗卫生资源结构布局提出了新的挑战。如何未雨绸缪，加快推进医疗卫生资源布局调整，提升医疗卫生服务体系整体效率；如何使公平与效率的统一从构建变成现实，已经成为中国医疗卫生体制改革的迫切任务。

2. 各方的激烈碰撞

21 世纪以来，中国政府、卫生界、学术界开始反思一定时期以来市场导向的医疗卫生体制改革的利弊得失。2003 年初突如其来的"非典"（SARS）危机暴露了以国民生产总值（GDP）增长为目标的发展模式的弊端，推动了中国发展政策范式的转移③。伴随着发展政策范式的转变，从 2003 年开始，政策制定者着力反思医疗卫生服务体系存在的问题。中国政府，一方面从需方入手，在原有城镇职工基本医疗保险制度的基础上，建立了新型农村合作医疗制度、医疗救助制度和城镇居民基本医疗保险制度三项医疗保障制度；另一方面，从供方入手，完善和加强了公共卫生服务体系、农村卫生服务网、城市社区卫生服务机构和非营利性医疗机构建设。必须指出的是，医改是世界性问题，目前包括英美等西方发达国家的医疗卫生体制都在不断改革

① WHO, UNAIDS, "The World Health Report 2000: Health Systems: Improving Performance 2000".
② Wang, S., "China's Health System: from Crisis to Opportunity," *Yale-China Health Journal.* 2004 (3): 5-49.
③ 岳经纶：《科学发展观：新世纪中国发展政策的新范式》，《学术研究》2007 年第 3 期。

和完善中，这是一个不断进行"帕累托改进"的持续性过程。由于公立医院长期垄断医疗卫生服务的提供，民众直接感受到的是"高收费"与"劣服务"的明显反差。2005年7月，国务院发展研究中心课题组发布报告，称"中国的医疗卫生体制改革总体上是不成功的"①。这一结论引起了政府和公众的强烈反应，各种不同的声音和观点出现了前所未有的激烈碰撞。针对医改不成功的原因，社会上形成了"市场化过度"与"市场化不足"两种观点之争。在如何推进医改的对策上，出现了"政府主导"与"市场主导"的意见分歧。尽管学界对中国医疗卫生体制改革存在不少争论②，但加强政府的卫生投入逐渐成为共识。③ 在2009年启动的新医改中，决策者被迫重新支持政府主导派的观点。2009年，中共中央和国务院发布《关于深化医药卫生体制改革的意见》，指出要坚持公共医疗卫生的公益性质，强化政府责任和投入，完善国民健康政策，建立覆盖城乡居民的基本医疗卫生制度，为群众提供安全、有效、方便、价廉的医疗卫生服务。为推进新医改，中央政府计划在2009～2011年投资8500亿元，以实现2020年人人享有卫生保健的目标。新医改的主要内容包括"一个目标、四梁八柱"。"一个目标"指"建立覆盖城乡居民的基本医疗卫生制度，为群众提供安全、有效、方便、价廉的医疗卫生服务"。为实现这一目标，需要建设公共卫生体系、医疗服务体系、医疗保障体系和药品供应体系四个体系和建立医疗管理机制、运行机制、投入机制、价格形成机制、监管机制、科技和人才保障、信息系统、法律制度八项配套措施，即"八柱"。至此，沸沸扬扬吵了3年多的新医改理论、路线之争暂告一段落。

3. 阶段性成就

自2009年新医改启动以来，随着新医改方案的实施，中国卫生事业取得了新的发展。首先，全国卫生资源及医疗卫生服务提供量均呈持续增长势头。据国家统计局统计公报数据：2013年底，全国共有医疗卫生机构974398个，其中医院24709个，乡镇卫生院37015个，社区卫生服务中心（站）33965个。全国医疗卫生机构床位共有618.2万张，其中医院有458万张，乡镇卫生院有113万张。全国卫生人员总数达979.1万人。其中，卫生技术人员721.1万人，乡村医生和卫生员108.1万人，其他技术人员

---

① 有关研究详见葛延风、贡森《中国医改：问题·根源·出路》，中国发展出版社，2007。
② 顾昕、高梦滔、姚洋：《诊断与处方：直面中国医疗体制改革》，社会科学文献出版社，2006。
③ 王绍光：《政策导向、汲取能力与卫生公平》，《中国社会科学》2005年第6期。

36.0万人，管理人员42.1万人，工勤技能人员71.8万人。全国医疗卫生机构房屋建筑面积为6.19亿平方米。2013年，全国医疗卫生机构总诊疗人次达73.1亿人次，比2012年增加4.2亿人次（增长6.1%）。2013年总诊疗人次数中，医院27.4亿人次（占37.5%），基层医疗卫生机构43.2亿人次（占59.1%），其他医疗机构2.5亿人次（占3.4%）。与2012年比较，医院诊疗人次数增加2.0亿人次，基层医疗卫生机构诊疗人次数增加2.1亿人次。2013年公立医院诊疗人次达24.6亿人次（占医院总数的89.8%），民营医院2.9亿人次（占医院总数的10.6%）。2013年，全国医疗卫生机构入院人次达19215万人次，比2012年增加1358万人次（增长7.6%），年住院率为14.1%。2013年入院人次数中，医院14007万人次（占72.9%），基层医疗卫生机构4300万人次（占22.4%），其他医疗机构907万人次（占4.7%）。与2012年比较，医院入院增加1280万人次，基层医疗卫生机构入院增加46万人次，其他医疗机构入院增加31万人次。2013年，公立医院入院人次为12315万人次（占医院总数的87.9%），民营医院1692万人次（占医院总数的12.1%）。2013年，中国各类医疗卫生机构总收入2.31万亿元，总支出2.21万亿元。其次，从改善全民健康水平方面来看，新医改以来人均预期寿命逐步上升，婴幼儿死亡率和孕产妇死亡率逐年下降，分别从2008年14.9‰和34.2/10万降至2013年的9.5‰和23.2/10万。最后，从群众得实惠方面来看，职工医疗保险、城镇居民医疗保险和新型农村合作医疗的参保人数在2011年就超过13亿人，比2008年增加了2.4亿人，覆盖率稳定在95%以上。2013年实际住院费用支付比例，职工医保由2009年的70%提高到73%，城镇居民医保由48%提高到57%，新型农村合作医疗保险由41%提高到57%。卫生总费用中群众自付费用从2008年的40.4%下降到2013年的33.9%。①

以上成绩的取得，与2009年以来中国政府在医疗卫生体制方面的改革密不可分。2009～2011年，在新医改第一阶段，政府为着力解决群众反映较多的"看病难、看病贵"问题，重点进行了五项改革：一是加快推进基本医疗保障制度建设，二是初步建立国家基本药物制度，三是健全基层医疗卫生服务体系，四是促进基本公共卫生服务逐步均等化，五是推进公立医院改革试点。2012年以来，新医改进入第二阶段，政府着力于全民医保建设、基本药物制度巩固、公立医院改革和加快社会办医。应该说，新医改针对医药卫生

---

① 相关数据来源于2008年、2009年、2012年、2013年《中国卫生统计年鉴》。

领域存在的各种突出问题，提出了一整套令人振奋的改革措施，体现了社会政策公益、公平、多元、整合的属性，在扭转市场导向改革对医药卫生领域造成的严重危害、回归基本医疗卫生服务的社会政策属性方面前进了一大步。[①] 对于那些努力向医疗卫生全民覆盖这一目标靠拢的低收入国家来说，尽管筹集更多资金和生产更多资源是至关重要的，但使可利用资源发挥最大效率也同样重要。效率是在特定的投入（成本）水平下对产出（健康结果或服务）质量和（或）数量的一种衡量。无论是在发达国家，还是在欠发达国家，医疗卫生服务体系都存在着大量的资金浪费和资源浪费。多数国家都未能充分利用可用资源，存在很多无效率现象。[②] 如英国国民健康服务体系各种不必要的操作及过程收费的金额每年高达23亿英镑[③]。但是，这一状况并非不可改变。黎巴嫩等国已经通过改革提升了穷人对疾病预防、健康促进及治疗等服务的使用率。提高效率可以有多种途径，除了削减成本外，还可以在相同的成本下扩大医疗卫生服务的覆盖范围和质量，或者是增加投入以产生更多更好的服务。包括中国在内的不少国家选择了增加投入。

4. 质疑声再起

这些年来，对于中国新医改的成效，从政府到民间的共识是：在短短数年中，中国建立了覆盖13亿人的全民医疗保障体系。不过，如此巨大的成就并未让质疑声减少。相反，当此轮新医改步入"深水区"后，基层医疗改革效果弱化、后继乏力，公立医院改革推进缓慢且运营效率下降等问题开始显现。[④] 在需方看来，"看病难、看病贵"并未根本解决。世界银行曾预测，若继续现有的服务提供模式，不进行改革，中国卫生总费用将由2014年占GDP的5.6%增长至2035年占GDP的9%以上，分阶段预测的平均年增长率为8.4%。在供方看来，公立医院公益性问题和体制问题依然没有改进。医疗界知名人士钟南山院士在面对越来越严峻的医患暴力冲突时，发出了"尊重生命理念没有形成、医院公益性问题没有解决、体制上有着致命缺陷""我（对新医改）不满意，主要是对公立医院的医改不满意"的声音。2013

---

① 李迎生、张瑞凯、乜琪：《公益·公平·多元·整合："新医改"的社会政策内涵》，《江海学刊》2009年第5期。

② World Health Organization. *The World Health Report – Health Systems Financing：The Path To Universal Coverage*. World Health Organization，2010.

③ AOMRC. http：//www. the guardian. com/society/2014/nov/05/nhs – wastes – over – 2 – bn – on – unnecessary – treatment. 2014.

④ 李培林主编《2014年中国社会形势分析与预测》，社会科学文献出版社，2013。

年年底以来，一些主张否认现行政府主导模式、主张医改应重回市场化道路的观点逐渐增强，出现了比较强烈的"另起炉灶"的声音。这种观点的主要依据包括：第一，党的十八届三中全会提出了"市场起决定性作用"指导思想，政府"开门第一件事"应是放权让利，医疗卫生领域当然也应该如此；第二，经济进入新常态，经济增速下降，公共财政力不从心，特别是要地方政府再加大投入非常困难；第三，2013 年以来，国家有关部委相继出台了鼓励健康服务业发展、鼓励商业保险发展、放宽社会资本办医限制、放开非公立医院服务价格、严格限制公立医院扩张等政策。这些因素是否会直接影响到正在推进的新医改进程和实效呢？

针对怀疑改革方向出现偏差的声音，哈佛大学公共卫生学院萧庆伦教授认为，医疗卫生市场比较特殊，由于信息不对称，会出现严重的市场失灵，医疗私有化只会使情况变得更糟。他甚至直接警告"中国医改可能触礁"①。当然，共识也还是有的，那就是：在非常短的时间内，中国政府以巨额投入建立了世界上最大的医疗保障网。不过，广覆盖是否提升了资源获得的公平性呢？增加投入是否一定会提高效率呢？世界卫生组织 2010 年报告指出，有 10 个原因会导致医疗卫生服务体系效率低下，提高效率的重要手段就是改善对医疗卫生服务提供者的支付方式，削弱不恰当支付机制下医疗卫生服务提供者产生低效率行为的动机。② 然而，中国政府在医保支付方式方面的改革滞后，在公共卫生服务方面采用"收支两条线"的直接支付办法。按项目付费（fee for service）和直接支付通常都不利于效率的提高。③ 因此，从理论上讲，目前的新医改政策能否有效改善中国医疗卫生服务体系的效率值得怀疑。

事实上，中国政府在改善医疗卫生服务体系效率方面的成效早就备受质疑。牛津大学叶志敏（Winnie Yip）等人就曾非常有远见地指出，如果中国政府不能够应对医疗卫生服务成本扩张的根源——非理性和挥霍无度，多数新增资金就会变成供方的高收入和利润。④ 一项针对中国各省医疗卫生服务

---

① Yip W, Hsiao W C, "Harnessing The Privatisation Of China's Fragmented Health - Care Delivery". *The Lancet.* 2014, 384: 805 - 818.

② WHO, UNAIDS, "The World Health Report 2000: Health Systems: improving Performance 2000".

③ Hsiao W C, "Why is A Systemic View of Health Financing Necessary?" *Health Aff (Millwood)*, 2007, 26 (4): 950 - 961.

④ Yip, W. and Hsiao, W C, "The Chinese Health System at a Crossroads". *Health Aff (Millwood)*, 2008, 27 (2): 460 - 468.

的研究表明，新医改以来医疗卫生服务的规模效率下降了。[1] 也有研究指出，1997～2007年中国医疗卫生服务体系的效率先下降后上升。[2] 总之，不同的学者运用不同的指标和方法，对于中国医疗卫生服务体系效率的变化进行了不同的估计。不过，需要指出的是，目前仍很少有研究将中国"新医改元年"（2009年）设定为起点，比较评估新医改以来的中国医疗卫生服务体系的公平性与效率变化。如果医疗卫生服务体系的公平性与效率发生了变化，那么，这些变化是受到什么因素影响？它是2009年以来的新医改造成的吗？为什么？显然，这些问题需要给出清晰的答案。

（三）研究意义

2003年以来，在新的发展范式下，如何通过医疗卫生体制改革解决"看病难、看病贵"问题，备受注目。不管改革如何推进，让有限的卫生资源得到最大化的效果，应该是政府所追求的目标。虽然公平与效率指标不能直接反映医疗卫生服务体系对人群健康状况的作用效果，但是可间接反映医疗卫生服务体系通过医疗卫生服务对居民健康状况的影响。在健康权保障体系中，卫生资源配置与利用效率失衡是导致中国公民健康权不平等的关键因素。[3] 面对"看病难、看病贵"的社会问题，这些年来人们通常关注和同情需方的境遇，认为需方保障不足，财政对需方补贴不够，但往往忽视供方的处境及其扮演的重要角色。诚然，改革开放后政府确实曾经减少了对医疗卫生领域的补贴，向医疗服务的消费者转移成本，然而，随着城镇职工医疗保险、新型农村合作医疗保险、城镇居民医疗保险三大基本医疗保险的建立，以及政府投入的不断增加，尤其是新医改的大力投入，"看病难、看病贵"的需方因素已经在很大程度上得到了缓解。仅2009～2014年，各级政府就已在医疗卫生领域投入了3万亿元。就中国国情而言，由于体制和财力等方面的原因，地方政府缺乏提升居民福利与服务的动力[4]，期望各级政府特别是县市一级政府大规模持续增加卫生支出并不现实。然而，新医改以来，尽管

---

[1] 李习平：《我国医疗服务行业全要素生产率增长实证分析：基于2005～2011年省际面板数据》，《中国卫生经济》2014年第4期。

[2] 韩华为、苗艳青：《地方政府卫生支出效率核算及影响因素实证研究——以中国31个省份面板数据为依据的DEA–Tobit分析》，《财经研究》2010年第5期。

[3] 周良荣、陈礼平、文红敏等：《国内外健康公平研究现状分析》，《卫生经济研究》2011年第2期。

[4] 岳经纶：《建构"社会中国"：中国社会政策的发展与挑战》，《探索与争鸣》2010年第5期。

卫生总费用不断上涨，看病却依然难、依然贵。一时间似乎各方都步入了困境。国家经济生活中供给与需求不协调、不匹配、不平衡的现象日渐突出，中国政府就此开出"供给侧改革"的对症之药。面对此情此景，无论是决策者，还是研究者，均纷纷把眼光投向了医疗卫生服务的供给侧。因此，评估公平与效率，改善医疗卫生服务提供，使有限的卫生资源得到最大化、公平化的提供，不仅是卫生政策研究者非常关注的研究课题，也是中国政府及实践者所关心和追求的政策目标。

从政策实践的角度来看，检讨新医改政策的得失及其背后的成因，探求提升医疗卫生服务提供的公平与效率的有效途径，实现在有限卫生投入基础上最有效率、最公平的医疗卫生服务供给，具有非常重要的紧迫性。究竟在采用新的发展政策范式后，特别是新医改以来，政府大量卫生投入的产出如何呢？宏观公平性与宏观、微观效率究竟呈现怎样的发展态势？又有哪些因素影响了医疗卫生服务供给侧的公平与效率？如何进一步促进医疗卫生服务提供的公平、效率和质量提升？这些都是当下决策者所关心的问题。尽管政策评估有重要的理论和实际意义，但是目前的政策评估还是存在着诸多问题，例如，研究思路比较传统，缺乏实地调查研究，第一手的研究资料不多，特别是没有深入政府"内部"进行细致观察，没有考虑到医疗卫生服务体系内部各专业的特殊性，缺乏从医疗卫生服务体系各个子系统进行的全方位研究。

本书将医疗卫生服务提供的公平和效率同时纳入研究视野，以广州为研究现场，通过实证的方法，比较分析中国医疗卫生服务提供情况，寻找进一步深化改革的路径。我们希望通过这样的实证研究，深入了解卫生政策从政策理念、政策目标到具体政策内容的发展演变过程，从而进一步探索卫生政策的新范式。

二 研究内容

本研究选取广州市作为实证分析的对象，除了资料可得的便利性外，更重要的原因是在医疗卫生服务提供不充足的前提下来讨论卫生资源配置公平和效率问题是不合适的[①]，更不用说它是否能达到帕累托最优状态。广州市作为中国的一线城市，具有相对较充裕的财政资源，不存在财政能力限制卫生投

---

① 王谦：《医疗卫生资源配置的经济学分析》，《经济制度改革》2006 年第 2 期。

入的问题；而且，广州地区卫生资源相对集中，医疗卫生服务体系发展较为成熟。这样的条件可以让我们更加集中地考察广州地区卫生资源公平性、医疗卫生服务去商品化的程度，以及医疗卫生机构运营效率情况。

本研究利用广州地区 2009～2013 年的卫生资源和医疗卫生服务提供数据，从宏观和微观两个层面上分别分析新医改政策对于广州地区卫生资源、医疗卫生服务提供的公平和效率的影响。首先，我们从宏观角度，应用卫生资源/人口比值法、洛伦茨曲线（Lorenz Curve）、基尼系数（Gini Coefficient）等指标分析全市整体卫生资源在人口和地理分布上的公平性，并进一步分析城乡基层卫生资源在人口和地理分布上的公平性。然后，我们把医疗卫生服务体系的行为看作一种类似生产者的行为，利用非参数的数据包络分析（Data Envelopment Analysis，DEA）方法，以解剖麻雀方式先后分析新医改后广州地区整体医疗服务的宏观运行效率，以及城市社区卫生服务体系、农村卫生服务体系、公立医疗服务体系、民营医疗服务体系等各类医疗卫生机构的微观运营效率的变化情况，了解医疗卫生服务体系各个子系统的效率是上升了还是下降了，从而说明整个医疗卫生服务体系效率的变化情况。

本书的研究思路遵循了公共管理、卫生经济学研究的一般过程。研究路线可概括为：提出问题→掌握基本理论→确定研究目标→确定研究方法→实证分析→结论→对策建议。

三 研究方法

本研究使用的具体方法呈现以下五个方面的特点。

一是以实证分析为主，辅以规范分析的方法。医疗卫生服务公平和效率的研究过程会涉及各项新医改政策的实际效果，涉及众多学者担忧的公平性缺失及效率缺乏的问题。因此，实证研究是本研究的基本方法。本研究将在实证分析结论的基础上，提出有针对性的政策建议和意见。

二是以定量分析为主，辅以定性分析的方法。在本研究中，既有来自统计数据的定量分析，也有来自深度访谈的定性分析。两者互相印证、互为支持，有不可替代的作用。

三是以数据研究为主，辅以文献研究的方法。本研究根据《中国卫生统计年鉴》、《广东省卫生统计年鉴》、广州市卫生信息中心提供的数据及现场调研数据进行分析研究。同时，也对国内外医疗卫生服务公平和效率的研究文献进行收集、整理和消化。

　　四是以动态分析为主，辅以静态分析方法。从宏观、微观角度，主要考虑供方，兼顾需方、第三方，既有2009～2013年的动态变化的情况，又有描述新医改政策实施5年后的2013年的截面情况。

　　五是以整体分析为主，辅以局部分析的方法。从整体角度，本研究分析广州市卫生资源配置及服务提供的公平性和整体医疗服务宏观运行的效率状况。从局部角度，本研究分别分析城市和农村卫生资源公平性，以及社区卫生服务体系、农村卫生服务体系、公立医院服务体系、民营医疗服务体系等各类医疗卫生机构的微观运营效率的变化情况。

四　结构框架

　　本书结构框架如下。

　　第一章，导论。介绍本书的研究意义及内容。

　　第二章，医疗卫生服务的公平与效率：理论基础。尝试阐述医疗卫生服务提供公平与效率的含义及两者间的关系。

　　第三章，文献综述与研究方法。介绍医疗卫生服务公平的研究方法、文献综述，以及医疗卫生服务效率的研究方法和文献综述。

　　第四章，变迁中的卫生政策与医疗卫生服务：公平与效率的视角。重点介绍改革开放以后中国卫生政策的变迁。

　　第五章，新医改以来的广州医改实践。从整体上简要介绍新医改以来广州市卫生政策的变化，分析卫生政策与医疗卫生服务的情况。

　　第六章，新医改以来广州卫生资源公平性和服务效率的趋势分析。从整体上分析新医改以来广州市医疗卫生服务资源及服务提供公平和效率的变化趋势。

　　第七章至第八章，卫生服务体系公平性分析。进一步分析全市基层卫生服务资源中的城市社区卫生服务体系及农村卫生服务体系及服务提供的公平性情况。

　　第九章至第十三章，医疗卫生服务运营效率分析。从微观的角度，分四章通过有目的地选择社区卫生服务中心（没设置床位）、乡镇卫生院、公立医院、民营医院等四类医疗卫生机构的个体运营效率，分析新医改对医疗卫生服务体系的效率影响。同时，在第九章还专门选择了结构和功能最为接近的城市社区卫生服务中心（设置床位）和农村乡镇卫生院（设置床位）进行比较，以期寻找卫生公平城乡二元差异的解决方法。

　　第十四章，总结。总结全书内容，提出政策建议。

第二章　医疗卫生服务的公平与效率：理论基础

关于公平与效率的讨论，可以追溯到柏拉图的《理想国》。作为经济学评价的两个重要原则，公平与效率一直是公共政策和公共事务管理中的核心问题。尽管实现公平与效率的最佳结合是人类的一种理想，但在公共事务管理的实践中却很难做到，在医疗卫生领域也不例外。美国卫生经济学家马丁·费尔德斯坦（Martin S. Feldstein）教授曾指出，当今世界各国的医疗服务需要以及医疗费用都在持续攀升。在医疗卫生领域，世界各国都面临两大难题。一是经济效率问题，即应当怎样把医疗服务业、医疗保险公司、医生和医院更有效地组织起来，把市场经济激励机制和政府宏观调控更加有机地结合起来，进一步提高效率。二是再分配问题，即应该为低收入人群提供多少医疗补助，通过怎样的方式对这部分弱势群体提供补助，补助资金又如何筹集？[①] 实际上，费尔德斯坦教授提出的这两大难题，就是公平与效率问题。

不同的人对公平与效率都会有不同的理解。不过，也正是学者和政策制定者们围绕公平与效率的论证扩充了公平与效率的内涵。一般认为，公平是一个社会得以稳定存在、和谐发展不可或缺的基础，而效率则是一个社会生存和发展的前提。在医疗卫生领域，国家的主要作用在于维护医疗卫生服务的公平性，而市场机制的更多功能在于提高医疗卫生服务的效率。度量公平与效率的指标，虽然不能直接反映医疗卫生服务体系对人群健康状况的作用效果，但是可间接反映医疗卫生服务体系通过医疗卫生服务对居民健康状况的影响。如何合理、公正分配与有效利用有限的卫生资源，关系到一个国家或地区居民的健康公平以及资源利用效率。解决医疗卫生服务提供的公平与效率问题，可以从经济学、社会学、政治学等多种角度出发，将有关理论、卫生资源以及区域、经济、社会发展实际有效结合起来，对实际问题进行分析研究。卫生资源的合理布局对于保证卫生事业的协调发展，保证医疗卫生服务

---

① Martin S. Feldsterr, "The Economics of Health and Heathe Care: What Have We Learned?" *American Econmic Review*, 1995, 85 (2): 28 – 31.

提供的公平和效率，具有重要的作用。从这个意义上讲，以改善医疗卫生服务提供为代表的供给侧改革必定是目前正在进行的新医改的关键议题之一。

一 公平

（一）公平的定义

"公平"是一个内涵极为丰富却难以准确界定的概念。古罗马法学家乌尔比安（Domitius Ulpianus）可能是提出"公平"定义的第一人。他认为，公平是使每个人获得其应得的东西的永恒不变的意志。[①] 近代以来，杰里米·边沁（Jeremy Bentham）的功利主义公平观、约翰·罗尔斯（John Rawls）的公平正义理论、罗伯特·诺齐克（Robert Nozick）的权利正义理论和阿玛蒂亚·森（Amartya Sen）的能力公正观等在不同的历史时期、不同的领域各领风骚，影响着学界，指导着社会实践。[②]

公平是一个多维的概念。从社会角度来看，公平是一个关系范畴，涉及人与人的关系；从历史角度看，公平是一个历史范畴，在不同历史阶段，人们对它有不同的理解；从价值角度看，公平是一个价值范畴，涉及人的主观价值判断。学者们往往从不同角度来阐释公平的内涵，因而有了不同领域的公平概念，如经济公平、政治公平、社会公平、道德公平，以及起点公平、过程公平和结果公平。在社会领域，公平是处理社会事务的基本原则，更是分配公共产品的基本准则。在公共管理领域，公平是公共行政的核心价值之一。

（二）卫生领域的公平

1. 定义

关于卫生领域的公平也有较多阐释。库克（Cook，R. J）强调卫生公平主要是指卫生产出的平等、医疗卫生服务的合理可及、卫生管理的效率、患者自主和责任。[③] 世界卫生组织（WHO）和瑞典国际开发署（Swedish International Development Cooperation，SIDA）认为，卫生健康领域中的公平意味

---

① E. 博登海默：《法理学——法律哲学与法律方法》，邓正来译，中国政法大学出版社，1999。

② 参见李迎生、张瑞凯、乜琪《公益·公平·多元·整合："新医改"的社会政策内涵》，《江海学刊》2009 年第 5 期。

③ Cook, R. J, "Exploring Fairness in Health Care Reform". *Journal for Juridical Science*, 2004, 29（3）：1 - 27.

着生存机会的分配应该以需要为导向，而不是取决于社会特权或收入差异，应该意味着共享社会进步的成果，而不是分摊不可避免的不幸和健康权利的损失。①

2. 健康的重要性

健康的重要性不言而喻。德国哲学家阿瑟·叔本华（Arthur Schopenhauer）有句脍炙人口的名言：尽管健康并非生活全部，但没有健康的一切都成为虚无。有一项研究表明：1965～1997 年，1/3 的亚洲经济增长是从卫生事业的投入中获得的。② 在现代社会，健康被普遍视为公民的一项权利。1946年 7 月 22 日签署的《世界卫生组织组织法》，在开篇定义健康之后就昭告全世界："享有最高而能获之健康标准，为人人基本权利之一。不因种族、宗教、政治信仰、经济或社会情景各异，而分轩轾。"经济学家、哲学家阿玛蒂亚·森曾对"健康权"给出了一个非常富有哲学性的解释：对每一个人来说，重要的是拥有生活的可行能力（capability），拥有健康的身体、受到良好的教育是这种可行能力的重要表现。③ 社会学家帕森斯（Talcott Parsons）曾总结道："人类个体的能力最终是最重要的社会资源，所以健康是极其重要的。在社会学家看来，疾病基本上是这种实施社会价值的任务和角色的能力失常。教育是通过学习提高能力，而健康则是能力的维持，它们是提供和保障人类价值的两大中心。"④ 1978 年，国际初级卫生保健大会通过的《阿拉木图宣言》明确提出：享有最大可能的健康水准是一项基本人权，健康是享有一切其他权利的前提。健康在现实社会的政策选择应当永远都是"伦理原则决定经济原则"⑤，实现卫生资源的公平合理配置是对基本人权的保护。正如唐钧指出的："健康和生存是社会成员最低层次的需求——生存权是维持生命的存续，健康权是保障生命的质量。在这两个方面，每一个人都是没有退路的"。⑥ 1996 年，世界卫生组织和瑞典国际开发署在倡议书《健康与卫生服务的公平性》中强调，健康公平性是指所有社会成员均有机会获得尽

---

① World Health Organization，*Equity in health and health care. a WHO/SIDA initiative*，Geneva，1996.

② IMF，*A Better World for All*：*Progress Towards the International Development Goals*，Washington：Progress Washington Press，2000.

③ Sen，A，"Why healthy equity?" *Health Economics*，2002（11）：659 – 666.

④ 刘瑞、武少俊、王玉清：《社会发展中的宏观管理》，中国人民大学出版社，2005。

⑤ 周雁翔：《公平、效率与经济增长：转型期中国卫生保健投资问题研究》，武汉出版社，2003。

⑥ 唐钧：《中国的卫生政策与健康保障向何处去》，《科技中国》2006 年第 7 期。

可能高的健康水平，这是人类的基本权利。每一社会成员均应有公平的机会达到其最佳健康状态，不应有人在获得健康方面受到不利的影响。[1]《中华人民共和国民法通则》第九十八条也规定："公民享有生命健康权"。2012年，中华人民共和国卫生部发布的《"健康中国2020"战略研究报告》指出："健康是人类全面发展的基础……保障国民的健康公平性已经作为一项衡量社会公正和公平的重要指标"[2]。因此，健康公平是衡量社会公正和社会发展的重要维度，是实现社会稳定和谐的重要机制，在医学伦理价值体系中居中心地位。卫生行业的基本功能是保护健康、挽救生命，也就是维持生存的基本权利。政府有责任有义务保障每一位社会成员平等地享有这一基本权利，这也是医学人道主义的基本原则和医疗卫生服务公平性的根本依据。在中国，这也是社会主义制度所追求的终极目标之一。

3. 医疗卫生服务公平性

医疗卫生服务公平性是每个人根据各自的卫生需要，都有同等机会享受到相对应的、基本的预防、医疗、保健、康复服务。卫生公平与卫生平等有不同的概念。卫生公平意味着生存机会的分配应以卫生需要为导向，不因为其所拥有的社会特权不同而出现差别，这就意味着人们的需要、健康的机会相等。卫生平等则是指每一社会成员获得等量的医疗卫生服务。很明显，每个社会成员对医疗卫生服务的需求是不可能一样的，等量的医疗卫生服务无法满足每一个个体的实际需要，从而导致医疗卫生服务利用不足或利用过量并存。公平性要求努力降低社会人群在医疗卫生服务利用方面存在的不公正和不应有的社会差距。进一步来说，在社会上，各个阶层得到卫生资源或享有医疗卫生服务的机会还是有差距的，人与人、阶层与阶层间这种差距越小，表明其公平性越高。它反对平均主义，反对不考虑是否有医疗卫生服务需求，便简单地、人为地、平均地分摊卫生资源或医疗卫生服务。因此，医疗卫生服务公平性在很多情况下不是平等地利用医疗卫生服务，而是保证每个社会成员获得医疗卫生服务的机会相等，可以按需获得医疗卫生服务，从而使有限的卫生资源得到合理高效的利用，使每个社会成员均能达到基本生存标准。

医疗卫生服务公平性具有丰富的内涵。一般认为，医疗卫生服务公平性

---

[1] World Health Organization, *Equity in health and health care. a WHO/SIDA initiative*, Geneva, 1996.

[2] "健康中国2020"战略研究报告编委会：《"健康中国2020"战略研究报告》，人民卫生出版社，2012。

包括卫生资源公平性、健康公平性和筹资公平性等几个方面。由于卫生资源分配公平是基础，要达到医疗卫生服务公平性，就是要在卫生资源分配、医疗卫生服务实际可及性和医疗卫生服务费用支付方面实现公平。卫生资源筹集和分配不公平是影响医疗卫生服务公平性的重要因素。在现有条件下，为了尽可能保证公民健康权利的实现，应优先公平合理地分配卫生资源，以保证最大多数人的就医权利。[①] 卫生资源配置的公平性又是医疗卫生服务利用公平性的重要前提条件。卫生资源配置的公平性对于提高全民健康水平，促进社会公正具有重要意义。正如上文所述，生存权、健康权属于基本人权的范畴，因而与生存权、健康权密切相关的卫生资源分配是否公平反映了一个社会对基本人权的保障状况。考虑数据的可得性，本研究关注的是卫生资源配置的公平性。通过卫生资源的提供情况来衡量医疗卫生服务公平性，具有较强的代表性。

4. 卫生资源公平性

一般认为，卫生资源具有广义和狭义之分。广义上的卫生资源是指人类开展医疗卫生保健活动所使用的社会资源。不过，从相关研究成果来看，主要是集中于对狭义上的卫生资源的研究。它是指社会在提供医疗卫生服务过程中占用或消耗的人、财、物、技术和信息等各种生产要素的总称。更具体地说，就是投入卫生行政部门的物化劳动和活劳动的表现，是医疗卫生服务活动生产和再生产的物质基础。卫生事业是国家实行一定福利政策的社会公益事业。实际上，要保证卫生资源向更有需要的普通老百姓的倾向性分配，就需要以人为本的民主政治作为保障。因此，"看病难"和"看病贵"并不是一个医学技术问题，而是政治经济学问题。健康问题在政治议程中是永久性的话题。这首先就涉及公平性问题。制度经济学派主张"平等优先"，他们认为公平是卫生问题的中心，不公平会导致人的基本权利的丧失，最易引起社会的不安定，社会应该不考虑效率而把不公平降到最低限度。卫生行业属于社会领域，牺牲卫生公平往往就意味着牺牲部分群体的健康权。卫生资源人口和地理分布不公平必然会影响医疗卫生服务的可及性，导致不同区域居民之间的健康状况存在差距。在社会分化的约束下，如果不可能消除人群、地区间的卫生资源配置差异，将加剧社会分化。而更大的社会分化又将造成卫生领域更大的不公平，周而复始，势必会造成严重的马太效应（Matthew Effect），加剧"因病致贫"和

---

① 刘激扬、田勇泉：《论公共卫生资源公平配置的政府责任》，《求索》2008 年第 2 期。

"因贫返病"的恶性循环，甚至会积聚成为不稳定因素。① 所以，在医疗卫生服务领域中仅仅利用自由市场机制，不但不能解决公平问题，还会使不公平程度恶化。社会契约论者认为，政府权力来源于公民与政府之间的契约，政府应该维护全体公民的公共利益。亚当·斯密（Adam Smith）也认为，一个稳定的社会应建立在同情的基础上，救死扶伤从来都被尊为崇高的行为，穷人生病如果得不到治疗将使一个政府背负足够的指责。因此，政府有义务承担维护社会整体健康利益、保护个体健康权利以及确保社会全体成员得到公平有效的医疗卫生服务的责任，保障他的国民在医疗卫生服务可及性方面的公平性。实现公民的健康权利，需要一个强有力的负责任的政府投入大量财政资金为所有国民提供医疗卫生服务，实现医疗卫生服务的普遍覆盖和平等享有，实现卫生资源的可及可得，而不论他或她的社会身份、就业状况和支付能力。②

卫生资源公平性是指在不同个体或群体之间公正、平等地分配或公平对待各种可利用的卫生资源，使整个人群都能有相同的机会从中受益。③ 卫生资源公平性进一步分为横向公平和纵向公平两个方面。④ 横向公平是指所有具有同样医疗卫生服务需要的人可以获得完全相同的卫生资源的服务。即相同的需要，有相同的卫生资源可供利用，所有的社会成员所接受的医疗卫生服务质量应该相同。纵向公平则是医疗卫生服务需要较大的人群应比那些需求较小的人群更多地获得所需的医疗卫生服务。即不同的需要，有不同的卫生资源可供利用。⑤ 由于医疗卫生服务产品具有外部性、公益性特征，医疗卫生服务供给中存在市场失灵等原因，在卫生资源配置及医疗卫生服务供给过程中公平、公正原则显得尤为重要。

（三）卫生领域公平的实现途径

公共财政理论要求政府提供公共产品（public goods）和准公共产品，以满足公民的公共服务需要。公共财政首要的是财政的公共性，即财政首

① 张力文、李宁秀：《基于健康公平的城乡卫生一体化内涵研究》，《中国卫生事业管理》2012年第9期。
② 吴少龙：《社会权利、公共预算与卫生公平——广州市医疗卫生资源预算配置研究》，《甘肃行政学院学报》2010年第6期。
③ Han Bleichrodt, Eddy van Doorslaer, "A welfare economics foundation for health inequality measurement". *Journal of Health Economics*, 2006（25）：945-957.
④ 李晓西：《试论我国卫生资源的合理配置》，《中国卫生经济》2002年第2期。
⑤ 薛秦香、高建民：《卫生服务提供的公平与效率评价》，《中国卫生经济》2002年第4期。

要的是为满足社会的公共需要服务。由于公共产品的属性和外部性（externalities）导致市场机制在这些领域难以发挥作用。政府提供公共产品或准公共产品性质的医疗卫生服务，在政治上源于公民的共同委托，在经济上源于法律赋予的征税权。这并不是政府的恩赐，而是政府的信托责任。如果政府部门将自己的责任转嫁给市场主体，或者抛弃自己的责任，就是政府的失职。因而，一直以来，保障公共资源公平配置是众多国家的核心理念，促进卫生资源在不同社会群体和不同地区之间公平配置也是世界性的趋势。

由于在医疗卫生领域大量地存在公共产品或准公共产品性质的医疗卫生服务和外部性医疗卫生服务，因而公共财政一直是确保卫生公平的有效保障。由于要使每个社会成员均能达到基本生存标准，在一定的制度和社会安排下，要保证公众参与卫生资源的分配，并最终达成大家一致的方案，并非易事。尤其对于中国这样一个地域辽阔、人口众多、资源有限的大国，医疗卫生服务需求和资源的可获得性之间的矛盾更为突出。同其他领域一样，中国卫生领域同样存在着地区差别和城乡差别。据统计，中国90%以上的卫生事业费来自地方财政。也就是说，中国卫生事业费主要来自地方财政，而不是中央财政。这种格局就决定了各地主要得依靠自身的财力来为本地居民提供医疗卫生服务。要在全国范围内建立一套有效的财政转移支付体制来平衡各地的医疗卫生服务水平，短期内也不大可能实现。政府卫生财政投入在城乡之间的分配也极不均衡。由于中国的财政收入主要来自城市经济，导致了政府财政支出，尤其是公共服务方面的支出也主要用于城市居民。特别是20世纪80年代财政实行"分灶吃饭"政策以后，农村卫生事业获得公共财政支持的能力进一步被削弱。直至1994年财政分税制改革后，这种情况才有所改善，但公共财政对农村卫生服务的支持力度依然不大。

政府的干预可以解决市场失灵，改善资源配置的效率。即便是以市场为主导的被"广为诟病"的美国商业保险模式的医疗费用支出，也只有约三成来自商业保险，不到15%来自个人自付，其余都来自联邦或州政府财政，也就是说，有一半以上的资金还是来自政府。可见，不管是政府主导的社会医疗保险模式，还是市场主导的商业医疗保险模式，"掏钱"是政府免除不了的责任。中国作为社会主义国家，公平供给卫生资源和服务更是政府在制定卫生政策时的价值选择。从根本上讲，改革与发展的成果如何分配，卫生事业到底为谁而存在，都与政府制定和执行的卫生政策分不开。卫生政策属于社会政策范畴，政府制定的卫生政策应该成为维护社会成员生存健康的重要保证。因而，卫生政策就应该是以公正为理念依据，以解决卫生问题、保证社会成员的基本健康权和医疗权、增进社会的整体医疗卫生福利为目的的政府行为。

2000 年《世界卫生报告》的刺眼排名使得医疗卫生服务的公平性研究迅速被中国卫生政策研究者和决策者所重视，并逐渐成为卫生领域的研究热点、重点。通过医疗卫生服务公平性研究，能够发现经济与社会发展之间、城乡之间、公共卫生和医疗卫生服务之间协调发展的不足之处，进而可以分析探讨消除中国居民健康不公平的措施和途径，从而为制定调整卫生政策提供科学的理论和事实依据，促进中国卫生事业的健康发展。

二 效率

（一）效率的定义

在经济领域中，"效率"一词被广泛用以评价生产某一产品的最佳资源利用情况。英国经济学家法约尔（Farrell）把技术效率和配置效率两部分归纳为经济效率。[①] 诺贝尔经济学奖获得者诺思（Douglass C. North）则从制度变迁的角度进一步提出了制度效率，将关注点从经济效率转移到制度效率上，他认为制度创新与优化是提高经济效率或资源配置效率的必要途径之一。[②]

技术效率通常用来衡量每个决策单元（Decision Making Unit，DMU）投入与产出之间的关系。当得到相同数量的产出而生产投入最少，或者使用相同的生产投入获得的产出最大时，决策单元就达到了最高技术效率。相反，如果决策单元同等数量的产出需要以更多的资源投入来获得，则决策单元是低技术效率的。尽管人们对于每一种产品和服务的期望效用是不同的，但是总是希望将有限的资源投入能够获得效用最大化的生产过程中去。配置效率就是充分使用有限的资源去生产人们赋予最高价值和效用的产品类型和数量。从福利经济学的角度来看，当资源的配置能够使社会福利最大化时，决策单元即达到了配置效率。配置效率衡量的是公共服务的有效性（effectiveness），即公共服务供给相对于需求的充分性和匹配性。根据配置效率标准，

---

① 康鹏：《经济效率研究的参数法与非参数法比较分析》，《经济工作》2005 年第 19 期。
② 诺思：《经济史中的结构与变迁》，陈郁、罗华平译，上海人民出版社，1994。

当政府提供的公共服务可以最大限度地满足居民的需求偏好时，则满足公共服务供给的配置效率条件；如果与居民的实际需求相比，公共服务供给过度或供给不足，则公共服务的供给便处于配置无效率状态。[①] 自然，效率也是卫生经济学评价的另一个重要原则。新自由经济学派和货币学派主张效率优先，他们认为效率是医疗卫生服务体系的主要问题，应该消除政府管制，极力推崇市场的作用。[②] 实际上，要特别强调的是，卫生资源分配的前提条件是有充分的资源，即俗话所说的"要先把蛋糕做大，再考虑分蛋糕的事情"，所以需要由经济持续、快速发展作为支撑。这些年来，随着中国不断推进改革开放，市场经济的迅速发展，医疗卫生服务市场也逐步形成了。而当医疗卫生服务受市场经济的影响越来越大的时候，市场机制这只"无形的手"对卫生资源的配置也就起到了越来越重要的导向性乃至决定性的作用。

（二）卫生领域的效率

医疗卫生服务效率是指在有限的卫生资源下，实现医疗卫生服务体系产出的最优化，是对医疗卫生服务成效与为之所花费的人力、物力、财力及时间的比较分析，是所有医疗卫生服务相关制度与医疗卫生服务运行各要素的适应程度。[③]

医疗卫生服务技术效率是指选择能够以最低的价格提供指定医疗卫生服务的资源配置结合，即在固定的卫生资源的投入水平上获得最大的医疗卫生服务产出。医疗卫生服务技术效率可以通过比较单位卫生资源提供的医疗卫生服务量来分析。如对每个医生每日负担门诊人次数（或住院人数），每一门诊病人或住院病人的医疗费用，对每床位费用、每床位日费用、病床使用率、病床周转次数及平均住院天数等指标进行评价。

医疗卫生服务提供的配置效率是指卫生资源的配置可能达到最大利益的程度，它要求医疗卫生服务体系尽最大可能为其社会成员提供他们最需要的一定数量和种类的医疗卫生产品和服务。医疗卫生服务提供的配置效率可以通过卫生资源在地区之间、城乡之间、层级之间的合理配置等方面来评价。

---

① 龚锋、卢洪友：《财政分权与地方公共服务配置效率——基于义务教育和医疗卫生服务的实证研究》，《经济评论》2013 年第 1 期。

② Palmer, Stephen and Torgernson, David J, "Definitions of efficiency," *British Medical Journal.* 1999 (318)：1136.

③ 于景艳、李树森、于森：《卫生经济学视阈中卫生服务公平与效率的关系研究》，《中国卫生经济》2008 年第 9 期。

由于准确评估医疗卫生服务的投入和产出比较困难，绝大多数文献只研究技术效率而非配置效率，因此本研究也重点关注技术效率。效率包含两重含义——宏观效率和微观效率。宏观效率是指整个医疗卫生服务体系的运行效率，主要是指卫生资源配置所产生的总的健康状况结果。所以宏观效率实质上是指卫生资源的配置效率。微观效率是指个别医疗卫生机构的工作效率。新医改第一阶段政策初步实现了医保全民覆盖，所以，第二阶段政策的重心逐步从公平转向了效率。不过，这阶段改革可能与经济下行所带来的财政负担增加以及供方服务的效率和质量下降，特别是在卫生福利和服务的提供方式上进行的探索（如政府购买服务和公私合作）等方面有关。这里需要指出的是，宏观效率的提高有利于微观效率的提高，但微观效率的提高并不一定导致宏观效率的提高。

（三）卫生领域的效率实现途径

我们知道，如果政府投入单向地流向医疗卫生服务提供方，仅仅由政府直接提供医疗卫生服务，必然需要建立大量的公立医疗卫生机构及雇用大量公职人员，同时还需要承担患者的卫生费用。这样容易造成医疗卫生服务效率降低，资源分布不公平，政府公共财政负担加重等问题。这在西方福利国家已出现了危机。而在撒哈拉以南非洲国家等发展中国家过少配置卫生资源带来国民健康素质的低下，更是备受指责。不过，公共部门所能用于医疗卫生服务提供的资源总量是有限的，要提供更多的医疗卫生服务单凭政府的力量是远远不够的，公共财政不足以同时支撑多层次医疗卫生服务体系。为了追求和维护社会公平，实现社会福利的最大化，政府公共支出不得不以效率为主要价值目标，依靠市场来提高整个医疗卫生服务体系的效率。市场配置方式，是以居民的医疗卫生服务需求为导向，通过市场机制实现卫生资源在不同层次医疗卫生机构和不同类型医疗卫生服务之间的分配。通过充分利用市场机制的作用，优化卫生资源的配置，使医疗卫生服务的供给和需求相统一；通过充分利用市场机制的激励作用，促进医疗卫生机构的竞争，提高卫生资源的使用效率；通过市场的价格机制、合理制定医疗卫生服务价格，使卫生资源得到充分合理利用。这种方式较好地体现了效率原则，把有限的卫生资源配置于效率较高的服务，满足人们多方面、多层次的医疗卫生服务需求。

不过，市场也只能在其最适宜发挥作用的范围和限度内发挥作用。如果仅仅单纯依赖市场机制的作用，卫生资源的配置往往以牺牲医疗卫生服务的公平性来换取最大的效率，而且会因为市场对医疗卫生服务价格体系的诱导，出现医疗卫生行业效益与社会健康利益间矛盾的激化，进而导致医疗卫生服务体系运作的混乱和社会公平机制的破坏。在效率与公平的选择中，不能因为医疗卫生体系存在的信息不对称、激励不相容等问题，就只依赖医生的职业道德或者医患的博弈进行医疗服务甚至是公共卫生的提供，其结果必然导致医疗卫生机构和医务人员作为理性的经济人，追求自身利益最大化的"趋利"行为和严重的市场失灵，甚至上升到道德伦理层次问题。当卫生资源不足或涉及稀有卫生资源时，在坚持形式和内容上的公正的同时，可能更要考虑治疗后患者的生命质量或患者对社会的可能贡献。比如，器官移植是先给年轻、学历高但等候时间尚短的患者还是给年长、学历低但已等候时间相当长的患者？当然，这类问题非常复杂，涉及医学标准筛选与确立、社会价值判断、医学伦理和医学科研需要等若干实际问题。

随着中国民众经济生活水平的提高，国民对医疗卫生服务在层次、数量和质量方面提出了更高的要求。然而，目前中国医疗卫生服务体系无论是从总量上还是结构上，均没能完全满足全体社会成员的服务需求，仍存在着财政投入总量不足、卫生资源配置不合理以及使用效率不高、农村和城市社区缺医少药的状况严重等问题。卫生资源有限性与公众医疗卫生服务需求无限性之间的矛盾，就包含卫生资源使用的效率问题，即如何使有限的卫生投入取得尽可能大地增进国民健康的效果。合理分配和有效利用稀缺的卫生资源来提高人们的健康水平，促进卫生事业的协调发展，让医疗卫生服务按照"公平、合理、高效"的原则逐步完善，这些都关系到一个国家或地区居民的健康水平和资源的利用效率。卫生资源配置效益和医疗卫生服务效率的追求正是由医疗市场的性质所决定。

三　公平与效率的关系

（一）对立与共生

自 1975 年阿瑟·奥肯（Arthur M. Okun）抛出平等与效率——重大抉择的著名命题以来，西方学界关于二者关系的争论就从未间断过。人们长期以来，一般认为：公平与效率如同鱼和熊掌不能兼得，要效率就不能要公平，要公平就必然会牺牲效率，现实的选择难以两全。为此，西方学者中存在三种截然不同的见解：新自由主义学派的哈耶克（Friedrich August Hayek）、弗里德曼（Milton Friedman）等学者强调"效率优先于公平"；罗尔斯（John Rawls）、勒纳（A. P. Lerner）、罗宾逊夫人（J. Robinson）等学者则反对片面强调效率优先，主张将"公平作为优先考虑的目标"；而萨缪尔森（Paul Samuelson）、凯恩斯（John Maynard Keynes）等第三派学者主张"兼顾效率与公平"，他们认为没有政府干预，市场经济自发形成的收入分配可能过分不平等，既要效率又要公平的途径，只能通过政府干预来修补市场机制这只"看不见的手"。

新古典经济学认为，政府等公共部门关注社会的公平、公正和法治，追求社会福利最大化；私人部门则关注于商业活动中的成本收益、效率与效益，追求自身利益最大化。这似乎意味着政府干预和市场调节两种机制的完全对立，一旦出现一方失灵，人们便会不合逻辑地认定另一方是弥补该缺陷的合适选择。这种两元对立的思维模式，其实忽略了政府与市场在现实中的共生关系。实际上，从政府制度、市场制度的历史演变来看，政府与市场存在着一定程度的共生性。应该说，从根本、长远来看，公平与效率可以是相互促进的统一关系。因为一定程度的效率是一个社会生存和发展的前提，而一定程度的公平则是一个社会得以稳定和谐地存在和发展的不可缺少的条件。但是从局部、短期来看，公平与效率往往是此消彼长的对立关系。

（二）在卫生领域中的体现

同样，基于卫生资源的有限性与公众医疗卫生服务需求的无限性之间的矛盾，卫生资源的分配一样需要遵循这两个基本原则。公平问题主要是针对医疗卫生服务的需求者，效率问题则针对医疗卫生服务的供给者。政府与市场是资源配置的两种手段，政府以维系公平为导向，追求公共福利与秩序；市场倾向保证效率，追求自身利益的最大化。一方面，医疗卫生服务公平促进医疗卫生服务效率。实现医疗卫生服务公平是提高医疗卫生服务效率的保证，失去公平的效率往往是扭曲的、失控的。没有公平的效率只能是超经济强制下的效率，它不可能成为一种社会制度的稳定支柱。只有卫生资源配置是优化的、公平的，才能实现高效率。公平合理的卫生制度，有助于形成和谐安定的社会环境，极大地促进医疗卫生服务效率的提高。另一方面，医疗卫生服务效率是医疗卫生服务公平的物质基础。长期的医疗卫生服务低效率将产生高费用，带来更多的资源浪费，必然导致公平的失败。公平必须有效率的保障，通过提高效率不断积累卫生资源，才能把公平推上一个新的台阶。如果卫生领域市场功能失灵，就不可能依靠市场机制实现卫生资源的有效配置，就不可能依靠市场本身的作用实现公平的目标。改革开放以来，中国的医疗卫生服务提供在公平和效率方面存在一些问题，主要有：医疗卫生服务提供在地区、城乡、居民间的不公平；医疗卫生服务提供效率低和卫生资源利用效率低；卫生费用增长过快，老百姓难以承受过高的卫生费用，等等。从平衡公平与效率的角度看，个人与社会的责任应当在医疗费用分摊上，保持适当的比重。

（三）实现途径

在现实中，公平与效率实际上是通过公共政策的选择来实现的，公共政策的目标就是在公平与效率之间进行平衡，并努力达到公平与效率的统一。福利经济学理论也论证了公平与效率平衡发展的必要性和可行性。[①] 公平与效率的平衡是政府的价值要求，政府作为公共政策的制定者和监督者有责任平衡公平与效率的关系，达到共赢的状态。所以说，要实现卫生事业的可持续发展，政府必须寻求医疗卫生服务提供的公平与效率两个关键问题的解决方法。而要解决这对矛盾，关键在于使公平与效率之间维持一种必要的张力，寻找两者的最佳"均衡点"。在保证医疗卫生服务公平的前提下，不断提高医疗卫生服务效率；在提高医疗卫生服务效率的基础上，建立更高层次的医疗卫生服务公平，使二者相互依赖、相互促进，进而在卫生事业中达到和谐统一。因此，政府制定卫生政策的时候，应尽可能在提高效率的同时改善公平，即在提高城乡居民对医疗卫生服务可得性、可及性的同时，又能使医疗卫生服务的提供具有较高效率。[②] 布兰克（R. Blank）和布劳（V. Burau）将"卫生政策"定义为"由政府提议或承担的行动方针，旨在影响医疗卫生服务的筹资和供给"。[③] 布斯（K. Buse）等人把它定义为"……影响医疗卫生系统的一系列机构、组织、服务以及资金安排的行动（不行动）方针的总和"。[④] 施卫星认为，卫生政策是指一国政府为改善社会的卫生状况而提出的行动方针和方法，"是一个国家对卫生资源的社会使用进行合理控制、

---

① 参见李明哲《福利经济学与医疗卫生改革的基本政策取向》，《中国卫生经济》2007 年第 5 期。

② 于景艳、李树森、于淼：《卫生经济学视阈中卫生服务公平与效率的关系研究》，《中国卫生经济》2008 年第 9 期。

③ Blank，R. and Burau，V, *Comparative Health Policy*，Basingstoke：Palgrave Macmilan. 2004.

④ Buse，K.，Mays，N. and Walt，G，*Making Health Policy*，Maidenhead：Open University Press. 2005.

最优化配置，从而使有限的卫生资源发挥最大的功用，起到真正维护人类健康利益的一个战略决策。"① 实行怎样的卫生政策，医药卫生体制模式究竟是选择公平优先还是选择效率优先，这是一个各方相互制约的复杂问题。实际上，平等、公平、效率哪个作为社会政策价值基础，哪一个应该优先，不仅因为领域不同而有所不同，还随着历史发展而变化。其变化的标准依据实际上是大众心理的变化，这是社会政策的一个原则。② 对卫生政策制定者而言，应当综合考虑各种因素，针对卫生事业发展的不同阶段、不同医疗卫生服务项目，提出不同的政策目标组合，推进卫生事业的健康发展。任何一个国家干预卫生的措施都是在公平与效率之间进行权衡，医疗卫生服务的公平与效率体现了政府干预与市场机制的相互补充。卫生政策的目标就是实现稀缺卫生资源的公平与效率的统一。这需要政府主导医疗卫生服务提供，实施公平与效率并重式发展模式。在宏观上发挥政府的调控职能和政策机制，在微观上加强对医疗卫生服务提供方的经济管理。

根据公共经济学的基本原理，社会产品分为公共产品、准公共产品和私人产品。对于卫生领域中的疾病预防控制、传染病防治、食品卫生、环境卫生、公共场所卫生、饮用水卫生、精神卫生等公共产品和基本医疗服务等准公共产品，不应该实行"效率优先"的政策，而应加强政府干预，依靠政府制定"公平优先"的政策来解决不公平问题，维护上述卫生资源配置的公平性。对于属于公共产品的医疗卫生服务，可以由政府通过直接购买或者直接生产的方式提供。对于属于准公共产品的基本医疗卫生服务，可以由政府直接生产的方式，也可以由政府或社会资助的非营利性医疗卫生机构提供。对应于属于私人产品的高端医疗服务，应该由市场化经营的民营医疗卫生机构有效提供。特别应该强调的是，中国作为社会主义国家，认为西方新自由主义"效率优先于公平"的主张不应该长期作为处理卫生领域分配关系的原则。

四　如何实现公平与效率的均衡发展

中国正在开启新时代，努力推进国家治理体系和治理能力的现代化。经

---

① 施卫星：《生物医学伦理学》，浙江教育出版社，1999。
② 刘铎、刘善敏：《平等、公平与效率——何者是中国社会政策的价值基础》，《武汉理工大学学报》（社会科学版）2006 年第 1 期。

过 30 多年的改革开放，剩下的问题都是最艰难、最核心的"硬骨头"，各个领域都处于改革的"深水区"。卫生政策及医疗卫生体制是现代国家制度的一个重要组成部分，在医疗卫生领域实现公平与效率均衡发展更凸显国家治理能力。

赵云认为，政府除了正确履行公共卫生、医疗救助等专项职能以外，还必须发挥主体培育、功能定位、制度设计、监督管理等功能，并设计了"四步走"战略。第一步：通过政策引导、财政扶持等手段引进、鼓励、发展社会性、商业性医疗组织，有效提高医疗卫生服务的供给总量、存量。第二步：对社会性、商业性卫生组织进行功能划分。政府组织、社会组织、商业组织分别负责纯公共产品、准公共产品、私人产品的提供，有效防止三类医疗卫生服务主体功能的缺位、越位、不到位。第三步：建设规制三类组织功能发挥的工商政策、财政政策、税收政策、法律法规等制度安排，确保有多层次、多形式医疗卫生服务能力与服务意愿。第四步：政府对三大组织的监督管理。宏观上保证医疗卫生服务的供需平衡，有效防止"看病难、看病贵"。微观上要通过卫生法律法规监督保底、基本、特需医疗卫生服务的价格与质量，保障不同支付能力的群众看得了病、看得好病、看得起病。[①] 实际上，这就是要求既要集权又要放权。集权，是要在中央和各省市层面，将卫生政策制定权和监督执行权集中到一个机构手中，结束目前多个政府部门参与卫生事务的现状，否则仍然是"九龙治水，水难治"。放权，是要在医药全产业的各个板块中，将医药和保险等组织的举办权和经营权还给各经营主体。[②] 还要增强医疗卫生机构的自主性，把内部分配权、人事权和运营权还给医疗卫生机构。当然，这除了理念之外，还将更多地涉及利益纠葛。

总之，医疗卫生服务供给的公平和效率直接关系到国民对医疗卫生服务需求的满足程度和卫生资源的有效利用。科学合理地测评公平、效率可为医疗卫生服务的提供者、支付者、购买者、消费者、规制者等提供重要信息，同时也是评价、推进医药卫生体制改革的必经之路。

---

① 赵云：《卫生领域公平与效率并重式发展模式构建研究》，《中国卫生经济》2009 年第 9 期。

② 文学国、房志武：《中国医药卫生体制改革报告（2014～2015）》，社会科学文献出版社，2015。

第三章 文献综述与研究方法

虽然关于医疗卫生服务公平与效率的研究不少，但如何测评医疗卫生服务的公平与效率，目前学术界尚未建立一个统一的、公认的标准体系。究其原因，主要是医疗卫生服务的复杂特性。一方面，医疗卫生服务的政策目标具有多重性，很多目标不易于量化；另一方面，医疗卫生服务具有开放性，遗传、教育、环境质量、行为、生活方式以及医患互动、配合程度等众多因素也都直接影响效率结果。这些因素决定了医疗卫生服务公平与效率的难以测量性。尽管如此，医疗卫生服务公平与效率的测评还是一项不可回避的重要任务。如何测评，方法的选择至关重要。参照国内外其他学者的相关研究，本研究除选择常规的描述性统计分析方法，主要还选择了以下两种方法：一是将基尼系数、洛伦茨曲线应用于公平性分析，二是将数据包络分析应用于效率分析。

一 医疗卫生服务公平问题的研究方法和文献综述

（一）研究方法

近20多年来，对健康公平性、卫生资源公平性的研究和探讨已经成为世界性的热点问题。国际上，一些经济学家和卫生统计学家们已经成功地摆脱了纯粹理论分析的局限，将一些指标运用到卫生领域的研究之中。对公平性的评价，国际上比较公认的研究指标包括：卫生资源/人口比值法、极差法（Range Method）、变异系数（Coefficient of Variation）、差异指数（The Index of Dissimilarity，ID）、洛伦茨曲线（Lorenz Curve）、基尼系数（Gini Coefficient）、泰尔系数（Decile Ratio）、集中指数（Concentration Index）、罗宾逊指数（Robin Hood Index）等。[1] 上述指标既各有区别，又有一定互补性。卫

---

① 参见李翔、谢峰《卫生人力资源配置的经济学探讨》，《中国卫生事业管理》2007年第1期。

生资源/人口比值法简单易行，但只适用于结构单纯、需求相对稳定的指标；极差法是将人群按其社会经济状况进行分组，比较最高组与最低组之间健康状况的差异；变异系数是以分布均值作为参考值，差幅是指每个实际值与平均值之间的绝对差距；差异指数表示各社会经济分组中人群健康的分布与同组人群的分布间的差异；集中指数法横轴为按经济状况排序的人口累计百分比，纵轴为人群健康累计百分比；洛伦茨曲线就是，在一个总体（国家、地区）内，计算从最贫穷的人口起一直到最富有人口的人口百分比，对应各个人口百分比的收入百分比的点组成的曲线；在洛伦茨曲线的基础上，基尼系数以每一个绝对值作为参考值，把每两个绝对值之间的差距定义为衡量的差幅；罗宾逊指数也是建立在洛伦茨曲线基础上的一个分配状况测度指数，它等于洛伦茨曲线与45°线之间的最大垂直距离；而泰尔系数则把分布概率作为参与值，比较实际分布概率与最大分布概率得到差异指数。当中，卫生资源/人口比值法因为简便而最为常用，洛伦茨曲线、基尼系数则在学术上最为广泛运用。21世纪初，世界卫生组织进一步提出了儿童成活率分布指数（Children Survival Rate Distribution Index）、伤残调整期望寿命（Disability Adjusted Life Expectancy，DALE）、医疗卫生服务系统的反应性（Responsiveness of Health Service System）、卫生筹资公平性指数（Index of Fairness of Financial Contribution，IFFC）等新的公平性指标及其测量方法。虽然上述4个新指标目前的使用还不是很广泛，但推动了公平性测量方法的进一步完善。

1. 卫生资源/人口比值法

卫生资源/人口比值法公式为：卫生资源量与服务人群数的相对比值。它的优点是，信息需要量较少，成本低。但仅用于那些结构比较单纯、医疗卫生服务需要量比较稳定的指标。可以用每个地区千人口卫生技术人员数、床位数等指标来衡量。

2. 极差法

极差法是常用的测量健康公平的方法。它是将人群按其社会经济状况进行分组，比较最高组与最低组之间健康状况的差异，从而表明健康在不同社会经济状况人群之间分布的不平等性。极差法简单明了，但它只是反映了最高组与最低组之间的差异，不能反映中间各组之间的集中与离散状况。另外，极差法缺少对样本构成的考虑，不适合在不同年代或不同地区间的比较。

3. 洛伦茨曲线

洛伦茨曲线是1905年由美国统计学家（或说奥地利统计学家）M. O. 洛伦茨（Max Otto Lorenz）提出的，是根据收入分配公式绘制成的描述收入和财富分配性质的曲线。它在经济学上广泛地作为地区之间收入差距或资源不平等的分析手段。[①] 它用纵轴表示收入差距或社会资源百分比，横轴上将所有人口按照从低收入到高收入的次序从左向右排列，将每一百分比的人口所拥有的社会资源的百分比积累起来，并将相应的点连成的曲线（图3-1）。图中，横轴 OH 表示人口（按收入由低到高分组）的累积百分比，纵轴 OM 表示收入（社会资源）的累积百分比，弧线 OL 为洛伦茨曲线。洛伦茨曲线为向外凸的曲线，与横坐标成45°夹角时，称为绝对均匀线。将洛伦茨曲线与45°对角线之间的部分 A 叫作"不平等面积"，当收入分配达到完全不平等时，洛伦茨曲线成为折线 OHL，OHL 与45°线之间的面积 A＋B 叫作"完全不平等面积"。当曲线距离绝对均匀线越近时表示地区间收入差距越小，资源分配较为平等；反之则表示地区间收入差距越大，资源分配越不平等。因此人们可以根据实际标绘出的洛伦茨曲线对该45°对角线的偏离程度，大致地判断各种收入（社会资源）分配不平等状况的严重程度。洛伦茨曲线是从20世纪70年代开始被引入卫生经济学评价中的，用来评价卫生资源配置的人口及地理分布的公平性。[②]

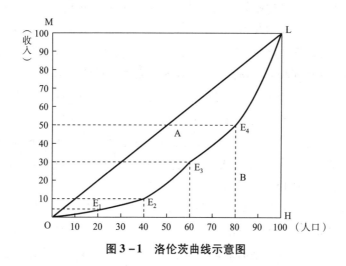

图3-1　洛伦茨曲线示意图

4. 基尼系数（Gini Coefficient）

又译基尼指数，或坚尼系数，这个概念是由意大利经济学家科拉多·基

① 龚幼龙主编《社会医学》（第一版），人民卫生出版社，2001。
② 参见雷海潮《大型医用设备地理分布公平性的评估方法研究》，《中国卫生资源》1999年第2期。

尼（Corrado Gini）在 1912 年提出的，是用来综合考察居民内部收入分配差异状况的一个重要分析指标。它是根据洛伦茨曲线计算出的反映社会收入分配公平程度的统计指标。[①] 基尼系数介于 0~1 之间，愈接近 0 表示财富或资源分配越公平，反之，收入分配越是趋向不平等。按照国际一般标准，基尼系数达到 0.4 以上表示收入差距较大，当基尼系数达到 0.6 以上时，则表示收入差距很大。基尼根据洛伦茨曲线提出的判断分配平等程度的指标。它等于 45°对角线和洛伦茨曲线围成的面积与 45°对角线下直角三角形的面积之比。假设实际收入分配曲线和收入分配绝对平等曲线之间的面积为 A，实际收入分配曲线右下方的面积为 B。并以 A 除以（A + B）的商表示不平等程度。如果 A 为零，基尼系数为零，表示收入分配完全平等；如果 B 为零则系数为 1，收入分配绝对不平等。收入分配越是趋向平等，洛伦茨曲线的弧度越小，基尼系数也越小，反之，收入分配越是趋向不平等，洛伦茨曲线的弧度越大，那么基尼系数也越大。

基尼系数由于给出了反映居民之间贫富差异程度的数量界线，可以较客观、直观地反映和监测居民之间的贫富差距，预报、预警居民之间出现的贫富两极分化。因此基尼系数得到世界各国的广泛认同和普遍采用。它也已被国内外许多学者用于卫生机构、人力、床位及设备配置的公平性研究。[②] 本研究通过按行政区排序每万人口或每平方千米卫生资源的分布，再用卫生资源、人口或地理面积的累积百分比计算基尼系数，对卫生资源人口及地理分布的公平性做出定量评价。不过，由于国际上没有相应的卫生资源配置标准，本研究中卫生资源配置的基尼系数与配置公平性之间的关系参照了经济学中人群收入分配公平性的 Gini 系数标准。基尼系数在 0.3 以下为最佳的平均状态，在 0.3~0.4 为正常状态，超过 0.4 为警戒状态，达到 0.6 以上则属高度不公平的危险状态。[③]

数学家提供了一系列基尼系数的近似计算公式，其基本步骤是首先按人均资源拥有量从小到大进行排序，然后将人口数据和资源数据带入相应的数学公式进行计算。计算基尼系数，可先绘制洛伦茨曲线，然后计算曲线下面积。洛伦茨曲线与三角形的底线围成的面积为不公平面积 $A = S_0$，曲线与两

① Regidor, E., "Measures of Health Inequalities", part 2, *Journal of Epidemiology and Community Health*, 2004, 58: 900 – 903.
② 张鹭鹭、胡善联、魏颖等：《区域内医院医疗配置公平性研究》，《中华医院管理杂志》2000 年第 5 期。
③ 参见周方《关于基尼系数》，《数量经济技术研究》1993 年第 6 期。

条直角边围成的面积为曲边三角形面积 B = S_1，等边直角三角形的面积为完全不公平性面积 S（S = S_0 + S_1），不公平面积与完全不公平面积之比即为基尼系数，通常表示为：基尼系数 = S_0/S（0 ≤ 基尼系数 ≤ 1）。"0"表示绝对公平，"1"表示绝对不公平。在实际操作过程中，可供选择的计算公式并不唯一。本研究使用华中科技大学李谨邑等推荐的计算公式和 SAS 计算程序。其计算公式如下：[1]

$$G = \sum_{\delta=1}^{n} W_i Y_i + 2\sum_{i=1}^{n} W_i(1 - V_i) - 1 \qquad (公式3-1)$$

其中：n 为被调查单位数，W_i 为人口（或面积）的累计百分比，Y_i 为各区某一卫生资源指标数值占对应卫生资源总数的比重，$V_i = Y_1 + Y_2 + Y_3 + \cdots + Y_i$，为卫生资源表示资源累计百分比，$i = 1，2，3，\cdots，n$，按数量由小到大依次排列。

洛伦茨曲线反映了所有人群的情况，图形简单明了，可以直接看出健康分布是否均匀；而基尼系数用一个量值表示出了健康的公平情况，可以直接进行比较，效果直观。基尼系数和洛伦茨曲线除了可以给出公平性的评价之外，其结果也可用于评价资源配置的地理可及性。从一定意义上讲，资源在空间分布上的公平性与医疗卫生服务的地理可及性是一个问题的两个方面，前者是从供方来考察的，而后者是从需方来认识的。基尼系数公平性分析不受资料分布和样本量大小的限制，对于偏态分布的资料和小样本资料均适用，该方法操作简单、计算方便。[2] 但是这种方法缺少分层变量，不能显示出在哪里存在分配不公，也就是说测量出的健康不公平性不能客观地反映各个阶层的健康状况和医疗卫生服务利用情况。[3] 学界也没有制定基尼系数的准则，一些问题如应否除税项，应否剔除公共援助受益者，应否剔除非本地居民，或应否加入政府的福利，并没有形成一致，以致没有比较的基础。

本研究数据整理、洛伦茨曲线绘制和基尼系数测算均在 Excel 软件上完成。

---

[1] 李谨邑、章烈辉、孙奕：《GINI 系数的 SAS 编程计算》，《中国卫生统计杂志》2005 年第 2 期。

[2] 李晓惠、郭清、陈健等：《2004~2005 年深圳市 6 城区社区卫生资源配置状况分析》，《中国初级卫生保健》2007 年第 1 期。

[3] 胡善联主编《卫生经济学》，复旦大学出版社，2004。

31

（二）研究现状

目前关于卫生资源配置公平性的研究比较多，大都采用具体事例，研究对象局限于特定地区，国家级的研究较少；对于卫生资源的研究限于基本医疗资源，缺少对公共卫生资源的研究；卫生资源的具体研究内容集中在人力、物力资源等方面，缺少对财力资源的公平性研究。

事实上卫生资源分布不公平也是一个世界性难题，不论在发达国家还是在发展中国家，均存在卫生资源分配不公平的问题。在美国①、英国②、日本③等发达国家已经有很成功的研究经验。大部分研究都使用原始数据来计算基尼系数。国内学者对卫生资源配置的研究大多从 20 世纪末开始，1994年丁汉升、胡善联从卫生人力（医生和护士）与机构设施（病床）两方面，利用基尼系数在全国范围内定量分析卫生资源的省际公平性，比较医生、护士、病床的基尼系数，结果显示：病床分布公平性较好，医生分布公平性次之，护士分布公平性最差。④ 李晓西等人指出判断卫生资源配置标准是否合理的标准应该包括公平与效率兼顾，实现医疗卫生服务产品总供求基本平衡，实现医疗卫生服务产品机构基本平衡。⑤ 周云认为，单纯依靠市场手段配置卫生资源有局限性，该局限性来源于医疗卫生服务体系自身。⑥ 凌莉认为，世界上各国的卫生资源配置与社会、经济、文化和人口等因素密切相关，提示可考虑采用这些指标来反映区域的卫生资源配置类别，她还指出，中国卫生资源配置的不合理表现为布局和机构的不合理，卫生资源总量相对不足。⑦ 李晓惠等通过对深圳市社区卫生资源配置状况的分析认为，基尼系数公平性分析不受资料分布和样本量大小的限制，对于偏态分布的资料和小样本资料均实用，该方法操作简单、计算方便，她们建议基尼系数可作为判

---

① T. Horev, I. Pesis – Katz, D. B. Mukamel, "Trends in Geographic Disparities in Allocation of Health Care Resources in The US". *Health Policy*, 2004, 68（2）: 223 –232.

② M. Hann, H. Gravelle, "The mal – distribution of general practitioners in England and Wales: 1974 –2003," *British Journal of General Practice*, 2004, 54（509）: 894 –898.

③ Y. Kobayashi, H. Takaki, "Geographic Distribution of Physicians in Japan," *Lancet*. 1992, 340（8832）: 1391 –1393.

④ 丁汉升、胡善联：《我国卫生资源分布公平性研究》，《中国卫生事业管理》1994 年第 2 期。

⑤ 李晓西：《试论我国卫生资源的合理配置》，《中国卫生经济》2002 年第 2 期。

⑥ 周云：《医疗保健领域市场手段配置资源的局限》，《国外医学·卫生经济学分册》2002 年第 2 期。

⑦ 凌莉、方积乾：《世界卫生资源配置模式探讨》，《卫生软科学》2002 年第 2 期。

断一个城市、一个地区社区卫生服务资源配置公平性或均匀程度的一个客观指标。① 贺买宏等人发现即便是到 2010 年全国按地理配置的卫生机构、床位、卫生技术人员的基尼系数均在 0.6 以上。② 雷海潮利用一个省内大型医用设备调查的数据绘制设备配置的洛伦茨曲线并计算相应的基尼系数，认为大型医用设备在配置规划上要多向配置水平较低的地区倾斜。③ 张彦琦等采用基尼系数和洛伦茨曲线，从重庆市各区县人口分布和地理分布的角度，分析医院床位、卫生技术人员、执业医师、注册护士等卫生资源的配置公平性，得出重庆市卫生资源总量仍处于较低水平且配置不合理，卫生资源人口配置公平性优于地理配置公平性等结论。④ 不过，我们发现国内学者使用基尼系数来研究广州市卫生资源配置问题的并不多。冯珊珊和她的同事发现，在人口分布上，2004 年广州地区卫生技术人员基尼系数为 0.398，执业（助理）医师基尼系数为 0.295，执业护士基尼系数为 0.297，病床基尼系数为 0.286。⑤

二 医疗卫生服务效率问题的研究方法和文献综述

生产效率的概念最早是由法约尔提出的，他将经济效率定义为技术效率（Technical Efficiency，TE）和配置效率（Allocative Efficiency，AE）的乘积。研究生产效率的主要方法有：数据包络分析法（Data Envelopment Analysis，DEA）、随机前沿面分析（Stochastic Frontier Analysis，SFA）、自由分布法（Distribution Free Approach，DFA）、无界分析（Free Disposal Hull，FDH）等。从文献分析，目前评价医疗卫生服务体系效率绝大多数采用的是非参数的数据包络分析法，常用的模型有 CCR、BCC 和 Malmquist 模型 3 种。前两种模型一般用于同一时期（静态）生产前沿面下的生产要素配置

---

① 李晓惠、郭清、陈健等：《2004～2005 年深圳市 6 城区社区卫生资源配置状况分析》，《中国初级卫生保健》2007 年第 1 期。

② 贺买宏、王林、贺加等：《我国卫生资源配置状况及公平性研究》，《中国卫生事业管理》2013 年第 3 期。

③ 雷海潮：《大型医用设备地理分布公平性的评估方法研究》，《中国卫生资源》1999 年第 2 期。

④ 张彦琦、唐贵立、王文昌等：《重庆市卫生资源配置公平性研究》，《重庆医学》2008 年第 2 期。

⑤ 冯珊珊、刘俊荣、王碧华：《广州市卫生资源配置的公平性分析》，《中国初级卫生保健》2007 年第 6 期。

效率分析；在动态条件下，当生产要素配置效率水平和技术水平同时发生变化时，则可以使用 Malmquist 模型描述生产要素配置效率与技术水平的综合变化，并可进一步细分变化原因。为客观衡量医药卫生体制政策变化对医疗卫生服务体系的动态效率变化趋势，本研究使用 DEA – Malmquist 生产率指数进行分析，主要用来测算决策单元（DMU）全要素生产率及其分解因素值的变化情况。

（一）研究方法

1. 比率分析方法（Ratio Analysis）

比率分析法又称线性比分析，是指在一系列指标下用投入单位与产出单位的比值来测量医疗卫生服务效率的方法。主要包括单位服务成本和生产率两类指标。通过测量一定时间内（通常为一年）某一医疗卫生投入单位（如人力、资金、设备等）与某一产出单位（如病人数、门诊数、手术量等）之间的比值，反映医疗卫生服务的单位成本和生产率的情况，如门诊次均费用（门诊总成本/门诊人次数）、住院日均费用、床位使用率等。

比率分析方法有三个比较明显的特点。一是适于单项比较。所测量的比值为单一投入单位与单一产出单位之间的比值，投入与产出一一对应，可用于比较不同性质的组织之间在相同单项指标下的差异，但无法测量多重投入与多重产出的复杂情况，容易因投入产出项目覆盖不全使测评结论产生偏差。二是便于测算。测算方法简单，操作简便。由于获取数据资料容易，通俗易懂，往往较多地为政策制定者统计和使用。不过，也因各组比值的测评单位不同，各组效率结果之间有时会产生矛盾，难以形成科学的总体评价。三是易于受影响。侧重对数量的测评，忽略对质量的测量，容易受外部环境因素干扰，却又不能直接找出干扰因素。

可以说，比率分析方法往往可以根据研究目的设计，来细化效率评价项目，并因其单位选取的多样化可以在一定程度上避免效率测量时的经济成本导向，但较难以克服多因素分析和过程控制等问题。

2. 数据包络分析方法（DEA）

数据包络分析方法是一种不需要设定生产函数、不考虑随机误差的非参数固定前沿技术效率分析方法。它是运筹学、管理科学和数理经济学交叉研究的领域。它使用数学规划模型评价多个输入和多个输出的决策单元间的相对有效性。其原理是借鉴计量经济学的边际效益理论和数学的线性规划模型，在所选择的样本中构建效率生产前沿边界，通过测算各决策单元（DMU）是否位于生产前沿面，来比较得出决策单元之间的相对效率。[1]谢尔曼（Sherman）于 1984 年首次用这种方法测量了医疗卫生机构的技术效率，他对马萨诸塞州的 7 个教学医院中外科医疗单元的经济效益做出了评价，随后该方法得到了广泛应用。Charnes 和 Cooper 等则最先提出的 DEA 模型为 CCR 模型。Caves、Christensen 和 Diewert 在 CCR 模型的基础上构造 Malmquist 全要素生产率指数，来测度技术效率问题。Färe 等按照 Fisher 的思想，用两个 Malmquist 生产率指数的几何平均值来计算全要素生产率的变化，然后将该生产率指数分解为相对技术效率和技术进步两个部分。[2] 数据包络分析方法（DEA）目前已经是评价医疗卫生机构技术效率较为成熟和较为先进的方法之一，可以用来分析医院的资源管理和服务产出，是卫生服务研究的基准方法。[3]

在运用数据包络分析方法（DEA）评价效率时，有投入主导型和产出主导型两种导向。投入主导型是在产出值固定的情况下，计算投入要素可以缩减的部分；产出主导型是在投入保持不变的情况下，计算产出要素可以扩张的部分。由于卫生领域很多资源一旦投入就没法收回，且使用周期较长，所以投入资源在一次配置之后，很难在较短的时间进行缩减；并且卫生事业是具有公益性和福利性质的，卫生资源的配置是根据人群健康水平和医疗卫生服务需求，按照区域卫生规划配置的，而不能根据实际产出来缩减投入。因此，在现有投入下追求最大产出，比实现已投入卫生资源的充分利用更具现实意义，即选用产出主导型比较合适医疗卫生服务系统。

相对于单投入/单产出指标单位不统一的比率分析法，数据包络分析方法（DEA）实现了多投入/多产出问题的处理，但因不考虑随机误差，不能直接对结果进行统计推断。另外，测量误差会导致测量结果的偏差，样本的大小和异质性很大程度上也会影响测量结果的准确性。

3. 全要素生产率（Total Factor Productivity，TFP）

增长率常常被用来分析要素生产率对经济增长产生贡献，从而判断经济增长方式及其变动。现代经济学中普遍认为全要素生产率包含两个方面的内容：一是技术进步变化，二是效率技术变化。技术进步反映了由科学技术创新、科学技术改造以及先进科学技术引进等引起的生产工艺技术改进，而使

---

① Jeniger L. Ehreth, "The Development and Evaluation of Hospital Performance Measures for Policy Analysis," *Medical Care*, 1994, 6: 568–587.
② 段文斌、尹向飞:《中国全要素生产率研究评述》,《南开经济研究》2009 年第 2 期。
③ 岳意定、何建军:《社区卫生服务效率研究》,《求索》2006 年第 6 期。

得资源利用率增大。效率技术进步反映了一国由各种制度因素（如市场化程度、产权、制度、基础设施、医疗卫生服务市场发育程度、贸易开发度、政府对市场的干预程度等）对生产效率提高产生的影响。

1953 年，经济学家、统计学家斯腾·马尔姆奎斯特（Sten Malmquist）提出了用于分析不同时期消费变化的指数，其基本思想是：比较两组消费数据时，分别利用其中一组数据的无差异曲线作为参考文集，对两组消费数据进行判断。1994 年，Färe 等人①确立了描述生产率变化的指数来考察相邻时期生产效率的变化。该指数也被称为马尔姆奎斯特指数（Malmquist Index）。

DEA – Malmquist 分析法是测算和分解全要素生产率增长最常用的方法，适用于面板数据（Panel Data）分析。Färe 等人提出 DEA 线性规划方法，利用距离函数来计算，定义了基于 Malmquist 指数的全要素生产率。在定义 Malmquist 指数时，要选择一个基期，可以选择 t 期的，也可以选择 $t+1$ 期的，为了避免基期的混淆，参照 Färe 等人的定义，本研究定义在时期 t（基期）到当期 $t+1$ 之间的基于产出的 Malmquist 的全要素生产率变化指数为两个时期的几何平均。具体公式如下：

$$m(y_{t+1},x_{t+1},y_t,x_t) = \sqrt{\frac{d_0^t(y_{t+1},x_{t+1})}{d_0^t(y_t,x_t)} \times \frac{d_0^{t+1}(y_{t+1},x_{t+1})}{d_0^{t+1}(y_t,x_t)}} \quad （公式 3 - 2）$$

上式表示生产函数点（y_{t+1}, x_{t+1}）相对于（y_t, x_t）的全要素生产率变化。

其中，x 表示投入指标，y 表示产出指标，t 表示年份。

$d_0^t(y_t,x_t)$, $d_0^{t+1}(y_{t+1},x_{t+1})$ 分别为 t、$t+1$ 期的 DEA 效率值，$d_0^t(y_{t+1},x_{t+1})$ 为相对于 t 期的技术、$t+1$ 期的 DEA 效率值，$d_0^{t+1}(y_t,x_t)$ 为相对于 $t+1$ 期的技术、t 期的 DEA 效率值。

基于可变规模报酬假设，根据 Färe 等人的研究，全要素生产率变化可以分解为技术效率变化和技术进步变化（也称为技术变化），公式 3 - 2 可以分解为：

$$m(y_{t+1},x_{t+1},y_t,x_t) = \frac{d_0^{t+1}(y_{t+1},x_{t+1})}{d_0^t(y_t,x_t)} \sqrt{\frac{d_0^t(y_{t+1},x_{t+1})}{d_0^{t+1}(y_{t+1},x_{t+1})} \times \frac{d_0^t(y_t,x_t)}{d_0^{t+1}(y_t,x_t)}}$$

$$（公式 3 - 3）$$

---

① Fare R, Grosskopf S, Lindgre B, et al., "Productivity Developments in Swedish Hospitals: A Malmquist output Index Approach," in: Charnes A, Cooper W, Lewin A, et al. eds. *Data Envelopment Analysis: Theory Methodology and Applications*, Boston: Kluwer Academic, 1994.

其中：

$$技术效率变化 = \frac{d_0^{t+1}(y_{t+1}, x_{t+1})}{d_0^t(y_t, x_t)} \qquad (公式3-4)$$

$$技术进步变化 = \sqrt{\frac{d_0^t(y_{t+1}, x_{t+1})}{d_0^{t+1}(y_{t+1}, x_{t+1})} \times \frac{d_0^t(y_t, x_t)}{d_0^{t+1}(y_t, x_t)}} \qquad (公式3-5)$$

如果将规模报酬不变的假设改为规模报酬可变的情况，则可以把技术效率变化分解成为规模效率变化和纯技术效率变化。这样一来，全要素生产率变化就可以分解为纯技术效率变化、规模效率变化、技术进步。即：全要素生产率变化指数（TFPC）＝纯技术效率变化指数（PEFFCH）×规模效率变化指数（SCH）×技术进步指数（TCHCH）。相关变量的定义如下。

全要素生产率变化指数是指与 t 期相比，$t+1$ 期全要素生产率变化情况：若取值 >1，表示与 t 期相比，$t+1$ 期全要素生产率提高，说明成本降低、产出增加；反之，全要素生产率下降；取值 =1 则不变。

技术进步指数是指随时间而发生的生产前沿移动：若取值 >1，表示生产前沿外移，表示与 t 期相比，$t+1$ 期技术提高；反之，表示生产前沿向原点移动，说明技术下降；取值 =1 则表示不变。技术进步通常是因为技术的发明或创新导致成本节约或生产率提高，技术下降则需加快创新。

技术效率变化指数是相对于整个业界的效率水平下降，决策单元持续改善的追赶效果：若取值 >1，表示与 t 期相比，$t+1$ 期技术效率提高，说明效能改进或资源浪费、误用的情况有所改善；反之，表示经营效率不高或资源浪费、误用情况加重；取值 =1 则表示无变化。技术效率变化指数可进一步分解为纯技术效率变化指数和规模效率变化指数。

纯技术效率变化指数是相对于上期纯技术效率水平，本期决策单元的纯技术效率情况：若取值 <1，表示与 t 期相比，$t+1$ 期纯技术效率下降，说明经营技术低于行业平均水平，可通过管理者提高经营能力予以改善。

规模效率变化指数是相对于上期规模效率水平，本期决策单元的规模效率情况：如取值 <1，表示与 t 期相比，$t+1$ 期规模效率下降，说明需要调整规模。

本研究中使用软件 DEAP 2.1 来计算医疗卫生服务体系的全要素生产率。

（二）研究现状

专题研究中国新医改政策的文献有不少，多集中于论证性研究，实证的量化研究有限。从文献分析，国内外学者对卫生行业生产效率、医院效率的测量方法主要有：比率分析法、计量经济学回归分析（Econometric Regression Analysis）、数据包络分析法、随机前沿面成本/产出公式（Stochastic Frontier Cost/Production Function）。目前，国内外学者大都采用数据包络分析法和随机前沿分析（SFA）进行评价。Grosskopf 等人用数据包络分析法比较加利福尼亚22家公立医院与60家私人非营利性医院的效率后发现，公立医院比私人非营利性医院有较高的效率。[1] Ozcan 等人通过评估弗吉尼亚州不同所有权的城市医院技术效率认为，在有效率的医院中，营利性的医院较少，而有效率的非营利性医院较多，同时营利性医院和其他类型的医院相比，往往在供给和固定资产方面的投入较少，而在服务和人力方面投入较多。[2] Ozcan 等人发现营利性的疗养院比非营利性的疗养院有效率。[3] Dalmaumatarrodona 等人先用 Herfindahl – Hirschman index 表示市场集中程度，然后用数据包络分析法得到每个医院的技术效率和规模效率，最后用受限因变量的 Tobit 模型进行回归分析，结果显示市场竞争者个数与医院效率存在正相关性。[4] Roberrto 等人对意大利1183家医院数据进行分析后，认为竞争在提高医院生产的效率中不能扮演绝对重要的角色。[5] 国内学者王宝顺等选取中国2005～2008年省级公共卫生的投入与产出数据为样本，运用 DEA – Malmquist 模型分析发现，受到生产技术变动的影响，地方公共卫生财政支出全要素生产率逐年下降。[6] 李习平基于2005～2011年省际面板数据，运用随机前沿分析（SFA）发现中国医改政策以及相关法律对中国医疗卫生服务行业产生巨大的影响，政策的导向性对医疗机构经营也有

① Shawna, Grosskofand Valdmanis, Vivian Grace, "Measuring Hospitals," *Medical Care*, 1990, 28 (6): 131 –142.

② Yasar, Ozcan A., Luke, Roice D. and Haksever, Cengiz, "Ownership and Organizational Performance: A Comparison of Technical Efficiency Across Hospital Types," *Medical Care*, 1992, 30 (9): 781 –794.

③ Yasar, A. Ozcan, Wogen, Stephen E. and Li, Wen Mau, "Efficiency Evaluation of Skilled Nursing Facilities", *Journal of Medical Systems*, 1998, 22 (4): 211 –214.

④ Alia Dalmaumat Arrodona, Jaume Puig Junoy, "Market Structure and Hospital Efficiency: Evaluating Potential Effects of Deregulation in a National Health Service," *Review of Industrial Organization*, 1998, 13: 447 –466.

⑤ Cellini, RobertoPignataro, Giacomo, and Rizzo, Ilde, "Competition And Efficiency in Health Care: an Analysis of The Italian Case," *International Tax and Public Finance*, 2000, 7: 503 – 519.

⑥ 王宝顺、刘京焕：《中国地方公共卫生财政支出效率研究：基于 DEA – Malmquist 指数的实证分析》，《经济经纬》2011年第6期。

作用。[1] 韩华为等使用基于产出导向的二阶段数据包络分析法与 Tobit 模型，核算了中国 31 个省份 1997～2007 年政府卫生支出综合技术、纯技术、规模效率变化及其变化趋势，指出适当的财政集权与推行医疗改革均有利于缩小东、中、西地区之间的效率差异。[2] 戴平生利用三阶段数据包络分析法方法对1985～2009 年中国卫生行业医疗供给效率进行测度，发现医疗供给效率经历了 1985～1992 年的改善、1993～2002 年的低位徘徊和 2003～2009 年的持续改善三个阶段，效率变化过程体现了明显的政策效应。[3]

　　不过，现有的研究大多基于宏观数据分析，对个体医院服务效率的调查研究相对较少。多数文献把不同级别、规模的医院放在一起进行比较。Chilingerian[4]、Laurie J. Bates[5] 均指出：当不同的医院专注于不同的方面时，把不同医院放在一起进行效率比较是不合适的，因为不同类型的医院针对不同的疾病类型，医院资源配置结构不同，产出结构也不相同。孙强等运用数据包络分析法对卫生部 57 家成本监测医院进行效率分析，发现西部医院的总体效率最高、东南沿海地区医院的总体效率偏高于中部地区的医院。[6] 汪唯等人利用问卷调查方式对广东省公立医院效率进行分析，并比较不同地区、不同级别医院之间的差异，发现广东省公立医院平均总体效率值是 0.727，表明广东省公立医院总体效率较差，不同地区医院的效率存在差异。[7] 李萌等发现 2010 年湖南省 29 家社区卫生服务中心的纯技术效率较低，约有 78% 的社区卫生服务中心存在规模不经济和资源配置不合理的情况，基本医疗服务和公共卫生服务发展不均衡。[8]

---

① 李习平：《我国医疗服务行业全要素生产率增长实证分析：基于 2005～2011 年省际面板数据》，《中国卫生经济》2014 年第 4 期。
② 韩华为、苗艳青：《地方政府卫生支出效率核算及影响因素实证研究：以中国 31 个省份面板数据为依据的 DEA－Tobit 分析》，《财经研究》2010 年第 5 期。
③ 戴平生：《医疗改革对我国卫生行业绩效的影响——基于三阶段 DEA 模型的实证分析》，《厦门大学学报》（哲学社会科学版）2011 年第 6 期
④ Chilingerian, J. A, and Sherman, H. D, "Health Care Application: from Hospital to Physicians, from Productive Efficiency to Quality Frontiers," *Handbook on Data Envelopment Analysis*. Kluwer Academic Publishers, New York, 2004.
⑤ Battes, L. J., and Mukherjee K, "Market Structure And Technical Efficiency in the Hospital Services Industry: a DEA Approach," *Medical Care Research and Review*, 2006, 63 (4): 499–524.
⑥ 孙强、郭晓日、孟庆跃等：《卫生部 57 家成本监测医院的 DEA 效率分析》，《中国卫生经济》2012 年第 9 期。
⑦ 汪唯、陈少贤：《广东省公立医院效率分析与比较》，《中国医院管理》2008 年第 2 期。
⑧ 李萌、刘丽杭、王小万：《基于 DEA 模型的湖南省 29 家社区卫生服务中心效率研究》，《中国卫生经济》2013 年第 4 期。

专题研究中国民营医院效率的文献更少,多集中于论证性研究,实证的量化研究更为有限。这可能与民营医院属于私有财产,数据采集存在相当大困难有关。杨永梅通过数据包络分析法两阶段方法对上海10家公立和10家外资医院的实证分析表明,公立医院和外资医院之间存在显著的效率差异,外资医院普遍经营效率高于公立医院。[1] 戴鲁男等人应用数据包络分析法发现2005年上海市58家民营医院中专科及综合性医院的整体有效性要好于精神康复医院与老年护理医院,非营利性医院的效率好于营利性医院,医院的总体有效性、技术有效性与规模有效性差异明显,规模或技术有效性存在缺陷。[2]

三 数据来源和指标选取

(一)数据来源

本研究通过问卷调查及广州市卫生信息监测系统收集广州地区医疗卫生机构(包括驻穗省属、部属医疗卫生机构)的数据,并建立数据库。主要内容包括基本设施投入情况、人员结构状况、服务供给状况、服务使用状况、经费投放与支出情况等。

在效率研究方面,我们以不同医疗卫生机构为研究对象,每个机构为1个决策单元,收集2009~2013年投入、产出指标的面板数据,计算各机构医疗卫生服务效率的基于DEA投入导向Malmquist指数。为保证资料的可比性,物价指标以2009年为基期通过各自年份居民消费价格指数(Consumer Price Index,CPI)转化,剔除价格因素的扰动。全部数据来自广州市卫生信息中心、广州市卫生局、广州市统计局官方网站,以及《广州年鉴(2009~2013)》。

我们通过电话了解、现场调查、座谈会等方式,对医疗卫生服务提供情况进行了核实,通过关键知情人访谈了解医疗卫生服务资金筹集、服务组织与提供、支付制度、监管、医疗卫生服务机构运行中面临的困难等进行收集和整理。访谈对象包括卫生、财政、社保等政府行政部门的负责人、经办人

---

① 杨永梅:《我国外资医疗机构经营效率实证研究——基于DEA模型的两阶段分析》,《学术交流》2012年第5期。

② 戴鲁男、吴雁鸣、张鹭鹭等:《基于数据包络分析方法的某市民营医院服务效率实证研究》,《第二军医大学学报》2008年第29期。

员，不同类别医疗卫生机构负责人、医务人员，服务对象等。

（二）投入、产出指标

对生产率进行测量的一个关键环节就是选取合适的投入、产出指标。如果投入和产出的指标设置不合理，那么用数据包络分析法评价医院或其他卫生组织效率的结果也将失去合理性和科学性。由于医疗卫生服务体系是一个多投入多产出的行业，国内外学者对于医疗卫生服务体系效率的研究还没有比较一致的做法。Grosskoprf 等研究加利福尼亚州 182 家医院，以医生数、非医生全日制劳动力数、住院病人数、医院净资产作为投入指标；以急诊服务天数、监护天数、手术病人数、门诊服务人次数作为产出指标。[①] Bitran 等研究美国 160 家医院，以全日制人员数、直接工资支出、其他直接支出作为投入指标；以 15 个主要诊断病种的出院人数作为产出指标。[②] 庞慧敏等人评价综合医院效率时，以卫生技术人员数、行政管理人员数、工勤人员数、病床数、固定资产总值、医院年度总支出作为输入指标，以门急诊人次、住院人次、平均住院日作为输出指标。[③] 李萌等人在研究社区卫生服务中心效率时，以资产总额、用房面积、实际床位、公共卫生医师数为医疗服务投入指标，以资产总额、用房面积、实际床位、公卫医师数为公共卫生服务指标，门诊人次、急诊人次、出诊人次建档人数、孕产妇管理人数、0~6 岁儿童预防接种人数、高血压管理人数为产出指标。[④] 李湘君等人在农村乡镇卫生院生产效率研究中使用每千人医疗卫生机构床位数量、每千人医疗卫生机构专业人员数作为投入变量，每千人口诊疗人次、每千人口住院人数、病床使用率和患者平均住院天数作为产出变量。[⑤] 不过，无论将何种要素纳入研究指标中，医疗卫生机构作为具备公益性、福利性和一定经营性的单位，在指标的选择过程中要遵循以下原则：绝对指标与相对指标的搭配要合理，主要以绝对指标为主；投入产出指标的总

① Grosskopf, S. et al., "Measuring Hospital Performance: A Non–Parametric Approach," *Journal of Health Economics*, 1987, 6（2）: 89–107.

② Bitran, C. R, et al., "Some Mathematical Programming Based Measures of Efficiency in Health Care Institutions," *Advances in Mathematical Programming and Financial Planning*, 1987, 1: 61–84.

③ 庞慧敏、王小万：《基于 DEA 的 Malmquist 指数的我国大型综合医院跨期效率研究》，《中国医院管理》2010 年第 3 期。

④ 李萌、刘丽杭、王小万：《基于 DEA 模型的湖南省 29 家社区卫生服务中心效率研究》，《中国卫生经济》2013 年第 4 期。

⑤ 李湘君、王中华：《基于 Malmquist 指数的我国农村乡镇卫生院全要素生产率分析》，《安徽农业科学》2012 年第 5 期。

数要小于决策单元数量的一半，必要时需将同类指标进行合并或摒弃某些指标；指标能够量化并具备相同的性质，能够充分反映医疗卫生机构信息，可获得性强。[①]

本研究在专家咨询和文献分析的基础上，考虑数据的可得性和模型对参数的限制，选取相应变量指标。由于医疗机构和公共卫生机构是中国医疗卫生服务体系的两个互相联系却又相对较为独立的系统，其产出也有较大不同。为了更为全面地评价医疗卫生服务体系，我们在大量文献研究分析和质性研究的基础上开展了多轮专题小组讨论，遵循目的性、全面性、精简性、可比性的筛选原则，通过专家深入访谈和专家咨询，结合专家的意见和观点。本书尽可能选择一致的投入、产出变量，同时根据不同医疗卫生服务系统增减个别变量，从而建立不同变量体系来评价中国医疗卫生服务体系各子系统的运营效率。

1. 投入变量

参考《医院管理评价指南》（2008 年版），投入变量方面选取 3 项指标：在岗职工人数、实有床位数、万元以上设备总价值。其中，社区卫生服务体系由于选择的研究对象是没有设置床位的社区卫生服务中心，故没有实有床位数这项指标；而在公立医疗服务和民营医疗服务两个体系中因为临床医疗需要，增加 1 项房屋面积指标。劳动力是一项最重要的投入要素，但劳动力过多则导致成本增加，效率下降。选取床位、设备、房屋等固定资产作为投入要素，原因是近年来国家不断加大投入以及为了提高竞争力，各医疗卫生机构不断改善硬件设备、增设分支机构，扩大规模。这一方面提高了服务效率，但同时也增加了运营成本，可能存在规模过大等问题。

在投入的测量方面，经济成本虽也是医疗卫生服务的重要考虑因素，但绝非必要因素。考虑到经济投入指标可能与人力资源、物力资源投入有一定交叉，从而影响各指标的独立性，本研究未选择经济投入指标。

2. 产出变量

参考《医院管理评价指南》（2008 年版），医疗卫生服务产出指标以总诊疗人次数、入院人次数 2 项指标为代表。在社区卫生服务体系一章中，由于选择的研究对象是没有设置床位的社区卫生服务中心，故在产出指标

---

① 李成：《基于数据包络分析法的乡镇卫生院效率研究——以安徽省为例》，山东大学硕士学位论文，2013。

中不包括入院人次数。医疗卫生机构是非营利性公益事业单位，不应以营利为根本目的，而应以患者福利最大化为目标。如果以收入作为产出的指标衡量规模则结果将会因为偏离目标而产生偏误。因此，本书除了讨论民营医疗服务体系的一章，没有将收入纳入其他服务体系产出指标。

参考《国家基本公共卫生服务规范》（2009 年版），并结合乡镇卫生院、社区卫生服务中心的功能定位，公共卫生服务产出指标以年末城镇居民健康档案累计建档人数、年内 0～6 岁儿童国家免疫规划接种人次数、年内孕产妇建卡人数、年末高血压规范管理人数、年末糖尿病规范管理人数 6 项指标为代表。

表 3－1　不同医疗卫生服务体系统医疗卫生服务模型的变量体系

服务体系	模型	投入变量	产出变量	变量说明
全市整体	医疗	在岗职工人数、实有床位数	总诊疗人次数、入院人次数	主要评价医疗服务功能的效率情况
社区卫生子系统	医疗、公共卫生	在岗职工人数、万元以上设备总价值	总诊疗人次数；年末城镇居民健康档案累计建档人数、年内 0～6 岁儿童国家免疫规划接种人次数、年内孕产妇建卡人数、年末高血压规范管理人数、年末糖尿病规范管理人数	主要评价包括基本医疗服务和公共卫生服务功能的效率情况
农村卫生子系统	医疗、公共卫生	在岗职工人数、实有床位数、万元以上设备总价值	总诊疗人次数、入院人次数；年末城镇居民健康档案累计建档人数、年内 0～6 岁儿童国家免疫规划接种人次数、年内孕产妇建卡人数、年末高血压规范管理人数、年末糖尿病规范管理人数	主要评价包括基本医疗服务和公共卫生服务功能的效率情况
城乡基层卫生子系统	医疗	在岗职工人数、实有床位数、万元以上设备总价值	总诊疗人次数、入院人次数	主要评价基本医疗服务功能的效率情况
	公共卫生		年末城乡居民健康档案累计建档人数、年内 0～6 岁儿童国家免疫规划接种人次数、年内孕产妇建卡人数、年末高血压规范管理人数、年末糖尿病规范管理人数	主要评价基本公共卫生服务功能的效率情况

服务体系	模型	投入变量	产出变量	变量说明
公立医疗子系统	医疗	在岗职工人数、实有床位数、房屋面积、万元以上设备总价值	总诊疗人次数、入院人次数	主要评价医疗服务功能的效率情况
民营医疗子系统	医疗	在岗职工人数、实有床位数、房屋面积、万元以上设备总价值	总诊疗人次数、入院人次数、总收入	主要评价医疗服务功能的效率情况

3. 指标说明

本书涉及相关指标基本参照《中国卫生统计年鉴》的定义划分，对个别指标进行了部分修改，具体说明如下。

（1）医疗卫生机构

1）医疗卫生机构指从卫生（卫生计生）行政部门取得《医疗机构执业许可证》，或从民政、工商行政、机构编制管理部门取得法人单位登记证书，为社会提供医疗保健、疾病控制、卫生监督服务或从事医学科研和医学在职培训等工作的单位。医疗卫生机构包括医院、基层医疗卫生机构、专业公共卫生机构、其他医疗卫生机构。

2）公立医院指经济类型为国有和集体的医院。

3）民营医院指经济类型为国有和集体以外的医院，包括联营、股份合作、私营、台港澳投资和外国投资等医院。

4）基层医疗卫生机构包括社区卫生服务中心（站）、街道卫生院、乡镇卫生院、村卫生室、门诊部、诊所、医务室。

5）医院等级指由卫生（卫生计生）行政部门确定的级别（一级、二级、三级）和由医疗机构评审委员会评定的等次（甲等、乙等、丙等），是反映医院规模和医疗水平的综合指标。

（2）卫生人员

1）卫生人员指在医院、基层医疗卫生机构、专业公共卫生机构及其他医疗卫生机构工作的职工，包括卫生技术人员、乡村医生和卫生员、其他技术人员、管理人员和工勤人员。卫生人员一律按支付年底工资的在岗职工统计，包括各类聘任人员（含合同工）及返聘本单位半年以上人员，不包括临时工、离退休人员、退职人员、离开本单位仍保留劳动关系人员、本单位返聘和临时聘用不足半年的人员。

2）卫生技术人员包括执业医师、执业助理医师、注册护士、药师（士）、检验技师（士）、影像技师（士）、卫生监督员和见习医（药、护、技）师（士）等卫生专业人员。不包括从事管理工作的卫生技术人员（院长、副院长、党委书记等）。

3）执业医师指《医师执业证》"级别"为"执业医师"且实际从事医疗、预防保健工作的人员，不包括实际从事管理工作的执业医师。执业医师类别分为临床、中医、口腔和公共卫生四类。

4）执业助理医师指《医师执业证》"级别"为"执业助理医师"且实际从事医疗、预防保健工作的人员，不包括实际从事管理工作的执业助理医师。执业助理医师类别分为临床、中医、口腔和公共卫生四类。

5）见习医师指毕业于高等院校医学专业、尚未取得医师执业证书的医师。

6）注册护士指具有《注册护士证书》且实际从事护理工作的人员，不包括从事管理工作的护士。

7）药剂师（士）包括主任药师、副主任药师、主管药师、药师、药士，不包括药剂员。

8）技师（士）指检验技师（士）和影像技师（士）。包括主任技师、副主任技师、主管技师、技师、技士。

9）其他卫生技术人员包括见习医（药、护、技）师（士）等卫生专业人员，不包括药剂员、检验员、护理员等。

10）其他技术人员指从事医疗器械修配、卫生宣传、科研、教学等技术工作的非卫生专业人员。

11）管理人员指担负领导职责或管理任务的工作人员。包括从事医疗保健、疾病控制、卫生监督、医学科研与教学等业务管理工作的人员，主要从事党政、人事、财务、信息、安全保卫等行政管理工作的人员。

12）工勤技能人员指承担技能操作和维护、后勤保障服务等职责的工作人员。工勤技能人员分为技术工和普通工。技术工包括护理员（工）、药剂员（工）、检验员、收费员、挂号员等，但不包括实验员、技术员、研究实习员（计入其他技术人员），也不包括经济员、会计员和统计员等（计入管理人员）。

（3）卫生设施

1）床位数指年底固定实有床位（非编制床位），包括正规床、简易床、监护床、正在消毒和修理床位、因扩建或大修而停用的床位，不包括产科新生儿床、接产室待产床、库存床、观察床、临时加床和病人家属陪侍床。

2）房屋面积指单位使用的房屋建筑面积，包括租房面积。

（4）医疗服务

1）总诊疗人次数指所有诊疗工作的总人次数。诊疗人次数按挂号数统计，包括：①病人来院就诊的门诊、急诊人次；②出诊人次数；③单项健康检查及健康咨询指导人次；④未挂号就诊、本单位职工就诊及外出诊疗不收取挂号费的，按实际诊疗人次统计。患者一次就诊多次挂号，按实际诊疗次数进行统计，不包括根据医嘱进行的各项检查、治疗、处置工作量。

2）入院人次数指所有住院的人次数。

4. 研究范围

尽管广州市卫生资源丰富，但组织架构、隶属关系较复杂，它们分属于省市区三级政府卫生行政部门、高校、企事业单位、部队、民营机构，等等。除了解放军及武警系统的医疗卫生机构，本书研究对象涵盖广州地区范围内各级各类医疗卫生机构。因此，本书中，除非特别说明，广州市医疗卫生机构等同于广州地区医疗卫生机构。

第四章 变迁中的卫生政策与医疗卫生服务：公平与效率的视角

世界上没有一个完美的医药卫生体制，各国都在不断改革完善。政策转移涉及如何让适用于一个国家卫生系统的政策工具也能够应用于其他国家。体制与政策是影响卫生资源分配公平、效率的重要因素，好的体制与政策可以促进卫生资源分配的公平、效率，反之，不好的体制与政策则会破坏卫生资源分配的公平、效率。

一 西方卫生事业发展规律

（一）从纵向上看，不同社会发展时期卫生事业发展不同

1. 自由资本主义时期

该时期主要信奉的是亚当·斯密（Adam Smith）及其古典学派的自由竞争和自由放任理论和政策，否定重商主义所主张的国家对经济的干预和保护，并且认为，这样一种"人为的"干预和保护远远不如"看不见的手"的市场"自然秩序"对经济更加有效，政府只应当充当对经济"袖手旁观"的"夜警国家"。因此，西方发达国家在自由资本主义时代，卫生事业发展重视效率、忽视公平，导致了严重的看病贵问题。

2. 福利资本主义国家时期

第二次世界大战以后，西方国家受凯恩斯主义和福利国家观念的影响，政府加大了对市场和社会经济生活的干预。公众对社会福利和公共服务的期望值也越来越高。该时期由于强调医疗是公民权的组成部分，国家有义务提供全面的、普及性的健康服务，卫生事业发展凸显公平、忽视效率，也因为资金预算的限制和医疗卫生服务体系官僚化的管理体制等原因，带来医疗卫生服务体系对患者的要求反应不灵敏、服务质量不高等现象，导致了严重的看病难问题。譬如1946年英国政府颁布了《国民健康服务法》，1948年国民

健康服务体系（NHS）正式实施，其宗旨是根据病人的需要提供服务，并确保人人享有免费的医疗卫生服务。但是由于典型的国家中央集权化模式运作、公立医院的完全垄断、竞争的缺乏，导致了短缺经济，使病人完全没有自主权、服务供给效率低下、服务质量低下、科技进步滞后，而且家长制的保障和平等获得医疗卫生服务被腐败和特权严重扭曲了，严重损害了安全、公平和一致性原则，引起了民众的强烈不满。同时由于价格失灵造成资源配置的调节滞后，不能及时响应患者需求，导致等待时间加长，尤其是住院手术需要排长队等候，进而成为一种对大多数人的变相的不公平。① 另外，在西方选举政治框架下，许诺改善医疗卫生服务往往成为各党派、政客拉选票的重要手段。由于国家包揽了大部分卫生费用的开支，造成了公共财政的巨大负担，一旦经济不景气，政府往往难以承受高额的卫生费用。政府财政在医疗卫生服务方面投入的可持续能力是要靠税收来保证的。因此，公共财政卫生投入的增加，意味着税收负担会随之加重。

3. 新公共管理运动

20 世纪 70 年代的石油危机使西方世界面临巨大的财政危机，因而西方各国纷纷致力于控制公共开支。由此引发了全球性的公共部门治理改革，进而引发了新公共管理运动，其核心就是提高公共管理水平和公共服务质量。在理论上，以货币主义为代表的新自由主义思潮应运而生，经济学在产权理论、委托－代理理论、交易成本理论和公共选择理论等方面都有了长足的进步，这为各国的医疗卫生服务体系改革做了充足的理论和知识储备。为此，自 20 世纪 80 年代以来，美国和英国等西方发达国家均在维护公平的基础上，先后对其医疗卫生服务体系进行以效率为导向的体制改革。

（二）从横向上看，不同国家卫生事业类型发展不同

不同西方发达国家实行不同类型医疗保障制度，主要有国家型、社会型、市场型以及上述三种混合医疗保障制度。

1. 不同类型医疗保障制度

（1）国家型医疗保障模式

如英国、加拿大、澳大利亚、北欧国家等，医疗保障作为社会福利向全民提供，通过高税收方式筹资。比如：英国长期以来推行"从摇篮到坟墓"

---

① 汤晓莉：《英国国家卫生服务制度的起源及几次重大变革》，《中国卫生资源》2001 年第 6 期。

的福利国家政策，其医疗体系的核心有两点：一是以社区医院为主体的医疗卫生服务体系；二是医疗卫生服务作为社会福利由政府提供给国民，实行以公平为基础的全民免费医疗。

（2）社会型医疗保障模式

如德国、日本等，由雇主和雇员双方缴费，政府适当补贴，全社会共同分担风险，相对比较灵活。比如：日本医疗卫生服务模式具有两个主要特点：一是医院运营和医生从业的模式以民间为主，但以行业组织进行管理，保证医生和医院的合格和规范；二是政府将医疗卫生服务作为确保项目提供给全体公民，卫生费用大部分由政府负担。

国家型、社会型医疗保障制度均通过实施较大范围的国家干预，较好地保证了卫生资源和服务提供的公平分配，但往往存在全科医生数量短缺、服务提供效率低下等薄弱环节，引起了广大民众的强烈不满，即"公平有余、效率不足"。英国媒体曾经广为报道过一个极端的例子，一个女孩登记扁桃体手术，20 年后才接到通知，而当时的小女孩早已成为两个孩子的母亲了。①

（3）市场型医疗保障模式

也称为商业保险模式，以美国为代表，主体是纯商业保险模式，看病费用高，但是老年人、退伍军人等拥有国家特殊保障政策。市场经济高度发达的美国模式的特点是：一是医疗机构以私立为主，医疗消费以个人为主，医生以家庭医生为主，保险则以私人保险为主；二是政府提供部分医疗保障资金，主要确保退伍军人、老年、病残、穷困或失业人口的就医。市场型医疗保障制度主要依靠市场机制调节，产生的主要问题是卫生资源和服务提供的公平性差，相当多公民没有医疗保险，卫生费用上涨过快，即"效率有余、公平不足"。

（4）混合型医疗保障模式

以新加坡为代表。其主要是在政府的主导下，用立法的方式，强制建立以个人储蓄为主的"公积金制度"，形成医疗保障制度的三个层次。第一个层次是在全国范围推行的、强制性的、帮助个人储蓄和支付医疗保险费用的"保健储蓄计划"；第二个层次是非强制性的、对大病进行保险的"健保双全计划"；第三个层次是政府拨款建立保健储蓄基金，帮助贫困居民支付医疗费用的"保健基金计划"。

---

① 周其仁：《点评英国医疗模式 天下没有免费的医疗》，《经济观察报》2006 年 12 月 9 日。

2. 医疗保障制度的改革

20 世纪末期以来，为了公平与效率均衡发展，西方发达国家根据自身不同类型医疗保障制度特点，进行了相应改革，以寻求两者的统一。

（1）在保障公平的基础上提高效率

英国等国家型医疗保障制度的国家、德国等社会型医疗保障制度的国家，均在保证基本公平的情况下努力提高医疗卫生服务效率。改革的手段和世界改革潮流一致，利用市场"无形之手"的无孔不入的自然力量，从开始的单方着手调整供方发展到供需双方双管齐下综合治理。运用市场机制，促进竞争，约束费用上升，提高效率；同时努力扩大医疗保险覆盖面，提高医疗卫生服务提供效率，以满足民众的健康保健需求，提高他们的满意度。[1] 由于大包大揽式的制度曾让财力雄厚的英国政府难堪重负，20 世纪 90 年代初英国保守党政府进行了一系列改革，主要内容是卫生领域逐步导入市场机制，推行"管办分离"的政策，尝试将原有模式中提供者和购买者角色重合的结构进行分离，通过引入内部市场或者公共合同形式形成医院之间的相互竞争来提高服务效率，以及通过吸引私人资金来增加供给。部分公立医院采取公私合作（Public Private Partnership，PPP）模式，按照经济合作与发展组织（Organization for Economic Cooperation and Development，OECD）私有化定义，即国有资产所有权全部或部分转移到私人部门，公私合作是公立医院的部分私有化，采取 PPP 模式的公立医院不应列入公立医院范畴。之后的工党政府将国民健康服务的重心转向社区卫生服务，并创建了基础托拉斯（NHS Foundation Trusts），公立医院进一步从公立垄断走向自治。英国国民健康服务体系改革使得公立医院效率有较大提高，病人等候医疗服务现象减少，平均住院时间缩短。它的经验与教训是：如果没有全科医生的积极参与和强有力的市场制约，医疗卫生服务市场就很难形成有效的竞争，社区卫生服务组织与医院间的双向转诊制度就建立不起来。

德国医疗卫生服务体系改革重点是通过改革合同关系，将购买者的角色由被动的支付者变成为寻找成本有效服务的主动谈判者来加强成本控制。[2]

在 1974 年以前，新加坡的医疗保障制度是借鉴英国的国家型医疗保健制度，但在 20 世纪 70 年代，新加坡的医疗卫生费用急剧增长，迫使新加坡政

---

① 丁纯：《世界主要医疗保障制度模式绩效比较》（第二版），复旦大学出版社，2009。

② Busse, R. and Riesberg, A, "Health Care Systems in Transition：Germany 2000," *European Observatory on Health Care System 2000*, Copenhagen：WHO Reginal Office for Europe, 2000, 107 – 110.

府将过去国家的大包大揽转变为强调以个人责任为基础、政府分担部分费用保证基本医疗服务。新加坡政府将强制储蓄机制移植到医疗保障制度中，并与新加坡公有制的公司化医院管理体制改革密切结合，建立了具有新加坡特色的，由医保储蓄、个人账户管理、付费个人授权制和医生问责制等制度构成的公民健康保障和医疗行为治理制度，强化参保患者权利主体的地位和责任。

（2）在维持效率的基础上实现公平

以美国为代表的市场型医疗保障国家则在经历了效率优先、兼顾公平时代之后，采取形成新型的合同安排和更主动的购买谈判，并开始着手发展以公平为导向的医疗保险制度。[①] 1994 年克林顿政府建立全民医保制度的提案被否决后，他和许多前任总统一样，退而求其次，转向解决个别人群的医疗保险覆盖。根据美国法律规定，任何医院都不能拒收病人，都必须先治病、后结算，看完病后该由哪个保险埋单就由其埋单，病人没有医疗保险、个人又付不起单是可以赖账"拍屁股走人"的，由医院随后向政府申请费用补贴。因此，严格意义上说，在美国即使没有任何医疗保险的人，也是有一定保障的。另外，备受争议的奥巴马医改法案就规定：从 2014 年起，所有美国人都必须购买医保，雇主必须为雇员提供保险，否则将被罚款。医改法案把医保覆盖到全美国 3200 多万之前没有医保的人，实现全民医保的目标，从而在满足社会成员尤其是弱势群体的医疗卫生服务需求方面起着主导作用。

3. 经验和发展规律

从各国的实际经验来看：当经济水平很低时，提高效率的同时可以改进公平性；但当一国经济达到一定的水平后，公平和效率问题就难以兼顾。国际上各国改革本质内涵体现了试图有效运用市场"无形之手"和政府"有形之手"的力量，即政府的宏观调控和市场机制的微观搞活的力量，针对医疗卫生服务提供和消费的特点，通过追求社会福利最大化的公立医疗卫生机构和追求利润最大化的私立医疗卫生机构混合提供，并积极采用私立非营利性机构作为补充，以解决医疗卫生服务提供的既兼顾公平又提升效率的问题。从平衡公平与效率的角度看，个人与社会的责任应当在卫生费用分摊上，保持适当的比重。因此，关键在于政府该如何取舍，

---

① 潘小炎、赵云、胡铁辉：《公平与效率并重式发展的立体式推进模式分析》，《学术论坛》2011 年第 2 期。

充分融合市场的力量，让医疗卫生服务体系形成有效运作，从而兼顾医疗卫生服务提供的公平性和效率。

二 现代中国卫生政策变迁

任何一个国家的医疗卫生体制都是由其政治及经济制度所决定的[①]，中国也不例外。新中国卫生事业，在建立之初的30年已基本形成依托于公有制（全民所有制与集体所有制）经济的县、乡、村三级医疗卫生服务网络。其间，卫生事业被定位为公益性的公共产品，较好地解决了由谁办、由谁管、谁受益的方向性问题。自20世纪80年代开始，中国医改经历了30年市场化的探索与实践，实质是以营利性为方向，为方便区分我们将之称为"旧医改"。结果是县、乡、村三级医疗卫生服务网络基本破裂，老百姓因病致贫、因病返贫现象不断出现，不断拷问人们的道德底线，整个社会对医疗卫生领域的不满程度达到了相当水平。众所周知，通过30多年的改革开放，在经济领域的成功实践使得中国已成为世界上第二大经济体。然而，经济的发展应该是为社会发展和人权的保障服务的，这才是人民民主的实质和根本。在屡受冲击、屡经挫折、屡遭质疑的情况下，整个社会领域政策范式的调整和转换已经迫在眉睫。这也迫使中央政府开始进行政策学习和调整，部分地鼓励社会参与，以避免更大规模的利益损失。因此，卫生政策框架和体系设计逐渐成为中国政府社会政策议程中优先设置的政策议题之一。实际上，从2003年以来，中国政府开始反思过去20多年市场化的卫生政策，加快医疗卫生体系建设和卫生政策试验、调整、创新。卫生政策由此经历前所未有的重大变迁，医疗卫生服务体系开始大规模地重建。特别是在2009年3月17日出台的《中共中央国务院关于深化医药卫生体制改革的意见》重新明确："坚持以人为本，把维护人民健康权益放在第一位。坚持医药卫生事业为人民健康服务的宗旨，以保障人民健康为中心，以人人享有基本医疗卫生服务为根本出发点和落脚点，从改革方案设计、卫生制度建立到服务体系建设都要遵循公益性的原则，把基本医疗卫生制度作为公共产品向全民提供，着力解决群众反映强烈的突出问题，努力实现全体人民病有所医"。至此，又一次拉开了中国医药卫生体制改革的新序幕，俗称"新医改"。

---

① Albrecht, G. L., and Tang, X. Y, "Rehabilitation in the People's Republic of China: A Reflection of Social Structure and Culture," *Advances in Medical Sociology*, 1990, 1: 235–267.

表 4-1　1949 年以来中国卫生政策变迁情况

项　目	第一阶段	第二阶段	第三阶段
经历时间	从 1949 年到 20 世纪 80 年代初	20 世纪 80 年代初到 90 年代中期	21 世纪初以来（特别是 2009 年以来）
发展模式	公平优先、效率兼顾	效率优先、公平兼顾	公平与效率并重
资源配置	计划手段	市场手段	计划、市场并重
筹资方式	主要由政府提供	主要由病人埋单	政府、社会、个人三者按比例承担
服务体系	以全民所有制为主体、集体所有制为辅助的防治结合的城乡医疗卫生服务体系	公立医疗卫生机构联合社会办医，但公立医疗卫生机构仍然占据垄断位置	稳步推进公立医院改制的试点，适度降低公立医疗卫生机构比重。支持社会办医发展。最终形成公立医院与非公立医院相互促进、共同发展的格局
服务价格	国家价格部门统一制定	政府控制下的：放开公立医疗卫生机构服务价格。价格逐步由市场来决定	基本医疗服务价格仍由政府主导，基本医疗服务价格、药品价格由市场来决定，同时，加强成本监审和价格监测
卫生事业定位	纯粹的社会主义福利事业	缺乏整体设计，卫生事业定位不清，公益性淡化	把基本医疗卫生制度作为公共产品向全民提供，公益事业
服务目标	追求公益性目标为主	追求经济目标为主	恢复公益性目标

　　第一阶段：从 1949 年到 20 世纪 80 年代初。与计划经济相适应，这一时期实行的是"公平优先、效率兼顾"发展模式，在经济、生活水准差，健康水平低下的社会温饱发展阶段，全民共享的卫生事业属于公共物品。政府使用计划手段配置卫生资源，通过以全民所有制为主体、集体所有制为辅助的防治结合的城乡医疗卫生服务体系为几乎所有的城市居民和85%的农民提供医疗卫生服务。由于有健全的公费医疗、劳保医疗和农村合作医疗等医疗卫生服务体系，医疗卫生服务费用几乎由政府、全民所有制企业和集体经济包揽。医疗卫生服务价格不仅由国家价格部门统一制定，而且为了减轻城乡居民就医经济负担，国家还曾先后四次大幅度调低医疗卫生服务价格。由于国家将卫生事业作为纯粹的社会主义福利事业来办，因而大多数人都能支付得起医药费用，极大地实现了医疗卫生服务可得性、可及性和公平性。中国政府一方面推行预防为主的方针，另一方面采用低成本、适宜实际的医疗技

术，这使得中国得以在经济发展水平不高的条件下取得了举世瞩目的成就，保证人人享有基本医疗和公共卫生服务。计划配制方式，是以政府的宏观调控为主，以人群医疗卫生服务需要为导向，从全局和整体利益出发来规划卫生事业的发展和配置卫生资源。这种方式充分地体现了卫生事业的整体性和公平性原则，政府可以有力地调节医疗卫生服务的供需状况，调整卫生资源的配置方向，有利于减少卫生资源的浪费。

不过，这种计划配制方式下的计划往往难以及时反映城乡居民的医疗卫生服务需求变化。一元化政府管理模式阻碍了卫生资源的优化配置，并且由于存在着政府投入不足、计划管理体制单一、激励机制缺乏的问题，导致了医疗卫生服务体系缺乏活力、卫生资源配置不合理、医疗卫生服务的利用效率低下、行业技术整体发展水平低、卫生事业发展缓慢，更多人的医疗卫生服务需求不能得到满足，医疗卫生机构和医务人员的积极性不高等问题[1]，使得社会效益和经济效益受到严重的制约。[2] 同时，由于受当时经济条件限制，医疗卫生服务体系总体水平不高，医疗卫生人员专业水平有限，医疗服务供给仅能满足最基本的医疗需求，由于理论上的误区，这一时期所谓的"公平"实际上是一种平均主义。这种平均主义不仅导致了严重的效率低下，也导致了严重的分配不公。十年"文革"结束时，医疗卫生服务不能满足人民群众日益增长的医疗服务需求，城乡居民"看病难、住院难"成为当时的突出问题。[3]

第二阶段：20 世纪 80 年代初到 90 年代中期。与经济体制改革相适应，中国在 20 世纪 80 年代初也开始了医药卫生体制改革。[4] 伴随着各个领域经济体制改革的深入发展，卫生领域不可避免地受到国有企业改革的影响，同时还受到新自由主义思潮的影响，决策者认为医疗卫生领域不需要政府"过多"的投入和干预。市场化逐步进入医疗卫生机构。各种商品价格逐步由市场来决定，医用器械、耗材价格飞速上升，而医疗卫生服务依然严格执行政府规定价格。同时由于财政实行"分灶吃饭"以后，对市场的迷信使得中国政府逐渐退出了医疗卫生服务领域，政府财政的支持力度被不断削弱，导致

① 谢长勇、张鹭鹭、杨鸿洋等：《卫生筹资模式发展历程与模式特点比较分析》，《中国卫生经济》2010 年第 2 期。
② 杨淑华、张秀兰：《我国医疗卫生事业二十年改革的回顾与展望》，《卫生经济研究》1999 年第 11 期。
③ 王延中等：《中国卫生改革与发展实证研究》，中国劳动社会保障出版社，2008。
④ 王绍光：《中国公共卫生的危机与转机》，《比较》2003 年第 7 期。

整个医疗卫生服务体系出现全行业的政策性亏损。为此，政府只能连续出台了多项政策，鼓励公立医疗卫生机构依靠使用者付费来维持自身运转，但同时仍维持对从业人员数量和医疗卫生服务价格进行控制，这直接影响了医疗卫生服务公平与效率。[①] 1980年，国务院批转下发了卫生部《关于允许个体开业行医问题的请示报告》。1985年，国务院批转下发卫生部《关于卫生工作改革若干政策问题的报告》，要求卫生工作参照国企改革模式进行"简政放权、多方集资"。1988年5月卫生部在部属医院试行承包责任制，并要求为增强医疗卫生单位活力深化卫生工作改革。1989年11月国务院转批了国家教委、国家科委、卫生部等部门《关于深化改革鼓励教育科研卫生单位增加社会服务的意见》，要求扩大医疗社会服务。1992年9月国务院下发《关于深化卫生改革的几点意见》要求拓宽卫生筹资渠道、完善补偿机制以加快卫生建设。1995年1月，国务院在江苏镇江、江西九江进行社会统筹与个人账户相结合的社会医疗保险制度试点，即"两江试点"。1996年12月，中国召开了第一次全国卫生工作大会，并于随后下发的《中共中央、国务院关于卫生改革与发展的决定》明确了改革城镇职工医疗保障制度、卫生管理体制、城市卫生服务体系、卫生机构运行机制以及采取多种形式、多渠道筹集卫生资金等40条决定。1998年12月，国务院下发了《关于建立城镇职工基本医疗保险制度的决定》，个人按比例支付模式取代以往的公费医疗和劳保医疗制度，开始为所有城镇职工包括政府公职人员、国有和私有企业职工提供基本健康保障，政府财政、企事业单位对所属医疗卫生机构的投入持续减少，政府办医疗卫生机构的公益性质逐渐淡化。1999年7月，卫生部等10个部委转发《关于发展城市社区卫生服务的若干意见》，开始构建现代化城市卫生服务体系。2000年2月，国务院体改办等8个部委发布《关于城镇医药卫生体制改革的指导意见》，将医疗卫生机构分为非营利性和营利性两类进行管理，以解决当时较为突出的以药补医的问题。2002年10月，中共中央、国务院《关于进一步加

---

① 戴平生在《医疗改革对我国卫生行业绩效的影响——基于三阶段DEA模型的实证分析》[《厦门大学学报》（哲学社会科学版）2011年第6期] 一文中，运用三阶段DEA模型实证分析了1985～2009年中国实施的卫生政策改革措施与医疗卫生服务供给公平、效率的变化具有很强的关联性，政策效应明显。单纯的市场化不一定有利于提高医疗卫生服务体系的资源配置效率，因为卫生领域具有很强的外部性和信息不对称特点；另一方面医疗卫生服务还具有准公共品特点，在卫生资源分配上公平性更加重要，市场化无法直接解决公平性问题。研究证明了重大医改政策出台都将对医疗卫生服务提供公平与效率产生重大影响。这不仅又一次证明了科学决策的重要性，也说明了社会变革的复杂性。

强农村卫生工作的决定》要求逐步建立新型农村合作医疗制度，对农村贫困家庭实行医疗救助，并于 2005 年将医疗救助制度延伸到城镇困难群体。2003 年以来，中国在原有的城镇职工医疗保险、新型农村合作医疗制度基础上，先后实施了城镇居民基本医疗保险、城乡居民基本医疗保险、医疗救助制度等一系列的政策。2006 年 2 月，国务院印发《关于发展城市社区卫生服务的指导意见》，进一步明确发展城市社区卫生服务，之后，中编办、发改委、人事部、财政部、卫生部、劳动保障部、中医药局等相关部门又相继出台了《城市社区卫生服务机构设置和编制标准指导意见》9 个配套文件。2007 年 7 月，《国务院关于开展城镇居民基本医疗保险试点的指导意见》把城镇非从业居民列入参保范畴。至此，覆盖城乡全体居民的医疗保障体系完全确立，并在实践中不断充实和完善。

改革开放以后的"效率优先、公平兼顾"的发展模式使得社会对医疗卫生等健康产品与服务的供给模式出现了分歧，不管采用何种机制配置卫生资源，从量化健康指标上来看，相比第一阶段的投入产出效率都是低下的，因为将社会的健康投入产出作为一个整体来看待的话，同样符合边际效用递减的经济学基本规律。效率的下降意味着成本的提升，在政府的补助持续下降的同时，迫使医疗卫生机构进入市场成为竞争主体，其服务目标转变为主要追求经济目标。医疗卫生机构为了弥补不断增加的成本，只能将成本转嫁给患者。在这个过程中，医疗卫生服务也基本演变为私人物品，对于绝大部分社会成员来说，医疗卫生服务需求能否被满足以及被满足的程度，基本上依赖于个人和家庭的经济力量，这在农村地区尤为突出。加之生态环境恶化、人口老龄化和疾病谱转型，中国的疾病负担加重，医疗费用快速上涨。结果是在解决"看病难"老问题的同时产生"看病贵"的新问题，"因病致贫""因病返贫"现象层出不穷。

实际上，该阶段中国医疗卫生体制呈现二元化的特点，即从管理上看，特别是占据垄断地位的公立医疗卫生机构的人事管理高度集中，保留了计划经济的重要特点。但从资金来源看，又非常接近国外的民营医疗机构，十分市场化。伴随全面的经济体制改革，医疗卫生服务在筹资方式、管理体制、运行机制等方面发生巨大变革。政策导向侧重于市场化与经济效益，引入市场机制运营医疗卫生服务，政府逐步放权让利，扩大医院自主权。政府行为从 20 世纪 80 年代"只给政策不给钱"发展为 21 世纪初的"产权改革"，实行医疗卫生机构分类管理。政府逐渐减少了对卫生事业的投入，要求公立医院"以工助医，以副补主"，试图通过市场完善医疗补偿机制，而市场化取向导致公立医院公益性淡化，逐利性增强，服务重点和技术路线选择逐步偏离基本社会需求，轻预防、重治疗，轻适宜技术、重高新技术等倾向越来越突出，医疗卫生机构在创收的利益驱动下，医疗卫生服务价格和卫生费用逐年攀升，超过了 GDP 的增长率和民众的实际收入增长率，给政府和民众造成了极大的负担。尽管在机构规模以及市场占有份额方面，公立医疗卫生机构占据绝对主导地位，但是商业化与市场化是医疗卫生服务体系改革的基本走向。

这阶段卫生领域的改革从一开始便采取市场化取向的改革，希望借助市场配置资源的高效率来解决医疗卫生服务供需矛盾，试图以"利润最大化"建立医疗供求关系。从微观运行角度来看，这些政策的实施很大程度上调动了医疗卫生机构联合办医的积极性，采取放权搞活等措施，激发了物质利益激励机制，医疗卫生机构的运营艰难局面出现了转机，医疗卫生服务供给效率出现了显著的改善，极大地弥补了中国卫生资源的不足，在较短的时间内提高了医疗卫生服务供给能力，为满足国内不断增长的医疗卫生服务需求打下了坚实的物质基础。医疗卫生机构的运营已不再完全依赖于政府，绝大多数农村居民及不少城镇居民看病是自己花钱。但这种"只给政策不给钱"，并未触及体制和机制的深层次问题。市场配置方式是以居民的医疗卫生服务需求为导向，通过市场机制实现卫生资源在不同层次医疗卫生机构和不同类型医疗卫生服务之间的分配。具有商业化、市场化倾向的体制变革以利益为导向，放手让医疗卫生机构通过服务获得利益，造成了大多数社会成员因经济原因，医疗卫生服务需求很难得到满足。从卫生资源的分配来看，资源总量相对集中、结构失衡。一方面，城市卫生资源不能充分有效利用，由于资源的过度配置，医疗卫生服务供大于求，医疗卫生服务设施出现闲置，同时又引发了供给者诱导需求和消费者的过度消费行为，造成极大的损失和浪费。另一方面，广大农村尤其是边远贫困地区存在消费不足，甚至连最基本的医疗卫生服务都无法享受到。在中国医疗卫生服务体系笼统地引入"效率优先"模式，不仅损害了公平，而且也损害了社会整体效率。市场化改革扩大了医疗卫生机构的规模，提升了医疗卫生服务的供给能力与技术水平，这种方式较好地体现了效率原则，但普遍存在片面追求微观效率的倾向，尽管一些医疗卫生机构在短时间内取得了较好的经济效益，然而从长远来看，由于采取"杀鸡取卵""饮鸩止渴"的运营方式，许多医疗卫生机构陷入入不敷出的困境，不但影响了微观效率的提高，而且一定程度上造成了宏观效率的低下，卫生费用快速不合理增长。

为了解决卫生资源布局和结构不合理，20世纪80年代起，中国政府在宏观上实施区域卫生规划，期望通过国家制订的卫生资源配置标准来实现卫生资源高效、公平、合理、分类配置。然而，石光的调查认为，区域卫生规划调整卫生资源配置、病人流向以及控制大型医用设备过快增长的目标没有实现；[①] 54.3%的被调查对象认为全国区域卫生规划政策执行没有成效，45.7%的被调查对象认为当地区域卫生规划政策执行没有成效。[②] 学界对地方政府执行区域卫生规划的政策评价则更差些。其实，只要政府投入还不到位，公立医院还要依靠"以药养医"和"以检养医"生存，那么区域卫生规划中关于设备控制等方面的目标就难免落空。这个时期，中国政府采取市场化手段进行医改，但市场化是一柄双刃剑，稍有偏差，就容易走向另一个极端，背离改革目标。医疗卫生机构依然靠政府垄断独办，却让收费走向市场。因而这个时期的医改颇受非议，原因也在于此。在2000年之前就有一些地方开始公开拍卖、出售乡镇卫生院和地方的公立医院。此阶段存在的社会问题，尤其是看病难问题突出。这个机制不能解决卫生资源和服务分配不公的问题。由于医药市场的混乱，政府资本在卫生领域所占比重不断降低，甚至退出卫生事业，导致患者个体对卫生费用的负担逐步加重。这不仅不能解决人人享有卫生保健问题，也不能解决因病致贫、贫病交加的恶性循环问题。如果单纯依赖市场机制的作用，卫生资源的配置往往以牺牲医疗卫生服务的公平性来换取最大的效率，而且会因为市场对医疗卫生服务价格体系的诱导，激化医疗卫生行业效益与社会健康利益的矛盾，进而导致医疗卫生服务体系运作的混乱，破坏社会公平机制。而卫生费用的攀升所带来的严重后果之一是医疗卫生服务体系的建设步履维艰，卫生筹资公平性大幅度降低，使城乡居民"看病难、看病贵"问题突出。从患者未就诊的比例来看，这一时期，城乡居民未就诊率、未住院率呈逐步上升趋势，收入越低的，未就诊比例越高。也就是说，无论是在城市还是在农村，都存在着一个规模日益扩大的群体，他们陷入了生不起病、看不起病的境地。[③] 为此，可以说，这一阶段的医药卫生体制市场化改革，造成了卫生资源的极大浪费，使医疗卫生服务供给效

---

① 石光：《我国区域卫生规划政策的实施效果评价》，《中国卫生经济》2005年第7期。

② 石光：《区域卫生规划政策执行效果的定性调查分析》，《中国卫生经济》2005年第8期。

③ 曹建华、陈俊国、霍江涛等：《卫生服务公平性理论及方法研究》，《西北医学教育》2006年第6期。

率在低位徘徊了十年之久①，对医疗卫生服务资源和服务供给公平、效率均产生了消极影响。这也造成了卫生领域严重的不公平，这种不公平影响到社会成员最基本的健康服务需求的满足，也带来了贫困的底层社会成员不满情绪增加、群体间关系紧张等一系列社会问题。政府对医疗卫生领域治理能力同样也备受质疑。李玲等认为，中国医疗卫生服务体系最大的矛盾已经不再是改革开放前的效率低下和供给不足，而是公平性不够和控制成本不力。② 自从中国在1980年代开始以市场为导向的经济改革后，效率的价值超过了公平，后者作为社会规范的支持力量逐渐丧失。③ 随着改革的不断深入，市场化在发挥了很大作用的同时也显露出了一些弊端，尤其是"非典"暴发以后，市场主导和政府主导的争论也逐渐深入激烈，这为下一个阶段的改革埋下了伏笔。

表 4-2　1985~2009 年中国历次重大医改事件与医疗卫生服务供给效率关联性

时 间	发文单位	改革指导文件	相关内容特征	供给效率变化
1985 年 4 月	卫生部	《关于卫生工作改革若干政策问题的报告》	简政放权、多方集资	1985~1987 年处于明显的改善提高
1988 年 5 月	卫生部	《关于部属医院试行承包责任制的意见》	经费包干、自主经营	1988~1992 年处于高位调整略显下滑
1992 年 9 月	国务院	《关于深化卫生改革的几点意见》	减少各级财政支出，完善市场补偿机制	1993~1998 年出现急剧下降进入低谷
1998 年 12 月	国务院	《关于建立城镇职工基本医疗保险制度的决定》	企事业单位减负，提高个人支付水平	1999 年仍处于低位调整
2000 年 2 月	国务院	《关于城镇医药卫生体制改革的指导意见》	加强行业管理，控制药品价格	2000~2002 年仍处于低位调整
2002 年 10 月	国务院	《关于进一步加强农村卫生工作的决定》	增加财政卫生支出，建立农村医疗保障和医疗救助制度	2003~2007 年出现持续改善提高
2007 年 7 月	国务院	《关于开展城镇居民基本医疗保险试点的指导意见》	增加财政卫生支出，扩大医疗保障范围	2008~2009 年处于高位调整提高

资料来源：戴平生：《医疗改革对我国卫生行业绩效的影响——基于三阶段 DEA 模型的实证分析》，《厦门大学学报》（哲学社会科学版）2011 年第 6 期。

① 戴平生：《医疗改革对我国卫生行业绩效的影响——基于三阶段 DEA 模型的实证分析》，《厦门大学学报》（哲学社会科学版）2011 年第 6 期。
② 李玲、江宇、陈秋霖：《改革开放背景下的我国医改 30 年》，《中国卫生经济》2008 年第 2 期。
③ 王绍光：《政策导向、汲取能力与卫生公平》，《中国社会科学》2005 年第 6 期。

第三阶段：新医改以来，中国政府加大了公共财政在卫生领域的投入力度，这些改革政策理论上的初衷便是提高卫生资源和服务供给的公平和效率。2003 年"非典"带来的公共卫生危机，使得中国政策制定者重新思考发展政策范式。2006 年，时任国家主席胡锦涛确定了新医改由政府主导，建立覆盖城乡居民的医疗卫生制度，恢复医院的公益性。2007 年，中国政府向全球公开征集新医改方案建议，包括北京大学、中国人民大学、世界银行、世界卫生组织在内的海内外智囊团先后向中国高层决策者提供了十套医改方案。方案初定后，又经包括哈佛大学萧庆伦教授等国内外著名医改专家集体评审、完善。2008 年 10 月，国家发改委网站上公布了《关于深化医药卫生体制改革的意见（征求意见稿）》，共收集到了两万多条意见。之后又经过 5 个多月广泛商讨，2009 年 3 月中国新医改方案最终出台，发布《中共中央 国务院关于深化医药卫生体制改革的意见》和《医药卫生体制改革近期重点实施方案（2009～2011）》。其目的是从根本上改变部分城乡居民没有基本医疗保障和公共卫生服务长期薄弱的状况，扭转公立医疗卫生机构趋利行为，使其真正回归公益性。新医改通过大规模投入，供需兼补，扩大了医疗卫生服务体系网络和机构数量，扩大了医疗保险的覆盖面，非常有利于改善卫生服务的可及性和利用。

第一期（2009～2011 年）的主要目标是：到 2011 年，基本医疗保障制度全面覆盖城乡居民，基本药物制度初步建立，城乡基层医疗卫生服务体系进一步健全，基本公共卫生服务得到普及，公立医院改革试点取得突破，明显提高基本医疗卫生服务可及性，有效减轻居民就医费用负担，切实缓解"看病难、看病贵"问题。

这一时期的改革重点是：着力抓好包括加快推进基本医疗保障制度建设、初步建立国家基本药物制度、健全基层医疗卫生服务体系、促进基本公共卫生服务逐步均等化、推进公立医院改革试点五项重点改革。在这一时期，县以下公立医疗机构废除以药养医，将一些已被转制的街道医院、乡镇卫生院重新收归国有化，重新明确基层医疗机构公益服务的身份，在部分县级公立医院推行废除以药养医试点，在国家和省区两个层面推行可进入医保的基本药物目录制度，城镇职工医保、城镇居民医保、农村居民医保基本做到城乡全覆盖，等等。

第二期（2012 年以后）的主要目标是：到 2020 年，基本建立覆盖城乡居民的基本医疗卫生制度。普遍建立比较完善的公共卫生服务体系和医疗服务体系、比较健全的医疗保障体系、比较规范的药品供应保障体系、比较科学的医疗卫生机构管理体制和运行机制，形成多元办医格局，人人享有基本医疗卫生服务，基本适应人民群众多层次的医疗卫生需求，人民群众健康水平进一步提高。

这一时期的改革重点是：着力在全民基本医保建设、基本药物制度巩固完善和公立医院改革方面取得重点突破，医疗、医保、医药"三轮驱动"成为"十二五"时期深化医改的基本策略。党的十八届三中全会通过的《关于全面深化改革若干重大问题的决定》提出，要"深化医药卫生体制改革，统筹推进医疗保障、医疗服务、公共卫生、药品供应、监管体制改革"。在这一时期，公立医院改革和社会资本办医进入了改革"深水区"。政府把公立医院改革放在突出位置，着力解决公立医院的运行机制，以破除"以药补医"机制为关键环节，统筹推进管理体制、补偿机制、人事分配、采购机制、价格机制等方面的综合改革，力求回归公立医院的公益性。同时，政府进一步加大力度推进社会办医，以求不断满足人民群众多样化、多层次医疗卫生服务需求。

目前处于新医改的第二期。新医改的目标是重建医药卫生制度，强调政府主导和公益性。

新医改明确了基本医疗卫生服务的公益性质，并立足"把基本医疗卫生制度作为公共产品向全民提供"，对实现卫生公平进行了突出强调，体现了其鲜明的价值追求。这一时期开始重视并试图实行"公平与效率并重"式的发展模式，这是对改革开放前中国医疗卫生服务体系"重视公平、忽视效率"与改革开放后"重视效率、忽视公平"的否定。中国政府作为社会主义国家的公共权力机构，应积极促进"社会事业社会办"，在坚持市场经济的原则下确保社会公平。新医改以来，采取类似英国的政府主导型医疗卫生体制，从某种程度上也可以说是变相回归到福利国家模式。主张通过城乡基本医疗保障制度的衔接、整合，实现卫生公平，这一点与国际社会政策理论与实践的最新趋势保持了一致。但政府和市场的界限还是不太清晰，该退出的地方还未很好退出，譬如医疗保险基金交由社会办理，鼓励社会资本进入医疗卫生领域，推进公立医院改制的试点，适度降低公立医疗卫生机构比重，最终形成公立医院与非公立医院相互促进、共同发展的格局。同时，该介入的地方介入还不足，如开办公立医院，保障社会弱势群体就医，制定法律，规范医疗和医护人员的准入等。公平与效率的并重式发展模式的本质是建设医疗卫生服务需求者利益与医疗卫生服务供给者利益激励相容的制度安排。除了政府的平衡之外，医疗保险支付方式的改革是促进公平与效率并重式发展的有效方式。① 中国医保支付手段仍然主要是"按项目收费"，这使得医生利益与患者利益不具有激励相容关系，其结果必然导致诱导需求、大处方、过度治疗。

三　讨论

通过上述分析，我们不难发现，虽然由于各国在历史、文化和政治传统上的差异导致了社会转型和国家治理的方式存在明显差别，然而也不可否认卫生政策变迁对公平和效率产生的影响存在着历史相似之处。按照类型学的分类，公平与效率的关系大体可以分为以下 4 种类型，即效率高、公平高，效率高、公平低，效率低、公平高，效率低、公平低。历史的发展逻辑是始于效率低、公平低的"双低"，终于效率高、公平高的"双高"。中间要经历公平高、效率低和公平低、效率高的"一高一低"两个阶段。

表 4-3　中国医疗卫生服务公平和效率类型学分类

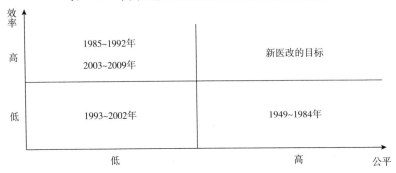

注：该表参考戴平生《医疗改革对我国卫生行业绩效的影响——基于三阶段 DEA 模型的实证分析》[《厦门大学学报》（哲学社会科学版）2011 年 6 期] 一文数据整理而成。

实际上，中国医药卫生体制出现的效率与公平两者关系波动变化，根源就在于对政府、社会、市场三方责任认识不清。政府不能履行公共产品提供、医疗救助以及监管平衡之责任，社会也未履行社会保险共担之责任，市场未履行特需医疗服务、商业保险之责任，三者往往混为一谈。这导致了一方面改革开放前政府私人产品、公共产品"双肩挑"，做了做不了、做不好的事，另一方面改革开放后公立医疗卫生机构"市场化过度"和民营医疗卫

---

① 赵云：《卫生领域公平与效率并重式发展模式构建研究》，《中国卫生经济》2009 年第 9 期。

生机构"市场化不足"并存的现象。

如何建立由各级各类医疗卫生机构组成的医疗卫生服务体系，并充分发挥各级各类医疗卫生机构的作用？如何在提高医疗卫生服务体系供给效率的同时又保证社会弱势群体的基本医疗服务，实现社会正义？如何有效地在卫生领域理顺政府、社会、市场三方关系？2009年以来的新医改政策是否实现了"公平与效率并重"的发展模式？为此，本书接下来选取广州作为案例进行分析，试图窥探其中的奥秘，并试图寻找答案。

第五章　新医改以来的广州市医改实践*

作为经济大省的省会，广州市是广东省的政治、经济和文化中心。广州市地处中国大陆南方，广东省的中南部，珠江三角洲的北缘，接近珠江流域下游入海口。其范围是东经112°57′至114°3′，北纬22°26′至23°56′。广州市辖越秀、海珠、荔湾、天河、白云、黄埔、花都、番禺、南沙、萝岗十个区和从化、增城两个县级市（2014年2月，国务院批准从化、增城撤市设区），总面积为7434.40平方千米，占全省陆地面积的4.21%。

根据《2013年广州市统计公报》：2013年末，广州市常住人口1292.68万人，城镇人口比重为85.27%。户籍人口832.31万人，其中，户籍出生人口11.58万人，出生率14.00‰；死亡人口4.50万人，死亡率5.44‰；自然增长人口7.08万人，自然增长率8.56‰。全年实现地区生产总值15420.14亿元，全年来源于广州地区的财政一般性预算收入4430亿元。全年农村居民家庭人均纯收入18887元，增长12.5%，扣除价格因素，实际增长9.9%。农村居民家庭人均消费性支出11688元，增长6.6%。农村居民恩格尔系数（Engel's Coefficient）为44.2%。农村居民消费支出中教育文化娱乐服务支出所占比重为10.5%。全年农村居民住房总建筑面积人均45.32平方米。全年城市居民家庭人均可支配收入42049元，增长10.5%，扣除价格因素，实际增长7.7%。全年城市居民家庭人均消费性支出33157元，增长8.7%；扣除价格因素，实际增长6.0%。城市居民恩格尔系数为33.9%。城市居民消费支出中教育文化娱乐服务支出所占比重为18.5%。2013年末，广州市参加基本医疗保险1015.72万人，比2012年末增长3.7%，其中，参加城镇职工基本医疗保险538.28万人，增长6.0%。参加城乡（镇）居民基本医疗保险265.61万人，增长2.0%。参加新型农村合作医疗211.84万人，增长0.3%。

---

* 资料来源：广州市发展和改革委员会，广州市卫生和计划生育委员会网站（www.gzmed.gov.cn），广州医保管理网（http：//gzyb.hrssgz.gov.cn），以及广州市卫生局年度总结材料。

全年城市医疗救助 26.5 万人次，比 2012 年增长 1.8 倍。农村医疗救助 14.2 万人次，增长 80.8%。民政部门资助农村合作医疗的人数达 8.6 万人。

医疗卫生服务提供是否充足是讨论卫生资源配置公平、效率问题的起点①，之后才看是否达到了帕累托最优状态。2013 年末，广州地区共有 3729 个医疗卫生机构，卫生技术人员 114802 人，病床数为 73301 张，诊疗人次达到 13186.7 万人次，出院人次为 234.8 万人次，病床使用率为 88.80%。总体上，广州地区的医疗资源拥有量仅次于京沪，位居全国第三，年诊疗人次数排名全国第二，拥有中山大学医院系统、广东省人民医院等科研教学临床综合实力全国领先的医院，总体医疗服务水平处于国内领先地位。广州地区的医疗资源和医疗水平经过长期的积累和提升，其服务半径早已突破了广州区域，辐射到华南地区乃至东南亚，成为华南地区的医疗中心。同时，作为全国第三大城市的广州具有相对较充裕的财政资源，不存在财政能力限制卫生投入的问题。这样，我们就能更加集中地考察广州地区卫生资源公平性、医疗卫生服务去商品化的程度以及医疗卫生机构运营效率情况。在社会科学研究中，个案样本要能够成为某一类型的典型。② 而广州正是具备了这种典型性的个案样本，也就是具备了研究中国医疗卫生服务体系公平性和效率的"类型代表性"。③

作为副省级城市，广州市具有一定的立法权。不过，近年来广州市除了在"十五"期间和"十一五"期间发布过两次区域卫生规划外，在健康方面并没有什么特别的法律授权。应该说，所有健康方面的法律授权都是在执行中央和广东省的法律法规，只不过实施水平不同而已。"十二五"期间，广州市制定并实施《广州市医疗卫生设施布局规划（2011～2020 年）》，试图优化医疗资源布局及结构。该文件希望通过引导中心城区优质资源向城市发展新区、副中心转移，促进广州市医疗卫生设施布局适应新型城市化发展。确立了"一主五副"（"一主"即市域医疗卫生服务主中心，包括越秀区、海珠区、荔湾区、黄埔区、天河区、白云区南部以及番禺区沙湾水道以北地区。"五副"即在南沙滨海新城、东部山水新城、花都副中心、从化副中心、增城副中心建设五个医疗服务副中心）的总体卫生发展思路，优化资源布局，引导中心城区优质卫生资源向新区延伸，重点建设南沙滨海新城、东部

---

① 王谦：《医疗卫生资源配置的经济学分析》，《经济制度改革》2006 年第 2 期。
② 王宁：《代表性还是典型性？个案的属性与个案研究方法的逻辑基础》，《社会学研究》2002 年第 5 期。
③ 王宁：《个案研究的代表性问题与抽样逻辑》，《甘肃社会科学》2007 年第 5 期。

山水新城区和三个副中心的医疗卫生设施，以及建设不同特色的健康医疗综合体。同时制定《广州市医疗卫生设施布局规划实施方案（2013~2016年)》，将两个新城区、三个副中心主要医疗卫生设施建设项目纳入实施方案重点建设项目，同时将所有医疗卫生设施建设项目纳入广州市重点建设项目，推动全市建设了一批重大医疗卫生建设项目：广州市公共卫生大楼、广州市妇女儿童医疗中心（珠江新城院区）新建、广州市第八人民医院新建、广州市第一人民医院整体扩建、广州市精神病医院整体改扩建、广州市红十字会医院住院综合楼新建等。和全国医疗卫生服务发展的最终方向一致，广州市也在着力改变现有的倒金字塔形的医疗卫生服务体系，希望经过一定时间的发展，形成正金字塔形的医疗卫生服务体系，即把最常见疾病、慢性病的诊疗工作解决在基层、解决在社区，使医疗卫生服务人力资源重心逐渐下沉到基层、下沉到社区；把美容、保健等高端医疗服务交给民营医疗机构；把疑难杂症的诊治和临床科学教育研究交给公立医疗卫生机构。建成后的这个医疗卫生服务体系既能盘活市场，解决老百姓"看病难、看病贵"的问题，同时又满足不同人群对于医疗卫生服务的不同需求，充分挖掘广州地区医疗卫生服务市场的潜力。

一 基层医疗卫生服务体系建设

新医改以来，广州市按照"强基层、保基本、建机制"的原则，着力开展基本医疗保障制度建设、实施基本药物制度、健全基层医疗卫生服务体系、促进基本公共卫生服务均等化等重点改革，并同步推行了基层医疗卫生机构综合改革，全部政府办基层医疗卫生机构公益一类事业单位改革，基层医疗卫生机构基础设施明显改善、服务能力不断增强。

（一）出台"1+3"政策设计

2013年4月开始，广州市委政研室、市政府研究室、市卫生局牵头调研、起草关于进一步提高基层医疗卫生服务水平的政策文件。市委、市政府主要领导分别专题听取政策文件起草情况报告，并主持召开征求意见座谈会，听取专家学者意见建议。其间分管副市长贡儿珍先后主持召开了12次座谈会、协调会专题研究医改政策设计。历时一年，2014年7月，正式出台旨在完善基层医疗卫生机构运行机制的"1+3"政策文件（主文件《关于进一步加强和改进基层医疗卫生工作的意见》和3个配套文件《关于加强基层医疗卫生机构建设和管理的工作方案》《关于建立区域医疗联合体及开展基层首诊与双向转诊的工作方案》《关于加快推进全科医生制度的工作方案》)。"1+3"政策文件为进一步提高基层医疗卫生服务水平提供了政策依据。为进一步落实"1+3"政策文件，市医改办牵头制定出台《关于开展区域医疗联合体试点工作的实施方案》及相关信息化、医保及双向转诊配套文件。以此为标志，广州市努力寻求以基层医疗卫生服务体系提能升级、基层与医院协同发展、医疗与公共卫生整合发展为主要内容的分级诊疗体系建设。

(二) 开展机构标准化建设

广州市采取新建、购买、公房置换、公房长期租赁等多种方式，对社区卫生服务机构、镇卫生院、村卫生室等业务用房进行达标建设，同时，不断完善基层医疗卫生机构设备配置，建设完善城区 15 分钟医疗圈和农村地区 30 分钟医疗圈。2013 年底，全市共设置社区卫生服务中心 149 所、服务站 165 个，社区卫生服务覆盖全市所有街道。县级医院均已达到二级 (含) 以上综合医院水平，农村共设置 31 所镇卫生院、1090 个村卫生室，每个镇均设有 1 所镇卫生院或社区卫生服务中心，每个行政村设置了 1 个村卫生室。其中，荔湾区华林街社区卫生服务中心等多个基层医疗卫生机构被评为全国先进单位。广州市按照卫生部"六统一"的管理要求，推进镇村卫生机构一体化管理，全市镇卫生院辖内的 880 个村卫生室全部实行镇村卫生服务一体化管理，加强城市对农村医疗卫生帮扶工作，镇卫生院医疗卫生管理水平明显提高，建立镇卫生院医疗设备投入补助机制，农村急救服务网络进一步完善。

(三) 加强基层人才队伍建设

广州市加强以全科医生为核心的社区卫生队伍建设，制定《广州市全科医生规范化培训项目实施方案》，明确培训全科医生的目标、方式和办法。开展全科医生规范化培训和转岗培训，为基层医疗卫生机构培养一批承担"健康守门人"职责的全科医生队伍。另外，从 2013 年开始每年委托中山大学为广州市基层医疗卫生机构培养全科医生骨干 40 名，同时探索启动 3 年规范化培训的全科医生学员项目，全科医生培养逐步过渡到"5+3"的培养模式。拓展社区家庭病床，开展基层医疗卫生机构或全科医生与居民个人签约服务试点。实现社区卫生服务机构配备 3~5 名由全科医生、社区护士和公共卫生医师组成的社区责任医师团队，形成网格化管理团队，为社区居民提供上门服务。同时，每年制定对社区卫生服务中心管理人员及业务骨干、网格化团队、七类专业技术人员、基本公共卫生服务专线人员的培训计划，实现社区卫生服务人员全员培训。通过对口帮扶、招募退休医生到北部山区镇卫生院支医等多种途径，促进优质医疗资源向基层和农村地区流动。

截至 2013 年底，全市基层医疗卫生机构执业范围为全科医学科目的临床医生有 2085 人，在编 1545 人，其中已经过三年规范化培训的全科医生有 135 人。全市基层医疗卫生机构执业全科医生达到每万人口 1.5 名全科医生，其中，萝岗区提前实现每万常住居民配备 2 名全科医生的目标。农村每个镇卫生院至少有 1 名全科医生，镇卫生院卫生技术人员占职工总数达 87%。每家社区卫生服务中心平均有 7 名以上全科医生及 15 名以上注册护士。

（四）推进卫生信息化建设

广州市实施"智慧医疗"工程，区域卫生信息平台日趋完善，建成了居民电子健康档案库，累计建立居民电子健康档案约 1000 万份。实现广州市社保卡（市民卡）诊疗卡"一卡通"。平台联网医院全面启用了统一诊疗卡，实现了挂号、就诊、取药等服务"一卡通"。建设数字化医院，在全市大医院推行全市统一的预约诊疗系统，为广大居民提供电话、互联网、自助终端等多渠道预约挂号服务。以全市统一的妇幼保健信息系统为重点，加大公共卫生信息化整合度，为居民提供连续、便捷的公共卫生服务。全市各区基层卫生信息化全面铺开。

（五）推广使用中医药适宜技术

广州市完善各级中医药服务网点，打造涵盖预防、治疗、康复、保健、养生的中医药服务体系。制定广州市中医"治未病"健康促进工程试点方案，确定越秀、荔湾、海珠、黄埔、花都 5 个区为市中医"治未病"健康促进工程试点区。越秀、荔湾及南沙 3 个区还开展了全国基本公共卫生服务中医药服务试点工作。依托广州市农村中医药知识与技能培训基地，加强中医药适宜技术培训。实施基层中医药服务能力提升工程，各区（县级市）均设置有中医药特色的社区卫生服务中心，全市公立医疗卫生机构中医药服务提供率达 100%，所有镇卫生院、社区卫生服务中心使用中医药适宜技术 12 项以上，所有村卫生室、社区卫生服务站使用中医适宜技术 5 项以上。

（六）扩大基本药物实施范围

广州市出台《广州市村卫生站实施基本药物制度的指导意见》，安排相关经费 7000 万元，解决非政府办基层机构实行基本药物零差率销售补偿等政策问题，推动村卫生室和社会办基层医疗卫生机构实施基本药物制度，对社会力量举办的社区卫生服务中心财政按常住人口每人每年约 70 元的标准购买公共卫生和基本医疗服务。市属二级（含）以上综合医院按要求优先配备使用基本药物，区属二级公立医院基本药物使用比例达到 40% 以上，黄埔区红会医院等医院配备基本药物品规占比接近 60%。同时，加强对基本药物经营使用情况的监管，加强对辖区医疗卫生机构、药品经营企业经营（使用）的基本药物质量监管巡查，切实保障基本药物质量。

2013 年，政府办的基层医疗卫生机构基本药物制度全覆盖，另有 29 家社会力量举办的社区卫生服务机构、330 多家村卫生室也实施基本药物制度。全市基层医疗卫生机构人均门诊药品费用同比下降 10.4%，每床住院日均药品费用同比下降 11.3%。

（七）加大财政投入力度

广州市遵循将基本医疗卫生制度作为公共产品向全民提供的理念，建立起多渠道补偿的长效机制。基层机构全面实施收支两条线管理，专项补助以及经常性收支差额补助均已纳入财政预算，并按先预拨后结算的方式，及时足额落实到位。2013 年，广州市安排基层医疗卫生服务体系建设资金 10.04 亿元，拨付"以奖代补"资金 1.52 亿元，基本公共卫生服务经费 5.47 亿元，重大公共卫生服务项目资金 5198 万元，全市年度投入医药卫生体制改革资金达到 42.83 亿元，比 2012 年增长 19.9%。

完善编制和绩效工资制度，强化基层卫生队伍建设。制定实施《关于进一步加快基层医疗卫生机构人事制度与收入分配制度改革的意见》，建立绩效工资月报制度。加强基层医疗卫生机构医务人员培训，基层机构服务质量和水平逐步提升。落实对编制未满的基层医疗卫生机构人员入编工作，各区（县级市）实现到岗率不低于 90%。在稳妥实施绩效工资的基础上，加强绩效考核，适当提高奖励性绩效工资比例。在收入分配上，重点向关键岗位、北部山区、业务骨干和做出突出贡献的人员倾斜。对公益目标任务完成好、群众满意、综合效益突出、绩效考核优秀的基层医疗卫生机构，实行奖励性绩效工资总量倾斜。同时，合理确定基层人员工资水平，2013 年人均绩效工资较改革前增长了 14.6%。

（八）促进基本公共卫生服务均等化

广州市开通"12320"卫生热线，为公众提供卫生政策、法律法规、公共卫生服务、健康科普知识咨询以及就医引导等服务，受理传染病、生活饮用水等突发公共卫生事件投诉举报。开展食品安全、职业卫生、精神卫生、慢性病防控、重大地方病防控、卫生应急等对居民健康有重要影响的公共卫生服务。

按照公共服务均等化和城乡统筹的原则，向城乡居民免费提供健康档案管理、健康教育、预防接种等 11 类 37 项基本公共卫生服务项目，人均基本公共卫生服务经费 40 元。实现全市城乡基本公共卫生服务项目相同、财政补助标准相同、考核指标体系与绩效考核机制相同，有力地促进了城乡基本公共卫生服务均等化。

开展免疫规划、艾滋病和结核病等重大传染病防治。免费或补助实施农村孕产妇住院分娩、贫困白内障复明、农村妇女增补叶酸预防神经管缺陷、农村妇女宫颈癌和乳腺癌检查、儿童乙肝疫苗补种、六龄齿窝沟封闭等重大公共卫生服务项目。

截至 2013 年底，全市基层医疗卫生服务机构管理高血压患者 77.6 万名、糖尿病人 21.8 万名，以及为 77 万名老年人和 4.5 万名重型精神病人建立健康档案。

二 综合医疗服务体系建设

新医改以来，按照国家部署，广州市实行县级公立医院改革试点工作，取消药品加成以及调整医疗服务价格，加强药品费用监管，及时制定应对措施。统筹推进管理体制、人事分配、医疗保险支付制度、采购机制、监管机制等方面的综合改革，探索建立县级公立医院管理体制新模式。

（一）启动县级公立医院综合改革试点

广州市制定实施《推进从化增城两市县级公立医院综合改革试点的指导意见》，与从化、增城两个试点县级市签订了《县级公立医院综合改革试点主要工作责任书》，确定了从化市中心医院（含妇幼保健院、南方医科大学附属第三医院）、从化市中医医院、增城市人民医院（中山大学附属孙逸仙医院增城院区）、增城市中医医院和增城市妇幼保健院为改革试点医院，明确了各项工作要求。2013 年 9 月 1 日开始，从化、增城 5 家县级医院正式启动公立医院改革试点，逐步建立县级公立医院运行新机制。改革核心是以取消药品加成作为突破口，破除"以药补医"，并以改革补偿机制和落实医院自主经营管理权为切入点，统筹推进管理体制、人事分配制度等各项改革，建立起县级公立医院运行新机制。上述 5 家试点医院所有药品（中药饮片、制剂除外）取消药品加成，实行零差率销售，由此导致的政策性亏损分别通过财政补助和调整医疗服务价格进行补偿。其中财政补助 20%，通过价格调整补偿 80%。对 2000 多项医疗服务价格按规定调整执行，并纳入医保政策支付范围。对改革试点医院重新核定编制。另外，还在上述 5 家试点县级公立医院、萝岗区中医医院、荔湾区妇幼保健院及广州市第八人民医院，推行法人治理结构改革试点。

（二）开展平价医疗服务

广州市制定实施《广州市开展平价医疗服务工作实施方案》，明确开展平价医疗服务工作的目标，并确定在增城市、从化市开展平价医院、平价诊室试点工作。2013 年，增城市中医医院、从化市中医医院全面启动平价医院试点，全市还有 26 家二级（含）以上公立医院已设立了平价诊室，并制定了平价门诊就医指引及相关工作流程，编制了平价诊室常用基本药品和诊疗项目目录。全市有 96 家政府办基层医疗卫生机构使用平价药，并实行零差价销售。

（三）发展社会办医疗机构

广州市制定出台《广州市医疗卫生设施布局规划实施方案（2013～2016年）》。按公共资源竞争性配置的办法，在规划上为举办民营医疗机构留出足够发展空间，吸引社会力量参与医疗卫生服务设施建设。推进民办医疗机构在准入、服务质量监管、医疗保险定点资格等方面享受公立医院同等待遇。完善政策措施，制定实施《进一步鼓励和引导社会资本举办医疗机构实施办法》，鼓励社会资本以多种形式进入医疗卫生服务领域，引导发展高端和特需医疗服务，优先支持举办非营利性医疗机构。从准入审批、用地、人才等多个方面给予社会资本办医优惠措施，鼓励民营医疗机构举办中医、康复、护理、肿瘤、儿童、精神卫生、老年病和慢性病等专科医疗机构，并在税费、投融资、用地保障等方面提供优惠政策。进一步加大多元办医力度。2013 年 7 月，广州市政府还专门举办了"新广州·新商机"健康医疗综合体推介会，鼓励和吸引社会力量、港澳台资本以及国外投资者来广州市举办医疗卫生机构。鼓励社会资本办医政策实施以来，申请设置医疗机构的民营资本增多，现有民营资本办医疗机构规模逐步扩大。港澳台及国外资本陆续进入广州医疗服务领域。近年来，万治内科门诊部、雷良综合门诊部、银海口腔门诊部、香港百皋等4家港资独资医疗机构已相继开业，美国瑞博奥、中国香港云利制造厂等公司已获得医疗机构设置批准。

（四）组建医疗联合体

广州市进一步完善医保政策引导基层首诊的作用，以医保政策为导向，选择部分区试点建立区域医疗联合体，在三级医院、二级医院及社区卫生服务机构之间，组成分工合理、资源共享、互为补充的医疗联合体，建立基层首诊、双向转诊、医院对社区卫生服务中心能力建设支持、家庭医生契约服务等多项制度；在农村地区，实行镇卫生院与村卫生室一体化管理。如：南沙区整合卫生资源，在社区卫生服务中心及村卫生室建设方面明确区、街道（乡镇）及村三级权责，将全区村卫生室统一规范化建设，并作为镇卫生院的分支机构，实行统一的人、财、物管理，全面提升基层医疗卫生服务水平。进一步完善信息化支撑作用，建立完善全市统一的区域卫生信息平台，部分大医院、全部市属医院、大部分区属医院及基层医疗卫生机构接入区域卫生信息平台，初步实现以健康档案资源共享为基础的信息互通。通过不同层次医疗卫生机构的相互联系与融合，增强基层服务能力，缓解群众"看病难"问题。

（五）开展便民惠民服务

广州市以病人为中心、以服务为导向，简化挂号、就诊、检查、收费、取药等医疗卫生服务流程，普遍实行预约诊疗，开展"先诊疗、后结算"，改善就医环境，明显缩短病人等候时间，方便群众就医。推广优质护理，倡导志愿者服务。积极鼓励符合条件的医师在医疗卫生机构间的合理流动，探索全科医生契约式服务，基于社区居家养老试行"医养结合"新模式，为行动不便、到社区就诊有困难的患者提供上门服务，不断提高基层机构服务能力和水平。

三　全民医疗保险体系建设

新医改以来，广州市制定了城乡居民医疗保险办法，建立全市统一的城乡居民医疗保险制度，进一步扩大基本医疗保险参保覆盖面。稳步提高基本医疗保障水平，城镇职工医疗保险、城乡居民医疗保险政策范围内住院报销水平总体平均分别达到80%和70%以上。完善基本医疗保险管理和经办运行机制。修订完善广州市社会医疗保险医疗费用结算办法，落实医疗保险经办机构与定点医疗机构的谈判机制和购买服务的付费机制。制定适合广州市实际的城乡居民大病医疗保险办法，加大对困难群众、特殊群体的医疗救助。

（一）进行医保扩面提标

广州市采取多种措施，通过多种渠道，进一步巩固扩大基本医疗保险参保覆盖面。2013 年底，广州市基本医疗保险参保人数达到 975 万人，其中，参加城镇职工基本医疗保险、城镇居民基本医疗保险和新型农村合作医疗人数分别为 530 万人、233 万人和 212 万人，参保（合）率保持在 96％、96％和 98％以上。

（二）提高基市医疗保障水平

2013 年，广州市政府对居民医疗保险和新型农村合作医疗保险的补助标准提高到每人每年 320 元以上，老年居民达到每人每年 1000 元。个人缴费标准相应提高，人均筹资达到 436 元以上。城镇职工和城镇居民医保政策范围内统筹基金年度最高支付限额均已分别达到本市职工年平均工资、居民年人均可支配收入 6 倍以上，即 53.3 万元/人和 22.8 万元/人；新型农村合作医疗保险政策范围内统筹基金最高支付限额均已达到农民年人均纯收入的 8 倍以上，即 15 万元/人；城镇职工、城镇居民医疗保险和新型农村合作医疗保险政策范围内住院费用支付比例平均达到 84.3％、70％和70％，总体平均报销比例达到 70％以上。同时，探索建立大病保障机制。研究制定重特大疾病保障办法，鼓励商业保险经办大额医疗补助等补充医疗保险，有效提高重特大疾病保障水平。城镇职工基本医疗保险或城镇灵活就业人员医疗保险的参保人员同时参加重大疾病医疗补助，年度累计超过职工基本医疗保险统筹基金最高支付限额后，由重大疾病医疗补助金按95％的比例支付，有效保障大病医疗待遇。截至 2013 年底，广州市重大疾病医疗补助参保人数为 530 万人。部分区新型农村合作医疗保险也实施了大病保障。

（三）提升医保经办服务能力

广州市全面推进广州市社会保障（市民）卡发放及应用，方便持卡人享受医保、诊疗和健康服务"一卡通行"，实现身份凭证、信息查询、待遇领取以及费用缴纳支付、预约挂号、诊疗和电子健康档案信息查询等应用，并实现了参保人医疗费用100%即时结算。巩固医疗保险市级统筹，积极稳妥有序地开展城乡居民医疗保险统筹工作。进一步拓展珠三角及泛珠三角区域部分省市异地就医费用即时结算网络，与海南省、云南省、湖南省、福州市、长沙市、南宁市、南昌市、成都市、佛山市、肇庆市以及东莞市等11个省市签订医疗保险异地就医合作协议，并已与海南省、南昌市、成都市、佛山市、肇庆市以及东莞市等6个省市实现区域间异地就医即时结算，广州市作为省会城市及国家中心城市定位的医保辐射及带动效益日益显现，医疗保险服务能力不断增强。

（四）推进医疗保障制度改革

首先，推动医疗保险立法。广州市制定出台了《广州市社会医疗保险条例》。广州市城镇职工医疗保险、部分区（县级市）新型农村合作医疗保险均已陆续实行了大病医疗保障制度，新型农村合作医疗保险全部由商业保险机构承办。2012年底启动城乡居民医保制度和经办整合工作。不过，新型农村合作医疗保险管理职能由卫生部门移交人力资源社会保障部门管理两年多后，仅仅实现统一的城乡居民医疗保险经办管理，直到2015年才出台城乡居民医疗保险统筹政策，具体效果有待观察。

其次，改革医疗保险支付制度。广州市推行总额控制下的按人头付费（capitation）、按病种付费（Diagnosis-Related Groups，DRGs）、按服务单元付费（Service Unit）、总额预付（Global Budget）等支付方式改革，并已覆盖统筹区域内医疗保险定点医疗机构。完善差别支付机制，医疗保险政策支付比例进一步向基层医疗卫生机构倾斜，引导参保人到基层就医，方便参保人就医。

最后，加强对医疗保险定点医药机构的监管。广州市通过医疗保险经办机构对定点医药机构的医疗卫生服务行为和费用实行实时监控，规范定点医药机构合理施治，合理控制医疗费用的增长，减轻参保人的经济负担。

（五）加大医疗救助力度

广州市全面实施《广州市医疗救助试行办法》和《广州市重特大疾病医疗救助试行办法》，出台了《广州市资助困难人员参加社会医疗保险实施办法》、《广州市医疗救助试行办法实施细则》及《广州市困难群众重大疾病商业保险医疗救助工作方案》等配套文件。同时，努力加快医疗救助信息化建设进度，实现困难群众资助参保和医疗救助的"一站式"服务，大幅提高医疗救助可及性，提高医疗救助效率。截至2013年底，共救助239575人次，资助医疗费用 13428.23 万元，资助困难群众参加基本医疗保险（包括城镇职工医疗保险、城乡居民医疗保险和新农村合作医疗）131526 人次，资助参保参合费用 2327.95 万元，参保资助率 100%；医疗救助比例达到 85.2%，救助资金使用率达到 100%。

四　政府卫生财政投入

2009～2013 年，广州市卫生财政支出由 480158 万元增加至 868958 万元，环比增长率 10.36%。同期地方财政支出也呈逐年增长的趋势，卫生财政支出占地方财政支出的比重维持在 5.26%～6.27% 之间（见表 5－1）。2013 年广州市人均政府卫生投入为 1044 元，位居全省第 2 名。不难发现，虽然政府卫生投入绝对数量在逐年增加，远高于同期全市 GDP 增长速度，但相对于全民医保所释放出来的人民群众健康需求的增长和卫生事业的迅速发展，政府卫生投入在医院总收入所占比例并没有太多变化。2009～2013 年，广州市卫生总费用持续增加，从 342 亿元增加到 617 亿元，人均卫生总费用从 2880.2 元增加到 4772.6 元，年均增长率为 11.2%。但卫生总费用占 GDP 的比重变化不大，仅从 3.7% 上升到 4.0%。

广州市居民个人现金卫生支出在 2009 年到 2013 年间，仅从 93.9 亿元增加到 115.6 亿元，年均增长速度为 5.34%，远低于 GDP 增长率和物价增长率。个人现金卫生支出占卫生总费用的比重则从 2009 年的 27.0% 持续下降到 2013 年的 18.7%，该比例低于同期全国平均水平（32.0%）。

表 5－1　2009～2013 年广州市卫生服务财政支出情况

年　份	卫生支出（万元）	地方财政预算支出（万元）	卫生支出占地方财政预算支出比重（%）
2009	480158	7899155	6.08
2010	513908	9774593	5.26
2011	676704	11812454	5.73
2012	748842	13436451	5.57
2013	868958	13861349	6.27

注：2013 年的数据来源于相关年份广州市财政局向广州市人大所做的财政预算执行情况报告，2009～2012 年的数据来源于相关年份《广州统计年鉴》。

上述分析表明，新医改以来广州市各级政府投入大量资金，医疗卫生机构、床位和卫生人力数量大幅增长。大量人、财、物的投入究竟对于卫生服务提供的公平性和效率又产生了什么影响？不可否认，新医改以来，广州市在医药卫生体制上进行了不少的政策尝试。相比省内兄弟城市深圳、东莞、珠海等医改明星城市的改革力度而言，不得不承认这些都是局部变革，它更多的是完成"规定动作"。不过，反之也是成立的，广州地区卫生服务体系相比上述城市一直都相对完善、成熟。这种对现有体系的完善，便代表着卫生服务体系对自身管理和服务理念的不断完善。这是否意味着，这些变动已可以从根本上真正改善医疗卫生服务提供现状？还是如四川大学华西医院医院管理研究所原所长、中国医院协会原副会长石应康教授所说的，如今医改进入了"深水区"，修修补补解决不了问题，满足不了时代的要求？①

从理论上分析，新医改以来，广州市政府投入不断增加、全民医保基本实现、政策制度创新等都将有力地促进医疗卫生资源配置（投入）和服务提供（产出）状况改善，进而影响公平性和生产效率。本书接下来章节将从整体和个体的角度，详细分析研究广州市卫生资源利用公平性和效率的动态变化及影响因素，以求可以为进一步深化医药卫生体制改革提供一些可参考的依据和建议。

---

① 尹聪颖、石应康：《医院集团法的现状与未来》，中国数学医疗网，2014 年 8 月 19 日，http：//news. hc3i. cn/art/201408/30813. htm。

第六章 新医改以来广州市卫生资源公平性和服务效率的趋势分析

卫生资源是用于卫生事业的社会资源，是人类开展卫生保健活动的人力与物质基础。卫生资源的合理布局，对于中国卫生事业的均衡协调发展、医疗卫生服务提供的公平性起着重要作用。一个国家或地区拥有的卫生机构数、床位数、卫生技术人员数，以及卫生总费用占国民生产总值（或国内生产总值）的比值等，是衡量该国家或地区卫生资源水平的重要指标。因此，优化卫生资源的配置结构，提高现有卫生资源的配置效率和利用效率，从而最大限度地满足广大人民群众的卫生保健需求，是卫生政策领域的重要研究课题。

本章通过动态地分析和评价广州地区 2009～2013 年卫生资源的基本情况，旨在展现新医改以来广州地区医疗卫生服务市场的变化情况，并检视卫生资源配置的公平程度、发展趋势及存在的主要问题，为新医改政策的完善和优化提供新的思路和实践依据。

一 分析方法

根据研究的目的和要求，本研究将广州市 12 个区作为调查研究对象。全市各区人口数资料来自 2010～2014 年《广州统计年鉴》。其中，人口数据采用常住人口数。本研究具体的分析方法如下。

1. 每个卫生技术人员负担人口数（the number of people sharing each health worker，PHW）、每个执业医生负担人口数（the number of people sharing each physician，PP）、每个注册护士负担人口数（the number of people sharing each nurse，PN）及每张病床负担人口数（the number of people sharing each hospital - bed，PHB）

上述概念被定义为总人口数分别除以卫生技术人员数、执业医生数、注册护士数和病床数。本研究通过建立直线回归数学模型，分析五年来全市每个卫生技术人员负担人口数、每个执业医生负担人口数、每个注册护士负担人口数及每张病床负担人口数的变化趋势。

2. 洛伦茨曲线和基尼系数

本研究按每万人均卫生资源从小到大排序，以调查地区累计人口百分比为横坐标，以人均卫生资源累计百分比为纵坐标，绘制出调查地区人均卫生资源按人口分布的洛伦茨曲线，把各项指标的洛伦茨曲线绘制在一张图中，并用同样方法分别绘制和计算人均卫生资源按地理分布的洛伦茨曲线。首先将横坐标标准化，将纵坐标调整为统一的横坐标的对应值，然后将不同卫生资源洛伦茨曲线集中画在一张图中，以便于直观比较各种卫生资源的洛伦茨曲线弯曲程度。利用基尼系数计算公式，计算得出 2009～2013 年卫生资源按人口和地理分布的基尼系数。

3. 公平性变化趋势分析

本研究将各年份基尼系数数值定义为因变量，时间（年份）定义为自变量，因而采用的公式为 $G_i = \alpha_i + \beta_i t + \varepsilon$。β 系数的大小表示基尼系数的变化趋势。正数表示基尼系数随着年份的增加而增加，意味着资源配置越来越不公平。负数则表示基尼系数随着年份的增加而减少，也就是说卫生资源逐步趋向公平。

4. 生产效率分析

本研究以 12 个区级医疗卫生服务体系为研究对象，每个区为 1 个决策单元，收集每个区 2009～2013 年投入、产出指标的面板数据。从动态角度系统分析在新医改政府财政投入增加的背景下的广州市医疗卫生服务体系医疗服务效率变化的特点及发展趋势。

二 全市基本情况

（一）机构数

由表 6-1 可知，2013 年广州地区共有各类医疗卫生机构 3729 个。其中，医院 222 个（包括综合医院 132 个、中医医院 27 个）、基层医疗卫生机构 3234 个（包括社区卫生服务中心 149 个、社区卫生服务站 167 个、镇卫生院 31 个、村卫生室 1090 个）、专业公共卫生机构 200 个。与 2009 年比较，医疗卫生机构增加 318 个（主要原因是从 2013 年开始，由于卫生和计划生育部门机构合并调整，计划生育服务机构纳入统计），其中，医院减少2个，基层医疗卫生机构增加144个，各类医疗卫生机构年均增长率为2.25%。专业公共卫生机构增加126个（划入计划生育服务机构130个，其中个别合并）。

表6-1　2009~2013年广州地区医疗卫生机构构成情况

机构数量 机构类型	2009年 （个）	2010年 （个）	2011年 （个）	2012年 （个）	2013年 （个）	2013年与 2009年对 比（个/%）	年均增长 率（%）
各类医疗卫生机构合计	3411	3457	3459	3511	3729	318（9.32）	2.25
医院	224	216	207	224	222	-2（-0.89）	-0.22
综合医院	141	130	122	134	132	-9（-6.38）	-1.64
中医医院	29	29	28	28	27	-2（-6.90）	-1.77
中西医结合医院	3	3	3	3	5	2（66.67）	13.62
专科医院	50	53	53	58	57	7（14.00）	3.33
护理院	1	1	1	1	1	0（0）	0
基层医疗卫生机构	3090	3144	3157	3187	3234	144（4.66）	1.15
社区卫生服务中心（站）	232	275	299	313	316	84（36.21）	8.03
卫生院	29	39	49	35	31	2（6.90）	1.68
村卫生室	1070	1070	1096	1096	1090	20（1.87）	0.46
门诊部	512	540	543	559	593	81（15.82）	3.74
诊所	650	648	636	655	673	23（3.54）	0.87
医务室	597	572	534	529	531	-66（-11.06）	-2.89
专业公共卫生机构	74	74	72	73	200	126（170.03）	28.22
疾病预防控制中心	19	18	18	18	18	-1（-5.26）	-1.34
专科疾病防治院（所、站）	15	13	11	10	8	-7（-46.67）	-14.54
健康教育所（站、中心）	5	5	5	5	4	-1（-20.00）	-5.43
妇幼保健院（所、站）	14	13	13	15	15	1（7.14）	1.74
急救中心（站）	1	5	5	5	5	4（400.00）	49.53
采供血机构	5	5	5	5	5	0（0）	0
卫生监督所（中心）	15	15	15	15	15	0（0）	0
其他医疗卫生机构	23	23	23	27	73	50（217.39）	33.47
疗养院	9	8	9	10	9	0（0）	0

注：2012年因实施乡村一体化管理村卫生室合并，机构数相应有所减少。

（二）床位数

由表 6-2 可知，2013 年床位数为 73301 张（增加 24.16%）。其中，医院 64864 万张，基层医疗卫生机构 4485 张，专业公共卫生机构 2439 张，疗养院 1513 张。与 2009 年相比较，医院增加 14497 张，基层医疗卫生机构增加 527 张，专业公共卫生机构减少 463 张，疗养院减少 298 张，各类医疗卫生机构年均增长率为 5.56%。

表 6-2　2009～2013 年广州地区医疗卫生机构床位数情况

指标	2009 年（张）	2010 年（张）	2011 年（张）	2012 年（张）	2013 年（张）	2013 年与 2009 年对比（张/%）	年均增长率（%）
各类医疗卫生机构合计	59038	62552	65940	70649	73301	14263（24.16）	5.56
医院	50367	53227	55429	62194	64864	14497（28.78）	6.53
综合医院	33017	33853	34883	41117	42691	9674（29.30）	6.63
中医医院	7442	8465	8902	9169	8976	1534（20.61）	4.80
中西医结合医院	52	162	180	250	1039	987（1898.08）	111.42
专科医院	9763	10654	11314	11508	12008	2245（22.99）	5.31
护理院	93	93	150	150	150	57（61.29）	12.69
基层医疗卫生机构	3958	6339	6909	4511	4485	527（13.31）	3.17
社区卫生服务中心（站）	2609	2728	2451	2435	2602	-7（-0.27）	-0.07
卫生院	1323	3581	4432	2050	1857	534（40.36）	8.85
门诊部	26	30	26	26	26	0（0）	0
专业公共卫生机构	2902	1675	2291	2431	2439	-463（-15.95）	-4.25
专科疾病防治院（所、站）	709	106	106	106	106	-603（-85.05）	-37.82
妇幼保健院（所、站）	2193	1569	2185	2325	2333	140（6.38）	1.56
其他医疗卫生机构	—	—	—	—	—		
疗养院	1811	1311	1311	1513	1513	-298（-16.45）	-4.40

（三）卫生人力资源

1. 卫生人员构成情况

2013 年底，全市卫生人员总数达 141932 万人，比 2009 年增加 32101 万人。其中卫生技术人员达114802万人。其中，含执业（助理）医师39694万人，注册护士48531万人（详见表6-3）。

2013年底，卫生技术人员学历结构：本科及以上占45.4%，大专占33.2%，中专占20.5%，高中及以下占0.9%。与2012年同期相比，本科及以上提高2个百分点，中专下降2个百分点，大专、高中及以下比例基本持平。技术职务聘用构成：高级占9.9%、中级占18.2%、初级占62.1%、待聘占9.9%。与2012年同期相比，由于新聘人员较多，聘用人员高级和中级所占比例略下降，初级和待聘的比例增加。

表6-3 2009~2013年广州地区卫生人员构成情况

卫生人员职业类别 / 卫生人员数	2009年（人）	2010年（人）	2011年（人）	2012年（人）	2013年（人）	2013年与2009年对比（人/%）	年均增长率（%）
卫生技术人员数	89179	96056	100832	106708	114802	25623（28.73）	5.18
执业（助理）医师	32926	33950	35638	37442	39694	6768（20.56）	3.81
其中：执业医师	30316	31409	32968	34616	37011	6695（22.08）	4.07
注册护士	35079	39275	41655	44670	48531	13452（38.35）	6.71
药师（士）	6433	6849	7077	7366	7778	1345（20.91）	3.87
技师（士）	5796	6522	6263	6524	7036	1240（21.39）	3.95
其中：检验师（士）	4109	4605	4509	4643	4968	859（20.91）	3.87
其他	8945	9460	10199	10706	11763	2818（31.50）	5.63
其他技术人员	4072	4482	4502	4250	4812	740（18.17）	3.40
管理人员	6178	6811	6732	6763	6904	726（11.75）	2.25
工勤技能人员	10402	10442	10824	12216	13793	3391（32.60）	5.81
卫生工作人员总数	141932	131705	124755	119683	109831	32101（29.23）	5.26
全市人口总数（万人）	1186.97	1270.96	1275.14	1283.89	1292.68	105.71（8.90）	1.72

2. 常住人口拥有卫生资源情况

2013年广州地区每千人口床位数、每千人口卫生技术人员数、每千人口执业（助理）医师数、每千人口注册护士数，均高于全国平均水平。平均每千人口床位数低于北京，高于上海、天津、重庆和深圳；平均每千人口医师数低于北京，高于上海、天津、重庆和深圳。这说明广州地区医疗卫生机构数量虽然不多，但由于常住人口明显低于上海、天津、重庆等地区，其平均每千人口床位数、平均每千人口医师数在超大城市中仍属于中上水平。2013 年广州地区总诊疗人次数为 13208.09 万人次，高于重庆、天津、深圳，低于上海、北京，出院人次数为 234.75 万人次，高于深圳、天津，低于北京、上海、重庆。说明广州地区医疗卫生服务供给处于中等水平（详见表 6－4）。

表 6－4　2013 年中国主要大城市卫生资源、疗卫生服务医供给及产出指标

序号	地区	每千人口病床数（张）	每千人口卫生技术人员数（人）	每千人口执业（助理）医生数（人）	每千人口注册护士数（人）	市、县两级财政卫生投入总额（亿元）	占市、县两级公共财政支出的比重（%）	人均财政卫生投入（元）	诊疗人次数（万人次）	出院人次数（万人次）
1	北京	4.92	9.63	3.65	3.97	276.13	6.61	1305.7	147071.1	2785.2
2	上海	4.73	6.51	2.40	2.81	214.92	4.70	889.88	24093.28	314.66
3	广州	5.67	8.89	3.07	3.76	86.9	6.26	672.21	13208.09	234.75
4	深圳	2.76	6.27	2.42	2.67	105.29*	6.71*	990.6	9112.14	109.21
5	天津	3.92	5.51	2.18	2.02	125.9	5.11	855.13	9700*	132*
6	重庆	4.96	4.79	1.86	1.87	167.43*	5.49*	500.77*	6953.07*	412.14*
7	全国	4.55	5.30	2.06	2.05	—	—	—	731000	19215

资料来源：2013 年广东省卫生统计年鉴。

＊表示数据来源于相应城市 2012 年统计年鉴，其余数据来源于相应城市 2013 年统计年鉴或统计公报。

三　卫生资源公平性

（一）从地区总体角度观测的变化趋势

由表 6－6 可知，2009～2013 年，广州地区每个卫生技术人员负担人口数由 132 人下降到 113 人，年均下降 3.06%；每个执业医生负担人口数由 357 人下降到 326 人，下降年均下降 1.80%；每个注册护士负担人口数由 337 人下降到 266 人，年均下降 4.62%；每张病床负担人口数由 22 人下降到 15 人，年均下降 7.37%。

表 6 - 5　2009 ~ 2013 年，广州地区每个卫生技术人员负担人口数（PHW）、每个执业（助理）医生负担人口数（PP）、每个注册护士负担人口数（PN）、每张病床负担人口数（PHB）

项　目	2009 年	2010 年	2011 年	2012 年	2013 年	年均增长率（%）
PHW	132	132	126	120	113	-3.06
PP	357	374	358	343	326	-1.80
PN	337	324	306	287	266	-4.62
PHB	22	21	19	17	15	-7.37

（二）从 12 个区角度观测的变化趋势研究

由表 6 - 7 可知，从 12 个区的每个卫生技术人员负担人口数、每个执业医生负担人口数、每张病床负担人口数等三个指标的均数，可以看出不断下降的趋势。不过，当利用直线回归模型趋势研究对 12 个区的每个卫生技术人员负担人口数、每个执业医生负担人口数、每张病床负担人口数三个指标进行计算时，结果显示，只有每张病床负担人口数存在直线下降趋势（$p < 0.001$）。结果表明：5 年来，12 个区的每张病床负担人口数随着时间的推移，呈逐步下降趋势，但不能判断这 12 个区的每个卫生技术人员负担人口数、每个执业医生负担人口数两个指标是否存在直线下降趋势。

表 6 - 6　2009 ~ 2013 年，12 个区每个卫生技术人员负担人口数、每个执业（助理）医生负担人口数、每个注册护士负担人口数、每张病床负担人口数的均值

项　目	2009 年均数（Min ~ Max）	2010 年均数（Min ~ Max）	2011 年均数（Min ~ Max）	2012 年均数（Min ~ Max）	2013 年均数（Min ~ Max）
PHW	174（39 ~ 229）	177（39 ~ 236）	170（38 ~ 229）	165（36 ~ 269）	153（34 ~ 241）
PP	456（115 ~ 607）	484（120 ~ 708）	457（115 ~ 656）	449（110 ~ 707）	425（106 ~ 643）
PN	466（93 ~ 640）	457（89 ~ 613）	435（85 ~ 674）	410（83 ~ 730）	377（76 ~ 627）
PHB	268（60 ~ 443）	270（62 ~ 380）	256（58 ~ 368）	251（56 ~ 463）	243（54 ~ 454）

注：（Min ~ Max）：最小值 ~ 最大值。

PHW：每个卫生技术人员负担人口数；PP：每个执业（助理）医生负担人口数；PN：每个注册护士负担人口数；PHB：每张病床负担人口数。

（三）洛伦茨曲线

1. 人口上的分布

本研究按每千人口卫生资源拥有量从小到大排序，以调查地区累计人口比例为横坐标，以调查地区卫生资源累计比例为纵坐标，绘制出调查地区卫生资源按人口配置的洛伦茨曲线（图6-1、图6-2、图6-3、图6-4）。从这4个图不难看出，代表5个年份的5条曲线离对角线较近，且基本上是重叠的，较难分清哪一条曲线偏离较远。

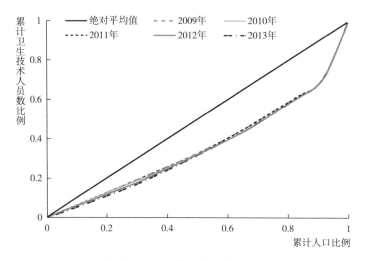

图6-1　2009～2013年广州地区卫生技术人员基尼系数在人口分布上变化趋势

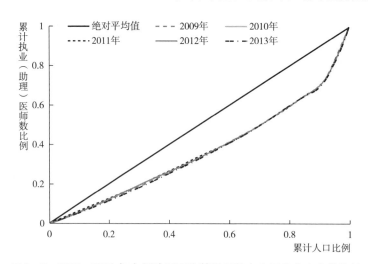

图6-2　2009～2013年广州地区医生基尼系数在人口分布上变化趋势

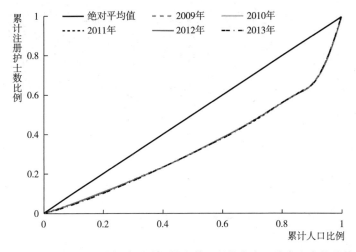

图 6 – 3　2009～2013 年广州地区护士基尼系数在人口分布上变化趋势

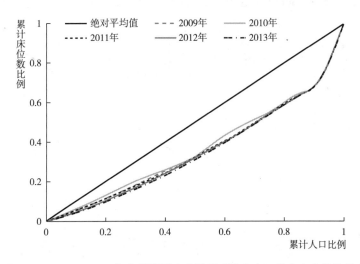

图 6 – 4　2009～2013 年广州地区病床基尼系数在人口分布上变化趋势

2. 地理上分布

本研究按每千人口卫生资源拥有量从小到大排序，以调查地区累计地理面积百分比为横坐标，以调查地区卫生资源累计百分比为纵坐标，绘制出调查地区卫生资源按地理面积配置的洛伦茨曲线（图 6 – 5、图 6 – 6、图 6 – 7、图 6 – 8）。从这 4 个图不难看出，代表 5 个年份的 5 条曲线偏离对角线较远，基本上重叠的。相对而言，2009 年的曲线处于外侧、偏离较远，2013 年的曲线则处于内侧、偏离较近。

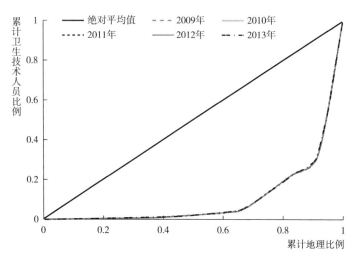

图 6 - 5　2009～2013 年广州地区卫生技术人员基尼系数在地理分布上变化趋势

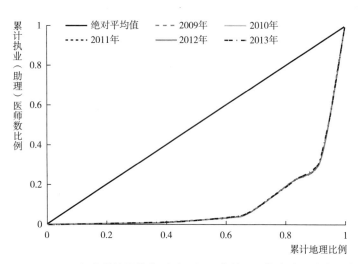

图 6 - 6　2009～2013 年广州地区执业（助理）医生基尼系数在地理分布上变化趋势

（四）基尼系数

由表 6 - 7 可知，在人口分布上，2009～2013 年，广州地区全部卫生资源基尼系数大多维持在 0.3 以下。医生和护士基尼系数随着年份的增加而缓慢下降，医生的 β 系数（- 0.0013）下降趋势稍快于护士的 β 系数（- 0.0011）。这意味着，医生和护士分布公平性变化趋势稍微优于卫生技术人员和病床分布公平性。

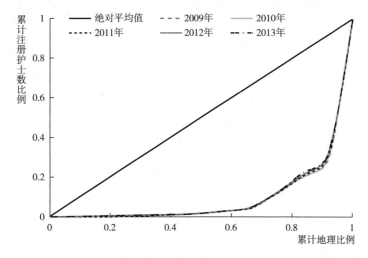

图 6 - 7　2009 ~ 2013 年广州地区护士基尼系数在地理分布上变化趋势

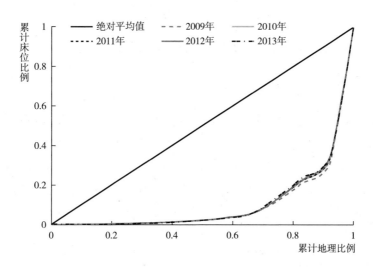

图 6 - 8　2009 ~ 2013 年广州地区床位基尼系数在地理分布上变化趋势

由表 6 - 8 可知，在地理分布上，2009 ~ 2013 年，广州地区全部卫生资源基尼系数一直维持在 0.7 以上，但随着年份的增加而全部呈现缓慢下降趋势。其中，病床的 β 系数（ - 0.0027）比卫生技术人员的 β 系数（ - 0.0038）、医生的 β 系数（ - 0.0043）、护士的 β 系数（ - 0.0044）来得大。这意味着，卫生技术人员和医生、护士分布公平性变化趋势优于病床。

表6-7 2009~2013年，广州地区卫生资源人口分布基尼系数变化趋势

项　目	2009 年	2010 年	2011 年	2012 年	2013 年	公　式
卫生技术人员	0.286	0.293	0.286	0.289	0.286	$G_i = 0.2880 + 0.0002t$
医生	0.270	0.276	0.263	0.270	0.265	$G_i = 0.2730 - 0.0013t$
护士	0.308	0.316	0.311	0.306	0.300	$G_i = 0.3130 - 0.0011t$
病床	0.285	0.275	0.278	0.284	0.287	$G_i = 0.2805 + 0.0000t$

表6-8 2009~2013年，广州地区卫生资源地理分布基尼系数变化趋势

项　目	2009 年	2010 年	2011 年	2012 年	2013 年	公　式
卫生技术人员	0.753	0.749	0.745	0.739	0.739	$G_i = 0.7564 - 0.0038t$
医生	0.748	0.746	0.741	0.733	0.733	$G_i = 0.7531 - 0.0043t$
护士	0.762	0.760	0.757	0.748	0.746	$G_i = 0.7678 - 0.0044t$
病床	0.754	0.750	0.746	0.747	0.742	$G_i = 0.7559 - 0.0027t$

四　医疗卫生服务提供效率

（一）投入、产出指标

由表6-9可知，2009~2013年，各区平均在岗职工人数由9153人增加到11828人，年均增长率为6.62%；实有床位数由4923张增加到6108张，年均增长率为5.54%；总诊疗人次数由7970656人次增加到11006738人次，年均增长率为8.40%；入院人次数由131196人次增加到195627人次，年均增长率为10.50%。

表6-9 2009~2013年，医疗服务投入、产出指标平均变化情况

项　目	2009 年	2010 年	2011 年	2012 年	2013 年	年均增长率（%）
在岗职工人数（人）	9153	9774	10396	10975	11828	6.62
实有床位数（张）	4923	5219	5495	5887	6108	5.54
总诊疗人次数（人次）	7970656	8545526	8725142	10548350	11006738	8.40
入院人次数（人次）	131196	147027	163786	183614	195627	10.50

（二）医疗服务生产效率的动态变化分析

由表6-10可知，2009~2013年，广州地区医疗卫生服务体系医疗服务整

体全要素生产率年平均下降了 2.7%，技术进步下降了 1.5%，技术效率下降 1.2%；纯技术效率、规模效率年平均下降率分别为 0.2% 和 1.0%。这说明，新医改以来广州地区医疗卫生服务体系医疗服务总体运营能力有略微下降。

表 6 - 10 2009 ~ 2013 年，广州地区医疗卫生服务体系医疗服务 Malmquist 生产率指数及分解

比较年份	技术效率（effch）	技术进步（techch）	纯技术效率（pech）	规模效率（sech）	全要素生产率（tfpch）
2009 ~ 2010 年	0.959	1.011	0.971	0.988	0.970
2010 ~ 2011 年	0.802	1.307	0.888	0.903	1.048
2011 ~ 2012 年	1.249	0.696	1.134	1.101	0.870
2012 ~ 2013 年	0.993	1.022	1.014	0.979	1.015
几何平均值	0.988	0.985	0.998	0.990	0.973

由表 6 - 11 可知，除了番禺、从化 2 个区医疗服务全要素生产效率稍有所增加外，其他 10 个区医疗服务全要素生产效率均呈现一定程度下降。

表 6 - 11 2009 ~ 2013 年，各区 Malmquist 生产率指数及分解

区　域	技术效率（effch）	技术进步（techch）	纯技术效率（pech）	规模效率（sech）	全要素生产率（tfpch）
荔　湾	0.964	0.979	1.000	0.964	0.943
越　秀	0.970	0.986	1.000	0.970	0.957
海　珠	0.996	0.980	1.000	0.996	0.976
天　河	1.000	0.970	1.000	1.000	0.970
白　云	0.957	1.008	1.000	0.957	0.965
黄　埔	1.000	0.969	1.000	1.000	0.969
番　禺	1.014	0.990	1.022	0.992	1.004
花　都	0.997	0.993	0.984	1.013	0.990
南　沙	1.027	0.953	0.970	1.059	0.979
萝　岗	0.984	0.994	1.050	0.937	0.979
增　城	0.954	0.993	0.951	1.003	0.948
从　化	1.000	1.004	1.000	1.000	1.004

五 分析与讨论

卫生资源配置是民生与健康之源，使人人公平地享有健康权是卫生资源配置的出发点。[1] 如果配置不公平，即意味着社会成员中一部分人能够占有卫生资源而另一部分人却较少或根本无法享有卫生资源，进而产生矛盾、冲突，甚至动荡。在卫生资源配置研究领域中，用基尼系数对区域医疗卫生服务资源配置的公平性进行评价，其结果可反映该区域内医疗卫生服务资源配置的公平性或资源分布的均匀程度。在卫生资源研究领域中，医疗卫生服务的公平性是指在不同个体或群体之间进行公平的资源分配或公平提供卫生服务。因此，在一个和谐的城市，政府应为具有相同的医疗卫生服务需要的市民提供相同的卫生资源。所有市民所接受的医疗卫生服务质量应该相同，即相等的需要获得相等的利用。

新医改以来，广州国民经济继续保持迅速发展的态势，综合实力进一步显著增强。与此同时，全市的卫生事业也取得了巨大的成就，已建立起较为完善的医疗、预防、保健、科研、急救、药品供应等医疗卫生服务体系。由于经济的高速发展和居民收入的不断提高，消费结构转型升级加快，人民群众医疗卫生需求的数量和质量不断提升。本研究发现由于政府投入增加及医改政策措施不断落实，广州地区卫生资源总量和服务提供数量的增长速度要快于人口增长的速度。也就是说，不考虑区域间的因素时，整个地区居民平均获得卫生资源和服务供给的机会增加了。不过，当把全市分成12个区研究时，我们发现居民获得的医疗卫生服务机会并不都是逐年增加的。整个地区的卫生资源配置存在许多尚待解决的问题。

（一）卫生资源配置

第一，以社区和综合医院为主的两级医疗卫生服务体系的框架尚不明确。2013年广州市提供基层医疗卫生服务的门诊部、诊所、卫生所、医务室、社区卫生服务站总数达到4485所，但其诊疗人次仅占14%、健康检查人数仅占18%，卫生院床位使用率只有56.45%左右。当前，基层医疗卫生机构诊疗能力不能满足民众对高质量医疗服务的需求，病人不信任基层医疗卫生机构。各级医疗卫生机构门诊服务功能重叠、利益分割，相互

---

[1] 王文科：《公共卫生资源配置的政府决策与公平》，《中国医学伦理学》2007年第1期。

竞争病人，很难形成协调统一的整合式医疗服务体系。应明确各级医疗卫生机构的功能职责，构建协同型医疗卫生服务体系。通过各种形式建立医疗联合体，发展院办院管的城市社区卫生服务供给模式，发展一体化的医疗卫生服务模式，一方面能够提升和加强基层医疗卫生机构的能力，另一方面能够在医疗卫生机构之间建立紧密的联系，为患者提供连续性的高质量卫生服务，进一步整合基层卫生资源，减少机构重复，提高资源利用效率。应该形成以社区卫生服务为核心的基层医疗卫生服务网络，形成功能定位清晰的两级医疗卫生服务体系，让大部分常见病、多发病能在基层得以解决，大病才进医院。

　　第二，卫生资源总量不足及分配不均现象仍存在。传统上，卫生资源配置评价多采用平均数量的多少来反映资源配置平均水平的高低。相比2009年，广州市2013年的床位增加1.4万张，卫生技术人员增加了2.5万人。2013年广州每千人口床位数、每千人口医师数、每千人口注册护士数、大型设备配置量均高于全省、全国平均水平。从表面上看，广州市卫生资源总数已经达到一定规模。但仔细分析，我们就会发现，医护比从1∶1.06提升到1∶1.22，与卫生部推荐的1∶2的比例有较大差距，与发达国家1∶4的医护比更是相差甚远。医师床位比一直维持在1∶1.8左右，还没能达到国际1∶2的要求。大医院人满为患、供不应求，小医院、社区卫生服务中心又长期处于病源不足的状态。事实上，广州作为南方经济发达的省会城市及华南地区的医疗中心，医疗卫生服务需求远高于全国平均水平，故卫生资源理应高于全省、全国平均水平。按照国家"人人享有初级卫生保健"的最低标准，卫生事业费占财政支出的比例不应低于8%。西方发达国家卫生事业费占财政支出的比例大多数达到了20%~30%。近年来，随着经济社会的快速发展，广州市每年卫生事业费的绝对数虽然有较大幅度的增加，但占财政总支出的比例却提高有限，一直徘徊在6%左右（2013年为6.96%），且经费分布的结构不合理。在市场经济条件下，财政对医院经费补助不足将迫使医院不得不更多地在市场外获得经济补偿。更加难以避免医院利用医疗卫生服务市场上供需双方信息的不对称性，做出诱导需求的行为。因此政府应加大对卫生事业的投入比例。同时，政府投入应该向新城区和基层卫生机构倾斜。从卫生资源利用的总体情况看，老城区和经济发达城区的医务人员数和床位数已基本满足了医疗服务的需求，而一些新城区的卫生资源的拥有量与规划要求还有差距。因此，政府的卫生投入要继续向基层医疗卫生机构和偏远城区倾斜，支持的重心要从中心城区转向相对落后的城区，加强这些城区中小型医疗卫生机构的硬件和软件建设，在一定程度上校正卫生资源过度偏向市中心和经济发达城区的倾向。

（二）卫生资源公平性

第一，卫生资源在人口配置上没有充分考虑人口构成问题。从人口配置公平性角度看，广州地区卫生资源在 12 个区配置上的基尼系数呈逐年下降趋势，基本维持在 0.3 左右。不过统计数据显示，2014 年广州市户籍老年人已超过 133 万，占户籍人口的 16.03%。其中越秀、海珠、荔湾等 3 个老城区，老龄化率已经超过 20%。按照国际惯例，60 周岁以上人口占总人口比例达到 10% 的社会即已进入老龄化社会，目前广州市初步进入中度老龄化社会。由于高比例的老龄人口将导致两周患病率和慢性病患病率增加，与此相适应，卫生资源的配置也应增多。应采取措施引导卫生资源向老年群体集中的区域相对倾斜。另外，冯珊珊等人的研究结果显示，人口分布上，2004 年广州地区卫生技术人员基尼系数为 0.398，执业（助理）医师基尼系数为 0.295，执业护士基尼系数为 0.297，病床基尼系数为 0.286①。由此可以看出，近年来，卫生技术人员和执业（助理）医师公平性取得了进一步提高的好势头，病床则基本上维持不变。这一点有点出乎意料，毕竟病床数作为硬件投入更容易调整到位。可能的原因是其较早就已经分布较为公平了。

第二，卫生资源按地域配置的公平性测度能较为准确地判断研究区域内全体居民对卫生公共资源的可得性，能很好地反映区域内医疗卫生服务均等化的程度。从地理配置公平性角度看，广州地区卫生资源在 12 个区配置上的基尼系数一直维持在 0.7 以上。也就是说，当前广州地区卫生资源主要是按人口分布配置的，这极大地影响了卫生资源的可得性，这种情况在边远山区较为严重。不过，研究也发现近年来这一情况呈下降趋势。也就是说，在各城区间卫生资源配置虽然呈现极度不公平状态，但公平性开始好转，卫生资源从城区向城郊扩散，农村和相对不发达地区的卫生资源相对增加了。这也从另一个角度说明了"看病难、看病贵"得到了一定程度缓解。另外，卫生技术人员不公平性下降速度高于病床不公平性下降的速度。其原因也可能是在全市经济都相对内地发展得更快的情况下，地方政府或医院都相应地加大卫生人才引进工作。当然了，如果根据研究的基尼系数变化公式进行推

---

① 冯珊珊、刘俊荣、王碧华：《广州市卫生资源配置的公平性分析》，《中国初级卫生保健》2007 年第 6 期。

算，按现有的医疗模式发展下去，各项卫生资源在城市各区域间的配置均将达到公平尚需要近一个世纪，这是个让人极为失望的推算。

第三，无论是按人口还是按地域分布的基尼系数均不断变小，尤其是按地理分布的卫生技术人员和床位。这说明 2009～2013 年，广州市卫生资源配置的均衡性得到一定改善。这与政府依据新医改"保基本、强基层、建机制"的理念，加强了对乡镇卫生院等基层医疗卫生机构的财政投入，完善农村卫生服务体系有关。然而与此同时，比较不同区域间卫生资源水平发现，卫生资源配置水平与经济社会发展水平密切相关，经济发达的越秀区是全省卫生资源最为集中的区域，拥有量几乎是增城、从化的 5～10 倍。无论是卫生人力、机构还是床位，其按照人口分布的基尼系数都显著小于按照地域分布的基尼系数，这说明广州地区卫生资源配置的人口公平性高于地域公平性。这印证了中国卫生资源配置的城乡差异，即卫生资源过多地集中在人口聚集的城镇，而农村和偏远地区则较为稀少。

第四，如何提高卫生资源配置及服务利用的公平性，并有效进行干预将是我们政府面临的艰巨课题。目前在卫生资源配置中存在着部门交叉、结构重叠等不合理现象，造成了卫生资源配置效率低下和卫生资源浪费并存的现象。中国政府曾试图通过实施区域卫生规划来优化卫生资源配置，提高卫生资源的利用效率。但由于现行卫生行政管理体制是在计划经济时代形成的，以多部门办医、分级管理为主要特征。区域卫生规划虽然是以地、市为区域进行，但实际上地、市级政府所能管理调整的只是其管辖层次的医疗卫生机构，而对管辖范围内其他级别政府、其他部门所属的医疗卫生机构则无能为力。特别是像北上广这样的一线中心城市，卫生资源一直号称有"八路大军"，其隶属关系、管理体制非常复杂，统筹难度相当大。体制障碍既是造成卫生资源配置不合理的主要原因，又是区域卫生规划实施的最大难点之一。另外，区域卫生规划也缺乏法律、法规等的执法监督依据。实施的权威性和约束力不强。区域卫生规划实施工作流于形式。如大型医用设备的配置和使用效率是反映卫生资源有效配置的指标，因而大型医用设备是各地卫生规划的重点内容，也是国家卫生计生委重点监控的内容。由于购买大型医用设备采用的是银行贷款、个人集资或股份制形式，从立项到使用方式纯属医院行为，致使政府对一个区域内大型设备的配置方式和配置数量没有决策权和管辖权，使设备的配置数量和标准失控。因此，医疗卫生机构在增加大型设备、扩大床位规模等方面有很强的自由度，所遵从的原则往往是自身利益的最大化。

（三）医疗服务效率

从总体而言，广州地区医疗卫生服务体系各项投入指标的年平均增长率均低于各产出指标增长率；而医疗服务全要素生产率却有所下降，虽然幅度不大，但是指数的持续下降不能不引起我们关注。从时间序列来看，2009～2013年，广州地区全要素生产率呈现震荡变化的趋势。技术效率、技术进步、纯技术效率、规模效率的增长幅度均不高。这说明，尽管政府加大公共财政投入力度，但医改统筹难度相当大，卫生资源投入产出配置效率水平并不太理想。全要素生产率下降是由于技术效率、技术进步同时下降导致的，而大量生产要素投入并没有导致效率提高，包括同期纯技术效率及规模效率也是下降的。这与基层医疗卫生机构门可罗雀，大医院人满为患的实际情况相互印证。目前，广州地区卫生投入配置效率低下的突出表现，仍然是医疗卫生服务呈"倒三角"的提供与居民"正三角"的需求不相匹配。高素质的医务人员集中在大医院，社区人才匮乏；城乡之间卫生资源的差距仍在继续扩大。技术变化来源于技术的创新，技术创新一方面来源于新技术新设备的引进，另一方面来源于人员对技术设备的熟练使用。这对于经济相对发达的广州来说，新医改以来物力方面投入不大可能减少，所以技术变化下降可能的原因应该是人员的熟练程度问题。技术效率的变动表示管理方法的优劣与管理阶层决策的正确与否对效率的影响，这说明新医改以来广州地区医疗卫生机构的管理和经营决策效率偏低。

六　政策建议

（一）强化顶层设计和规划力度

市场经济的运行虽然能够促进卫生资源的合理和优化配置，但并不直接关注社会公正、公平，甚至还会带来两极分化。经济的增长不能自然促进公平，但是经济的增长可以带来更多促进公平的机会，为实施一系列制度提供基础保障。应当指出的是，如果政府不够重视或管理缺乏效率，也会出现政府失灵，因而政府的干预存在适度的理性要求。医疗卫生服务需要完善的市场体系，但市场不能提供的，应该由公共财政来解决；特别是公共卫生资源等基本保障，必须由政府肩负起为全社会提供最基本的医疗卫生服务的职责。公共卫生服务作为公共产品，基本医疗卫生服务作为准公共产品，它的生产和供应，需要以政府干预为主。许多国家的长期实践证明，为保证公民医疗卫生服务的公平性，克服社会卫生资源市场配置的盲目性，必须加强政府对卫生事业的干预。政府应加强资源配置的政策干预和监督，重视提高卫生资源的效益。特别是对基层医疗卫生服务应加大政策导向与倾斜力度，充分发挥政府的主导作用，促进资源优化配置，努力形成多层次、功能清晰、职责明确的医疗卫生服务机构。调整现有的卫生资源存量，将重复的资源向资源不足的地方倾斜；在一定区域内，对卫生资源优化整合，实现大医院和中小医院间的人员双向流动和医疗设备等资源共享，使之共同发展。进一步提高资源配置的地理公平性，打破卫生资源配置的行政区划分割，促进农村卫生资源的合理布局，推行城乡卫生组织一体化管理。政府在制定区域卫生规划时，不仅要考虑人口密度，同时也应考虑到卫生资源分布的地理因素。如在制定卫生资源配置标准时，可根据不同区域的实际情况规定每平方千米卫生资源应有的上下限范围，逐步改善卫生资源地理配置的公平性。

（二）实施适度的理性监管与调整

政府应积极加强医疗卫生行业建设，广泛吸纳社会各方力量，以实现多渠道融资。如果我们把医疗保障视为一种经营，那么其适度水平就可以采用经济学分析工具进行探讨。经济学上，经常用最优化技术和均衡状态的预测来分析效率和公平分配问题。政府可以借用最优化技术，决定如何最有效地支持建立和发展基层社区卫生服务体系；可以运用供求平衡分析法，决定实施全民健康保险的进度与尺度，促使卫生费用支出与社会经济发展水平相适应而不成为经济发展的负担。国家通过立法和制定政策建立逐步完善的社会医疗保险制度。在这项制度中，公平与效率的关系是相互渗透、相互融合的内在统一，应明晰与强化个人责任，建立由国家、用人单位和个人共担风险的社会医疗保险运作机制。社会成员有同等的机会参加医疗保险，在参保人因疾病而导致健康和经济损失时，能公平地获得医疗卫生服务和享有经济补偿，不会因其社会地位不同而出现差别；任何参保人在遭遇疾病风险时都有同等的就医机会，获得按医疗保险制度规定的经济补偿，其享受医疗保险的范围和水平不应该取决于社会地位的高低和收入的多少，而应取决于疾病治疗的需要和社会医疗保险制度的规定。

（三）加强基层人才建设和管理

医疗卫生服务质量不仅取决于可供卫生资源的数量，更主要地取决于卫生资源的质量。卫生人力资源是卫生服务体系的重要组成部分，而且在向人群提供可负担的高质量的卫生服务方面发挥着核心作用。在医疗卫生市场上，医务人员具有双重身份，一方面以病人利益代理人的身份向病人推荐治疗方案，另一方面又以产品（服务）供给方的身份从病人身上取得自己的经济利益。目前，中国医务人员的正式薪酬吸引力不大，特别是在基层和农村地区。如此的双重角色很容易导致医务人员为了自身利益而诱导消费者（病人）需求、创造消费，出现损害病人利益的市场失灵现象，这也是医疗费用的上涨难以得到有效控制的一个深层原因。因此，政府应加大对医务人员的管理与职业道德建设，规范医务人员的收入分配。建立有效的奖励机制，创新薪酬支付方式，改革人员编制管理，鼓励优秀卫生人才合理地流向基层，促进基层医疗卫生服务质量的提高，从而加强基层医疗卫生服务队伍的建设。

（四）实施属地化全行业管理

以医疗卫生服务为对象，以医疗卫生服务的同类性作为划分标准进行属地化管理。由于中国医疗卫生服务的经济特点是规模报酬不变，规模的扩大并不能带来效率的增加，因此对当前的卫生规划进行调整，应以人群健康目标为中心，对各项卫生资源"规划总量、调整存量、优化增量"，特别是对存量卫生资源从结构、空间分布上进行横向和纵向调整，推行医疗卫生全行业管理，按照公平、效率的原则合理配置资源，在增加卫生资源总量的基础上，从人口、地理分布方面来配置卫生资源以较好达到资源配置的公平性。在资源配置上摒弃狭隘的地方保护主义，理顺医疗卫生机构的行政管理体制，彻底打破条块分割的管理模式，合并重组功能重叠、地理位置接近的医疗卫生机构；关、停、并、转、迁经营管理效益不当、运转效率低下的医疗卫生机构。以规模效益来实现资源共享，着重在纵向上进行卫生资源的再分配，把三级医院做精，把二级医院做大、做强，降低服务成本，提高服务质量，从机构设置、经费投入与卫生人力开发等方面来满足居民的医疗卫生服务需求，从而真正实现卫生资源的合理配置。以基层医疗卫生机构服务能力建设为基础，以分工协作机制为支撑，综合运用法律、医保、行政和市场手段，构建协同型卫生服务体系。

（五）建立完善、整合乃至统一的基市医疗保障制度

根据西方发达国家的发展经验，建立覆盖城乡居民的一体化医疗保障制度是一种必然趋势，这是实现基本医疗卫生服务公益性及公平性的重要制度保证，是实现医疗领域公益性、公平性的需要。所谓整合，意味着城乡医疗保障制度在一定意义、一定形式、一定程度上的统一，以实现城乡人口基本医疗待遇的公平。但这种"统一"是在承认城乡一定差别的基础之上的，即基于不同人群的职业特点、收入水平、人群属性，在保障内容、筹资水平、保障水平上体现出不同的实施策略。为了保证社会基本医疗的公平性，中央政府和地方政府应该相互配合，加大政府对基层医疗卫生机构的资金投入。在人民的基本医疗得以保证的同时，政府有责任提供公共卫生、科研等方面的公共物品。建立政府、社会健康保险、商业保险、个人购买等多元化的医疗保障体系，提高医疗保障的效率，提高医疗卫生服务的公平性。契约关系的建立，有助于个人、医院、保险公司三者利益关系纽带中的任何一方对于另外两方都具有监督和制约作用，可以减缓患者与医院之间由于诊疗费用、药品价格等的信息不对称所引发的各种矛盾。随着城乡一体化的推进，作为公共产品提供的基本医疗保障，职工医疗保险、城镇居民医疗保险和新型农村合作医疗保险三险合一是大势所趋。管办分开、医保卫生各司其职的格局将使医保基金、政府监管和医院在新的博弈中得到新的平衡，有效地保证个人、医院、保险公司三方利益的实现，以及医疗卫生服务的公平提供。基本医疗保障应尽可能在制度上不留空隙，实现基本医疗保障的制度性全覆盖。根据现有的经济发展水平和居民收入状况，可以允许地区之间、城乡之间和人群之间在缴费和待遇上存在差别，但是要逐步缩小差别。城乡一体化的医疗保障体系并非保障形式的一致化，而是将农村的医疗保障与城镇医疗保障纳入统一的社会医疗保障体系，从筹资模式、保障对象、统筹层次和保障内容上进行统一管理，形成城乡互通的多层次医疗保障新格局。同时还应建立由政府承担责任的农村医疗救助制度，并与城镇社会医疗救助基金实行统一管理和运作，纳入财政专户管理，形成城市和农村统一的社会医疗救助体系。

第七章　广州市城市社区卫生服务体系
公平性分析

——以卫生人力资源配置为例[*]

　　人力资源配置是卫生资源配置中最关键、最复杂的环节。2009年《中共中央　国务院关于深化医药卫生体制改革的意见》提出，要把基本医疗卫生制度作为公共产品向全民提供，促进基本公共卫生服务逐步均等化。这一意见的目标就是要建体制、保基本。新医改明确了政府在提供公共卫生和基本医疗服务方面的主导地位：主要通过政府筹资，向城乡居民均等化提供公共卫生服务；由政府、社会和个人三方合理分担基本医疗服务费用。2009~2013年，各级政府在城市公共卫生服务及基本医疗服务供方——社区卫生服务机构的能力建设上投入了大量的公共资源。从直观上看，社区卫生服务机构的硬件设施得到了极大的改善：医疗用房得到修缮甚至新建，医疗设备增多，床位增加，工作条件改善。[①] 在各种硬件设施得到逐步改善后，人力资源水平自然就成为影响卫生资源公平配置的关键因素。能否享受到均等化的基本公共卫生服务，最直接地取决于是否有足够的医务人员来提供此项服务（数量上要求）以及所提供的服务是否安全有效（质量上要求）。同时，还要看提供服务的医务人员在不同地域、不同机构中的分布是否能达到均等化所需的要求（分布上要求）。由此可见，基本公共卫生服务均等化对中国现阶段的社区卫生人力资源提出了更高要求。那么，新医改究竟对中国社区卫生人力资源配置带来哪些影响？其成因是什么？又应如何调整？

　　在新医改之前，社区卫生服务机构主要是以市场为导向的发展方式。自

---

[*] 本章是在作者《守门人何以失效》(《中国公共政策评论》2014年第7期)、《新医改框架下广州市社区卫生人力资源配置研究》(《中国卫生事业管理》2014年第3期)的基础上扩展而成的。

[①] 顾昕：《政府购买服务与社区卫生服务机构的发展》，《河北学刊》2012年第2期。

基层医疗卫生机构综合改革以来，广州市逐步将原来"医院办、医院管"的社区卫生服务机构转变为"政府办、政府管"模式，实行收支两条线管理。2010 年，广州市进一步将所有政府办社区卫生中心定为公益一类事业单位，经费纳入公共财政预算，按财政一类拨付，收支两条线管理①，建立补助机制，开展绩效考核，重新核定人员编制，实施基本药物制度，从机制上切断社区卫生服务的趋利因素，体现社区卫生服务的公共性。那么，在这种转变过程中，广州社区卫生服务体系人力资源配置发生了哪些变化？从市场到政府的改革逻辑是否优化了卫生人力资源的配置？本章从公共管理学的角度对中国社区卫生服务体系人力资源配置的一些根本问题进行探讨，以期对完善社区卫生人力资源配置有所启发。

一 指标选择

本章从人口分布、地理分布的角度出发，以社区卫生服务中心人力资源为研究对象，分析广州市社区卫生服务体系资源配置的公平程度，探索新医改背景下加强社区卫生人力资源建设的可行性途径。在 2013 年 6 月，研究者以问卷调查形式对广州市 115 家政府办社区卫生服务中心进行了调查。调查内容包括社区卫生服务中心服务人口、服务面积、编制配置、在编在岗人员，卫生技术人员年龄、学历、职称、岗位设置情况等。本研究将全市 12 个区根据历史原因及地理位置划分为中心城区（越秀、天河、海珠、荔湾）、近郊区（白云、黄埔、萝岗）和远郊区（番禺、南沙、花都、从化、增城）。人口数据采用辖区 2012 年底常住人口数。

本研究应用 SPSS 19.0 统计软件对反映广州市社区卫生服务体系人力资源的多项指标的绝对数、均数、构成比等进行描述性分析，采用洛伦茨曲线和基尼系数评价分析方法进行公平性评价。

二 城市社区卫生服务体系公平性

（一）资源配置

2013 年，广州市每万人口拥有社区卫生服务中心 0.13 个，拥有卫生技

---

① "收支两条线管理"是指政府在对财政性资金的管理中，取得收入与发生支出相脱钩，即收入上缴国库或财政专户，支出由财政根据各单位完成工作任务的需要审核批准，对收入、支出分别进行核定的资金管理方式。

术人员 5.95 名，各区中，每万人口拥有卫生技术人员数最多的为增城区（14.83 名），最少的为黄埔区（3.67 名）；每平方千米拥有社区卫生服务中心 0.04 个，拥有卫生技术人员 1.83 名，各区中，每平方千米拥有卫生技术人员最多的为越秀区（28.75 名），最少的为萝岗区（0.67 名）。广州市各区社区卫生服务中心服务人口、服务面积、社区卫生服务中心数、核定编制数、在编在岗人数、卫生技术人员数见表 7-1。

表 7-1　广州市各区人口、面积与社区卫生中心人力资源分布情况

项目 区域	服务人口 （万人）	服务面积 （km²）	社区卫生服务 中心数（个）	核定编制 数（名）	在编在岗 人数（名）	卫生技术 人员数（名）
越秀区	123.52	22.40	15	911	681	644
天河区	73.68	50.22	12	760	485	471
海珠区	129.80	58.04	14	917	797	767
荔湾区	89.72	66.32	21	662	473	453
白云区	99.25	88.40	9	738	344	302
黄埔区	16.88	29.81	3	77	63	62
萝岗区	26.40	241.70	4	220	172	163
番禺区	136.86	576.30	16	1076	757	757
南沙区	60.82	794.90	8	456	225	224
花都区	38.13	112.00	4	437	388	364
从化区	24.06	308.80	4	441	365	329
增城区	38.11	433.90	5	637	603	565
合　计	857.23	2782.79	115	7332	5353	5101

（二）配置公平性分析

1. 人力资源在人口上分布情况

将调查的社区卫生服务中心服务人口累计百分比及核定编制数、在编在岗人员数、卫生技术人员数百分比，按各社区卫生服务人力资源拥有量排序，绘制按服务人口计算的广州市社区卫生服务体系人力资源配置洛伦茨曲线图（见图 7-1），得出核定编制数、在编在岗人员数、卫生技术人员数按人口分布的基尼系数分别为 0.218、0.326、0.321，处于正常公平状态。

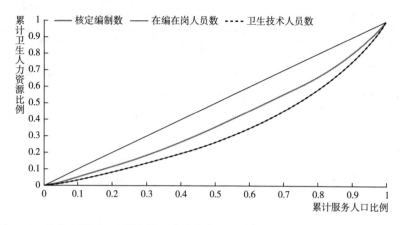

图 7 – 1　广州市社区卫生服务体系人力资源配置洛伦茨曲线图（按服务人口计算）

2. 人力资源在地理上分布情况

将调查的社区卫生服务中心服务地域面积累计百分比及核定编制数、在编在岗人员数、卫生技术人员数百分比，同样按各社区卫生服务人力资源拥有量排序，绘制按服务面积计算的广州市社区卫生服务体系人力资源配置洛伦茨曲线图（见图 7 – 2），得出按服务面积分布的基尼系数分别为 0.656、0.673、0.672，处于高度不公平的危险状态。

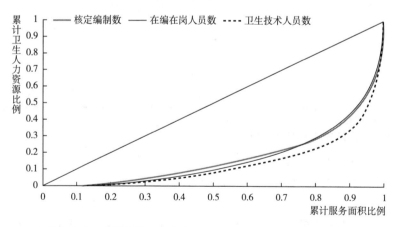

图 7 – 2　广州市社区卫生服务体系人力资源配置洛伦茨曲线图（按服务地域面积计算）

3. 人力资源内部构成情况

进一步按上述方法将广州市社区卫生服务体系人力资源按年龄、学历、职称等内部构成进行分类，分别计算其在人口及地理分布上的基尼系数。广州市社区卫生服务体系人力资源内部构成基尼系数见表 7 – 2。

表7-2 广州市社区卫生服务体系人力资源内部构成基尼系数

项目分布	年龄段				学历				职称			
	≤30	31~40岁	41~50岁	51~60岁	研究生	本科	专科	中专及以下	正高	副高	中级	初级
人口分布	0.72	0.40	0.45	0.56	0.72	0.30	0.42	0.57	0.98	0.56	0.40	0.34
地理分布	0.69	0.63	0.76	0.89	0.93	0.71	0.64	0.78	0.99	0.86	0.72	0.65

4. 卫生技术人员年龄构成情况

广州市三个区域社区卫生服务中心卫生技术人员年龄构成存在明显差异，$\chi^2 = 296.50$，$p < 0.01$。30岁及以下、31~40岁两组年轻卫生技术人员构成比远郊最大，城区最小；而41~50岁、51~60岁两组卫生技术人员构成比城区最大，远郊最小。广州市社区卫生服务体系卫生技术人员年龄构成情况见表7-3。

表7-3 广州市社区卫生服务体系卫生技术人员年龄构成情况

项目区域	30岁及以下		31~40岁		41~50岁		51~60岁	
	人数（人）	比例（%）	人数（人）	比例（%）	人数（人）	比例（%）	人数（人）	比例（%）
城 区	497	20.40	795	32.64	710	29.15	434	17.82
近 郊	135	23.32	192	33.16	164	28.32	88	15.20
远 郊	651	27.83	1074	45.92	505	21.59	109	4.66
合 计	1283	23.96	2061	38.49	1379	25.76	631	11.79

5. 卫生技术人员学历构成情况

广州市三个区域社区卫生服务中心卫生技术人员学历构成存在明显差异，$\chi^2 = 139.30$，$p < 0.01$。研究生学历构成比城区最大，远郊最小；本科学历构成比近郊最大，远郊最小；专科学历构成比远郊最大，城区最小；中专及以下学历构成比远郊最大，近郊最小。广州市社区卫生服务体系卫生技术人员学历构成情况见表7-4。

6. 卫生技术人员职称构成情况

广州市三个区域社区卫生服务中心卫生技术人员职称构成存在明显差异，$\chi^2 = 69.68$，$p < 0.01$，高级职称构成比近郊最大，远郊最小；中级职称构成比城区最大，远郊最小；初级职称远郊最大，近郊最小。广州市社区卫

生服务体系卫生技术人员职称构成情况见表7－5。

表7－4 广州市社区卫生服务体系卫生技术人员学历构成情况

项目 区域	研究生		本 科		专 科		中专及以下	
	人数（人）	比率（%）	人数（人）	比率（%）	人数（人）	比率（%）	人数（人）	比率（%）
城 区	60	2.46	1268	52.05	591	24.26	517	21.22
近 郊	9	1.55	316	54.58	142	24.53	112	19.34
远 郊	11	0.47	949	40.57	849	36.30	530	22.66
合 计	80	1.49	2533	47.31	1582	29.55	1159	21.65

表7－5 广州市社区卫生服务体系卫生技术人员职称构成情况

级别 区域	高 级		中 级		初 级	
	人数（人）	比率（%）	人数（人）	比率（%）	人数（人）	比率（%）
城 区	135	5.78	701	30.02	1499	64.20
近 郊	39	7.40	157	29.79	331	62.81
远 郊	58	2.59	537	23.98	1644	73.43
合 计	232	4.55	1395	27.35	3474	68.10

7. 人员岗位构成情况

广州市三个区域社区卫生服务中心人员岗位构成存在明显差异，$\chi^2 = 321.97$，$p < 0.01$，管理岗人员构成比远郊最大，城区最小；技术岗人员构成比近郊最大，城区最小；工勤岗人员构成比城区最大，远郊最小。广州市社区卫生服务体系人员岗位构成情况见表7－6。

表7－6 广州市社区卫生服务体系人员岗位构成情况

岗位 区域	管理岗		技术岗		工勤岗	
	人数（人）	比率（%）	人数（人）	比率（%）	人数（人）	比率（%）
城 区	41	1.50	2335	85.25	363	13.25
近 郊	11	2.00	527	95.64	13	2.36
远 郊	80	3.41	2239	95.56	24	1.02
合 计	132	2.34	5101	90.56	400	7.10

8. 人员编制使用情况

2013年，全市社区卫生服务体系实际在岗在编5353人，编制使用率73.01%，其中，专业技术岗的编制使用率为72.98%，管理岗编制使用率为

61.68%，工勤岗超编。3 个区域社区卫生服务中心人员编制使用率存在明显差异（$\chi^2 = 30.71$，$p < 0.01$），远郊最高，近郊最低。广州市社区卫生服务体系人员编制配备及使用情况见表 7 - 7。

表 7 - 7 广州市社区卫生服务体系人员编制配备及使用情况

区　域	核定编制（人）	实际人数（人）	编制使用率（%）
城　区	3250	2436	74.95
近　郊	1035	579	55.94
远　郊	3047	2338	76.73
合　计	7332	5353	73.01

三　分析

通过上述分析，发现广州市社区卫生服务体系人力资源配置上存在以下四个问题：一是人口配置明显优于地理配置。按编制管理使得社区卫生人力资源按人口配置相对公平，但地域配置公平性尚需大力优化，而且要充分考虑到流动人口问题。二是人力资源内部结构存在差异。总体上，低学历、低职称人员比重大，与卫计委要求的高级、副高、中级、初级比例（1:3:5:7）及世界卫生组织提倡的高级、中级、初级比例（1:3:1）有较大差距。城区人员年龄偏大，工勤岗比率高；远郊人员学历、职称偏低；近郊人员年龄构成相对年轻，学历、职称、技术岗比率高于远郊。三是编制使用不合理。在公共卫生服务工作量大增、人手明显不足的情况下，全市社区卫生服务中心不仅没有超编，而且整体的编制使用率仅为 73.01%。四是编制标准制定的科学性不够。现行编制数是按市编委"7.3 人/万常住人口"标准进行核定，与省编委"每万服务人口 8 人，省内经济较发达地区，根据当地流动人口、地方财力等情况，可按标准上浮一定比例（最高不超过 50%）核定编制"①的标准尚有较大差距。由此可见，2009～2013 年，广州市社区卫生人力资源素质仍不高，资源配置公平和效率值得商榷。这与历次卫生服务调查结果显示是一致的：在广州市民看来，社区卫生服务机构在服务能力上无法扮演

---

① 分别来源于广东省编制委员会办公室：卫生厅、财政厅、民政厅《关于印发〈广东省城市社区卫生服务机构编制标准〉的通知》（粤机编办〔2011〕37 号）和广州市编制委员会《关于核定社区卫生服务机构人员编制的意见》（税编办〔2010〕222 号）文件规定。

"守门人"的角色。这是由于多方面因素综合导致的。

四　讨论

（一）政府投入不足

基本公共卫生服务均等化意味着调整财政支出结构，将更多财政资金投向基本公共卫生服务领域。[①] 由于市区两级政府对于社区卫生服务的费用补偿没有形成一个有效机制，有些区政府财力不足，社区卫生服务的公平性就受到威胁。个别区政府由于财政负担压力大，财政经费拨付存在困难，区编制及人力资源主管部门采取不审批、减少审批新增入编人员计划或者将入编条件调高等措施限制增加人员。这直接导致空编情况一直得不到改善。在招聘不到符合条件人员的情况下，社区卫生服务中心被迫使用相对"廉价"的雇员或临聘人员。个别区政府甚至为减少公益一类人员退休后的财政供养负担，重新将社区卫生服务中心交由医院举办，大量招收与医院签约的临聘人员到社区卫生服务中心工作。同时，虽然实施绩效工资后，社区卫生技术人员的工资收入水平较实施前均有一定程度的增加（2012 年，在职人员年人均收入 7.64 万元。其中，年人均绩效工资为 6.28 万元，较改革前 2009 年的 4.15 万元增加 51%），但年人均收入 7 万~8 万元的薪酬标准在经济相对发达的广州地区根本无法吸引与挽留优秀的全科医生。缺乏吸引力的薪酬，只能留下相对缺乏知识、技能的人员，进一步降低绩效。另外，社区卫生服务机构管理体制重新走回行政化的思路，也限制了社会资本进入这一领域。在这种情况下，要实现基本公共卫生服务均等化，市级财政转移支付的负担会非常重。一般来说，可以通过政府购买服务、转移支付两种方式，使社区卫生服务机构获得公共支出的稳定支撑。[②]

（二）绩效作用不大

自 2009 年 10 月起，广州市社区卫生服务机构开始实施绩效工资。虽然实施了所谓的绩效监控，但流于形式，其作用值得商榷。从已经实施的考评结果来看，尽管各区社区卫生服务发展水平存在较大差距，但在考评分数、等次上并没有拉开差距。近年来，没有一个区因为考评不合格而被扣减补助

---

① 顾昕：《政府购买服务与社区卫生服务机构的发展》，《河北学刊》2012 年第 2 期。

② 关志强：《用公共财政管理理念发展社区卫生服务》，《中国社会保障》2007 年第 2 期。

经费。这实际上等同于社区卫生机构实施了某种意义上的计划体制。计划经济往往会存在政府失灵现象。众所周知，改革开放前实施的计划经济体制，其核心特征就是资源配置权力的行政化，人、财、物等资源的配置均由政府以行政方式进行审批。由于约束机制不健全和缺乏竞争等因素，政府办的社区卫生服务中心人均诊疗人次和住院服务人数均呈下滑之势，处于低效率运行中。① 通过访谈，研究者发现，现存的绩效工资考核存在以下的缺陷和问题：一是考核机制过于注重量的考核，忽视质的考核；过于重视公共卫生服务考核，忽视基本医疗服务考核。二是基础性绩效工资在绩效工资中所占比重为60%~70%，除个别区对拨付经费有附加条件外（如有一定的业务收入数额），基本上按月固定发放；奖励性绩效工资用于单位搞活内部分配，占30%~40%。做得好与不好的绩效工资差距不大，对人员没有起到激励作用。② 三是基本药物制度破除了"以药养医"机制，但由于各地财政支付能力不平衡，存在补偿不到位或补偿不足的情况，影响基层医疗卫生机构的正常运转，降低了卫生人员的绩效收入。③ 在目前人员不足、工作量增加及绩效工资总额封顶的背景下，机构及人员在完成考核任务后，没有积极性超额完成任务。由于缺乏有效激励手段，不仅难以招到有多年医院工作经历、经验丰富的医生，也很难招到医学院校的优秀毕业生，导致原有基本医疗服务功能不断弱化，进而出现不完全竞争的市场失灵现象。其结果是，价格不能反映真正的社会边际成本，从而导致资源配置的低效率和不公平。这既伤害了医生的积极性，又使社会公益性的目标难以达成。④

（三）医生不能自由执业

《中华人民共和国执业医师法》规定"一地一执业，一地一登记"。从法律上来说，早已实际存在的"飞行医疗"是不合法的，医生并不具备在市场完全自由流动的条件，只能在政府主导下有限制地流动。同时，受传统的"单位人"概念束缚，医生和单位之间存在着一种人身依附关系，形成了

---

① 顾昕：《政府购买服务与社区卫生服务机构的发展》，《河北学刊》2012年第2期。
② 熊昌娥、陈晶、吴少玮等：《我国城市社区卫生人力资源管理机制和分配机制的政策分析》，《中国全科医学》2009年第2A期。
③ 王跃平、刘敬文、陈建等：《我国现阶段基本药物补偿模式分析》，《中国药房》2011年第8期。
④ 张丽芳、贾艳、吴宁等：《社区卫生综合改革对卫生人员激励机制的影响与对策》，《中国卫生政策研究》2012年第9期。

"进了院门就是国家人"和"能进不能出"等思想观念，医学生们一般都希望能进入一个可以寄托终身的大型公立医院。基层综合改革后实行的"定编、定岗、不定人"政策并没有真正起到引入竞争机制及破除身份界限的作用。相反，身份不稳定感更加促使社区医生离开基层，向上流动或向其他职业流动。实际上，医生与会计师、律师有很相似的职业特点，但为何不能像后者那样独立发挥作用呢？目前，高水平医生资源大都集中于公立医院，体制因素使得他们没有能力也没有意愿到社区卫生服务机构执业，这点与发达国家的全科医生都是自由职业者不同。多点执业将促进优质人力资源的"下沉"，可以有效缩减患者的交通费用和等候时间，同时由于基层医疗卫生机构报销比例高、收费低，一定程度上也节省了患者的医疗开支，民营医院和社区卫生服务中心也可以从中获益。① 2015 年 3 月，广东省放开多点执业，把手续简化至只需向第一执业地点知情报备。政策放开后，多点执业却在多个地方遇冷，申请多点执业的医生寥寥无几，让人不得不感叹解决这一僵化的人事制度的难度之大。医生作为体制内的单位人，真正向社会人转变仍需时日。不可否认的是，目前社区卫生人力资源配置失衡在很大程度上是因为政府行政干预而引发的，必须实行以市场为基础、以政府为主导的自由执业制度。② 让医生拥有自由职业者的身份，既是改变医生尴尬现状的最佳途径，也是提高基层医疗服务水平的好办法。③ 鉴于当前社区卫生人力资源服务能力相对低下的实际情况，可行的选择是实施开放式守门人制度，允许任何拥有门诊服务资格的非三甲医疗卫生机构实行首诊。④

在社会主义市场经济条件下，如何配置卫生人力资源？采取政府行为还是市场机制，抑或是两者的结合？一直以来学术界对此颇有争论。争论的焦点在于卫生事业的属性问题。

一方面，价值规律无时无刻不在起作用，市场通过"看不见的手"始终制约着卫生资源配置。这是不容回避的事实，也是认识和解决中国卫生资源配置的关键所在。仅靠政府的行政干预来强制医生流动始终未见成效。其原因在于，其一，政府投入机制的缺陷往往造成资源分布不公。虽然医生薪酬

① 房珊杉、刘国恩、高晨：《昆明：医师"多点执业"探路》，《中国社会保障》2011 年第 10 期。
② 顾昕：《走向有管理的市场化：中国医疗体制改革的战略性选择》，《经济社会体制比较》2005 年第 6 期。
③ 刘国恩：《让医生自由执业才能从根本上抑制大处方》，《中国医疗保险》2010 年第 6 期。
④ 顾昕：《国民医保与社区卫生服务：美满婚姻如何圆》，《中国社会保障》2007 年第 9 期。

是一个垄断价格，但是在不同区域经济发展水平差异以及绩效工资的现实背景下，不同服务机构的医生薪酬还是存在一定的差异。其二，不同机构间不可避免地存在着人才竞争。随着新医改的不断深入以及社会经济的快速发展，乡镇卫生院逐步改成社区卫生服务中心。原来的一级医院也不存在，以前具备的基本医疗服务功能正在快速萎缩。同时，由于政府投入不积极，医务人员收入及工作积极性也有所下降，医生流失率较高。特别是在价格差别驱动下，社区医生在职业内"向上单向流动"，甚至向职业外流失。这种方式很容易导致优秀医生从经济欠发达地区向经济发达地区流动，从乡村向城市流动。其三，即便由政府提供基本医疗和公共卫生服务，政府行为也不再是纯粹的行政手段，而是要遵循市场规律，借助市场机制来提供。它可以由以营利为目的的民营社区卫生服务机构或非营利性的社区卫生服务机构来提供。但是，政府应当负担成本，只不过经费不是直接拨付给供方——社区卫生服务机构，而是以公共卫生服务券、医疗服务券等方式发给需方——病人，由病人自主地选择购买服务。实质上，这就是主张政府供给加竞争的方式，从而促进人力资源调配。

不过，市场配置资源是通过价格和供求变动自发进行的。这将会以经济运行紊乱和资源浪费为代价，价格无法反映真正的社会边际成本，进而导致资源配置的低效率和不公平。根据市场理论，要在社区卫生人力资源配置中正常发挥市场作用，需满足三个必备条件，即：机构自主竞价、机构间完全充分竞争、医生完全自由流动。然而，这样的劳动力市场在中国的医疗卫生服务领域并不存在。由于医疗卫生服务领域存在极强的外部性和信息不对称，以及按行政地域设置机构和"单位人"的影响，社区卫生服务机构无法直接通过服务在市场交易中去获取成本与利润来支付员工报酬，而只能通过社会再分配由政府提供。政府确定的医生薪酬并不是市场所确定的医生劳动力价格，而是一种垄断价格。由此可见，社区卫生人力资源配置不可能完全由市场调节。正因为如此，目前这种扭曲的、畸形的市场调节并没有提升中国卫生资源配置的效率，反而加剧了不公平性。当前出现的医生职业内无序流动以及职业外流失现象、人力资源配置严重失衡等问题大都是因此而引发的。由于医疗卫生服务的垄断性、外部性以及信息不完全等因素，医疗市场不可避免会发生市场失灵现象。政府如果不提供必要的外部干预，相当部分居民乃至整个社会就会蒙受损失。单纯的市场调节可能产生低效率和不公平，因此需要政府干预来加以矫正。基层卫生机构承担着提供基本医疗服务和基本公共卫生服务的任务，是医疗服务体系和公共卫生体系的"网底"。将卫生资源投入社区卫生服务机构，能够保证有较好的公平性。

新医改后，各地推行"政府办管"的模式使得整个管理体制发生了根本性改变。政府不仅投入经费，还保证其保底运作，形成由市统一规划、区县管理为主、卫生行政部门实行行业管理的格局。然而，由于政府本身固有的缺陷，政府的矫正行为也不是万能的，也会出现政府失灵现象。第一，绝大部分社区医生主要由财政供养，但薪酬水准并不由市场决定。社区医生薪酬定价机制往往是一系列政治因素博弈的结果。事实上，其薪酬远未达到体现医生价值的水平。公共卫生服务项目只增不减，基本医疗功能下降，实行绩效工资，业务收入将不作为重要指标，从机构负责人到每个医务人员均没有"创收"的动力。第二，社区医生的需求是非市场力量决定的，它取决于各级政府对市民的卫生承诺。第三，完全依靠政府投入，缺少一套科学、系统的管理模式，可能发展到另一个极端，造成地方各级财政越来越重的负担。第四，由于约束机制不健全和缺乏竞争等因素导致社区卫生服务机构通常处于低效率运行。政府在硬件投入上的增长提升了社区卫生机构的服务能力，但制度设计出现问题，即由于推出一系列设计不当的政策，导致社区卫生机构丧失了发展的积极性。① 不过，政府并没有适时地对新社会保障政策和项目的执行效果进行定期的评估。②

可见，社区卫生人力资源配置的现实问题既有市场原因，也有政府责任。简单地将医疗卫生服务机构，特别是提供初级医疗服务的社区卫生服务机构类比私人企业，这对于理解社区卫生资源，尤其是人力资源的配置过程是有明显缺陷的。这是因为，社区卫生服务机构除了是一定社会经济背景的产物外，还需要适应市场经济的客观规律；同时也因其公益性，更需遵循公共部门的管理要求。正因为如此，此轮新医改方案将"基本公共卫生服务"定义为公共产品，基本医疗服务定义为准公共产品。由此，社区卫生服务提供主要属于政府行为。相应地，社区卫生服务人力资源配置不仅看重效率，更关注公平。要实现公平和效率两个目标，就必须利用好市场和政府两种调节手段。由于两种调节手段本身都存在固有缺陷，只有将其协同使用，才能比较有效地实现社区卫生服务供给的公平和效率。

① 顾昕：《不平衡：三年医改政策执行的特征》，《中国医疗保险》2012年第11期。
② 岳经纶：《社会政策学视野下的中国社会保障制度建设——从社会身份本位到人类需要本位》，《公共行政评论》2008年第4期。

五　政策建议

过去以疾病治疗为主流的医疗服务，已不足以应对新的医疗问题。社区医生除了治疗疾病外，更是健康管理专家。通过预防医学保健措施的介入与推广，不是等有病时再治病，而是在疾病未发生或病情尚不严重的早期，通过医疗干预或健康教育等方式，降低民众患病的机率，已患病者则避免让疾病更恶化或产生严重的并发症。要化解社区卫生人力资源配置的诸多问题，亟待政府加大财政投入和转变管理观念。同时，也要在遵循市场法则的基础上，调整社区医生劳动力价格，矫正政府自身诸多问题和不合理的现行政策，走一条市场与政府相结合的人力资源配置之路。其基本思路是：以政府为主导，以市场为基础，利用政府和市场两种手段，兼顾国家、社区卫生服务机构、医生和病人四方利益，并充分发挥非政府组织的社会力量，最终达到公平和效率两个目的。

（一）发挥政府主导作用，抵消"虹吸效应"副作用

社区卫生服务的良性发展需要坚持以政府为主导，加大政府财政投入，并给予扶持政策。社区医生薪酬不应由体制内部的行政规定决定，而应由社会承认，应根据其劳动贡献、知识价值、经验价值和服务提供来计算。当前，社区医生的能力与薪酬不成正比，收入不能真正体现其知识价值与技术价值的总和。因此，必须借助制度的力量才能实现通过调整薪酬引导人力资源合理配置。在现有的"政府管办"模式下，各地政府可以从影响流动医生利益的区域间收入差距、流动成本和环境差异损失三个因素着手，根据医生流出流入的社区卫生服务机构类型，视城市和艰苦地区等不同情况，分别对流动医生进行成本与收益的具体分析，并以此为依据，从经济补偿、精神补偿两个方面建构流动医生的利益补偿机制。尽管如此，这并非是最为根本的方法。

（二）发挥市场导向作用，促进医生自由流动

人力资源配置效率的高低不仅体现在数量效应上，更体现在服务质量上。顾昕认为，中国医疗卫生领域正酝酿着人力资源的大危机，唯一出路就是打破行政化的格局，让市场机制在人力资源的配置上真正发挥作用。[1] 政

---

[1]　顾昕：《人力资源危机将大爆发》，《中国医院院长》2012年第5期。

府需要大胆放权，医生执业应该实行行业自治、专业自治，由法律来监督，而不是继续由政府管制。只有医生流动起来，医生的市场价值才能真正形成。虽然这将会对现行的论文制度、科研制度、职称制度等产生冲击，但政府可以在制度约束和法制保障下主导和实施医生自由执业，让医生由"单位人"向"系统人"甚至是"社会人"转变，将医生与单位之间的人身依附关系改变为市场经济条件下在劳动力市场中的契约关系，让医生可以比较公平地在单位间进行有序流动，最终达到人力资源公平配置的目的。

（三）发动社会力量，弥补资源不足

传统意义上的社区卫生服务是建立在行政和技术权威基础上的管理与被管理关系。多中心治理理论认为，在确立共同目标的前提下，社区卫生的治理模式应该是政府、非政府组织、社区组织、居民通过合作、协商和伙伴关系，最大限度地增进公共利益。因此，中国社区卫生服务模式应该从传统的管理模式向多中心治理模式转变。[1] 随着中国经济的发展、社会的成熟以及国民对医疗卫生服务的重视，非政府组织越来越多，也越来越活跃。政府要对社区卫生市场进行规范，对涉及的利益群体博弈行为进行限制，鼓励社会力量、居民参与治理。[2] 同时，政府可以充分发动社会力量，鼓励、培养社区卫生服务志愿者，通过预防保健和健康宣传等方式服务于社区内的所有人群，帮助患者、居民管理自身健康。通过宣传引导改变患者居民对用药、静脉注射及其他诊断和治疗手段的期望，同样也让大众意识到过度治疗或者治疗不当的损害。这将在一定程度上缓解卫生人力资源不足的压力，使非政府组织成为保障实现基本公共卫生服务均等化的有效力量。

社区卫生服务是公益性事业，总体上是公共产品。但如果因为政府购买社区卫生服务导致服务效率不高、质量下降的困境，便将原先交由行业、公立医院或民营机构举办的社区卫生服务中心重新收回由政府主办，这是一种过于简单的解决问题的逻辑。[3] 实际上，政府购买社区卫生服务产生困境的

---

① 周业勤：《社区卫生服务的管理模式与治理模式比较》，《医学与哲学》（人文社会医学版）2007 年第 11 期。

② 颜亮：《新医改背景下城市社区卫生服务的理论探析》，《齐齐哈尔医学院学报》2010 年第 22 期。

③ 顾昕：《政府购买服务与社区卫生服务机构的发展》，《河北学刊》2012 年第 2 期。

主要原因，是地方政府职能转变不到位，没有成为一个精明的买主，不能创设公平有序的竞争环境。① 我们认为，完善的社会主义市场经济体制应该是：一方面政府要承担起公共管理和服务的责任，另一方面政府也要退出竞争性经济领域。政府应该在将社区卫生政策和卫生财政列为优先议程的同时，准确把握政府行为与市场机制的关系，走开放式道路，探索新的机制，唯有如此才能保证公平、公正、高质的社区卫生人力资源供给。

---

① 王桢桢、黄丽华：《政府购买社区卫生服务的困境与突破》，《广州社会主义学院学》2011年第4期。

第八章 广州市农村卫生服务体系公平性分析

随着新型农村合作医疗保险制度的建立，特别是新医改的推进，中国农村卫生事业得到了蓬勃发展。然而，由于二元结构的制约和发展的不平衡，城乡卫生资源的享有与分配存在着严重的失衡[1]，作为农村地区医疗卫生服务体系核心要素的乡镇卫生院仍然是中国医疗卫生服务体系中突出的薄弱环节。[2] 本章对广州市 2009～2013 年农村地区乡镇卫生院资源配置与服务供给情况进行深入分析，旨在为进一步优化农村卫生资源配置，促进农村卫生事业的良性发展提供决策依据。

一 指标选择

2009 年以来，由于一些乡镇撤并及城市化，广州市不少乡镇卫生院合并或转型为社区卫生服务中心。因此，在排除改制及合并的卫生院后，剩下的北部郊区从化、增城、花都 3 个区的 25 家卫生院具有较高的可比性。调查内容包括资源配置指标（职工总数、房屋建筑面积、实有床位、万元以上设备总价值等）、服务供给指标［服务常住人口数、健康档案建档人数、开展健康教育人次数、总诊疗人次数、慢性非传染性疾病（下文简称慢非）管理人数、孕产妇产前检查人次数、0～6 岁儿童规划免疫接种人次数等］，其中慢非管理人数包括糖尿病、高血压、重性精神病人管理人数。

本研究应用 SPSS 22.0 统计软件对反映农村地区乡镇卫生院资源配置与服务供给的多项指标的绝对数、均数、环比增长率等进行分析。涉及物价相关变量以 2009 年为基期进行调整。

---

① 李侠：《安徽省农村卫生资源配置现状与对策研究》，《中国初级卫生保健》2011 年第 1 期。

② 车莲鸿、程晓明：《我国乡镇卫生院技术效率的动态分析》，《中国卫生资源》2011 年第 3 期。

二 农村卫生服务体系公平性

（一）资源配置

1. 整体变化情况

由图8-1可知，乡镇卫生院职工总数在2009～2010年增长迅速，此后进入平台期，2013年为2643人；实有床位在2009～2011年呈上升趋势，后缓慢下降，2013年为1408张；房屋建筑面积在2009～2010年下降明显，此后进入平台期，2013年为205791平方米；万元以上设备总价值呈逐年上升的趋势，2013年达到10236.58万元。

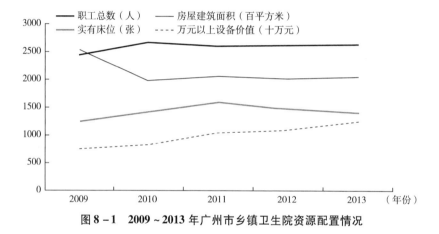

图8-1　2009～2013年广州市乡镇卫生院资源配置情况

2009～2013年，乡镇卫生院资源年环比增长率排前三位的依次是万元以上设备总价值、床位数、在岗职工数，增长率最小的是房屋建筑面积（详见表8-1）。

表8-1　2009年、2013年广州市乡镇卫生院资源配置情况

年度	项　目	最小值	最大值	总数	均数	中位数	均数年均增长率（％）
2009	在岗职工数（人）	21	226	2447	97.88	86	—
	床位数（张）	12	100	1256	50.24	50	—
	房屋建筑面积（平方米）	2690	14434	197984	7919.36	7836	—
	万元以上设备总价值（万元）	12	1004	7572	302.88	192	—

续表

年度	项　目	最小值	最大值	总数	均数	中位数	均数年均增长率（%）
2013	在岗职工数（人）	42	213	2643	105.72	93	1.94
	床位数（张）	9	133	1408	56.32	50	2.90
	房屋建筑面积（平方米）	4050	18115	205791	8231.64	7367	0.97
	万元以上设备总价值（万元）	8.13	1341.46	10236.59	409.46	296.75	7.83

2. 资源配置的区域间比较

2013年三区乡镇卫生院资源配置情况见表8-2，秩和检验显示三区每万人口卫生人员数存在显著性差异，进一步两两比较显示：花都＞从化（Z＝2.32，$p=0.02$），花都＞增城（Z＝2.55，$p=0.01$），从化与增城无显著性差异（Z＝1.14，$p=0.26$）。

表8-2　2013年广州市三区乡镇卫生院资源配置的比较

县域名称	卫生院数量（间）	服务常住人口数（人）	平均每万人口卫生人员数（人）	平均每千人口床位数（张）	平均房屋建筑面积（平方米）	平均万元以上设备总价值（万元）
从化	9	361257	26.46	1.37	8583.56	498.22
增城	12	531004	25.12	1.37	8423.17	549.67
花都	4	74962	47.09	2.45	6865.25	377.75
χ^2	—	—	8.09	1.81	0.60	0.86
p	—	—	0.02	0.41	0.74	0.65

（二）配置公平性分析

1. 整体变化情况

由图8-2可见，0~6岁儿童规划免疫接种人次数在2011年达到峰值，2012~2013年略有下降；总诊疗人次数呈逐年上升的趋势；开展健康教育人次数呈波浪形走势，2011年最低，2010年最高；健康档案建档人数、慢非管理人数逐年上升，尤其在2010~2012年涨势明显；孕产妇产前检查人次数在2009~2011年涨幅较大，2012~2013年基本持平。

2009~2013年，乡镇卫生院服务供给情况年环比增长率最大的前三项指标依次是健康档案建档人数、慢非管理人数、孕产妇产前检查人次数，0~6岁儿童规划免疫接种人数、总诊疗人次数也呈正增长态势，健康教育人次的

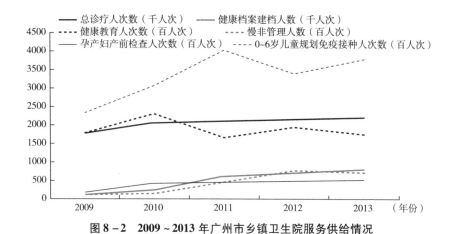

图 8 - 2　2009 ~ 2013 年广州市乡镇卫生院服务供给情况

环比增长率为负数，详见表 8 - 3。

表 8 - 3　2009 年、2013 年广州市乡镇卫生院服务供给情况

年度	项　目	最小值	最大值	总数	均数	中位数	均数年均增长率（%）
2009	总诊疗人次数（人次）	7549	152971	1778706	71148.24	61994	—
	健康档案建档人数（人）	0	30100	94132	3765.28	2000	—
	健康教育人次（人次）	0	71560	179430	7177.20	1556	—
	慢非管理人数（人）	0	2129	12178	487.12	460	—
	孕产妇产前检查人次数（人次）	0	4123	19157	766.28	493	—
	0 ~ 6 岁儿童规划免疫接种人次数（人次）	0	38847	234136	9365.44	4027	—
2013	总诊疗人次数（人次）	13052	210884	2203280	88131.20	76754	5.50
	健康档案建档人数（人）	5539	62424	791262	31650.48	32834	70.27
	健康教育人次（人次）	0	46183	175000	7000.00	2732	- 0.62
	慢非管理人数（人）	460	5247	72776	2911.04	2897	56.35
	孕产妇产前检查人次数（人次）	56	4645	51548	2061.92	2055	28.08
	0 ~ 6 岁儿童规划免疫接种人次数（人次）	0	43878	379286	15171.44	12505	12.82

2. 2013 年服务供给情况的县域间比较

2013 年三区乡镇卫生院服务供给情况见表 8 - 4，秩和检验显示三区总诊疗人次数存在显著性差异，进一步两两比较显示：增城 > 从化（Z = 2.91，$p = 0.002$），增城与花都无显著性差异（Z = 1.70，$p = 0.10$），从化与花都无

显著性差异（$Z = 0.01$，$p = 0.99$）。

表 8－4 2013 年广州市三区乡镇卫生院服务供给情况的比较

县域名称	卫生院数量（间）	总诊疗人次数（人次）	健康档案建档人数（人）	健康教育人次数（人次）	慢非管理人数（人）	孕产妇产前检查人次数（人次）	0～6 岁儿童规划免疫接种人次数（人次）
从化	9	546726	290415	37826	26316	21364	160486
增城	12	1401172	436305	132292	39863	26029	166905
花都	4	255382	74962	4882	6597	4154	51895
χ^2	—	9.01	5.54	6.55	3.05	4.08	0.56
p	—	0.01	0.06	0.38	0.22	0.13	0.76

三　分析

卫生资源在不同卫生机构间的配置依据应体现居民的医疗卫生服务需求，由于绝大多数的基本医疗服务和公共卫生服务是由基层卫生机构提供的，所以，中国卫生资源配置应呈"正三角"形态，即资源配置越往基层卫生机构数量越大。然而目前，大部分卫生资源集中在城市，而绝大部分的城市卫生资源集中在大医院，这与社会对医疗卫生服务的需求不相适应，没有使卫生资源效用价值最大化[1]，造成卫生费用急剧上升、卫生资源使用低效率、医疗卫生服务分配不公平、医疗卫生服务总体质量降低、医疗卫生服务的可及性下降等弊端。其主要原因是长期以来，为实现工业化赶超，中国实行了城乡差异化发展战略，大量的各种农村资源通过各类制度安排流入了城市，其结果是在经济快速发展的同时带来了城乡经济社会发展的极端不平衡。卫生院承担着农村基本医疗服务和基本公共卫生服务的主要任务，将卫生资源投入乡镇卫生院，能够保证有较好的公平性。

农村卫生基础设施的公共产品属性决定了政府应承担其建设的主要职责。中国农业、农村、农民为工业化、城市化的发展做出了巨大贡献，现阶段中国经济实力明显增强，已具备"工业反哺农业，城市反哺农村"的基础

---

[1] 李侠：《安徽省农村卫生资源配置现状与对策研究》，《中国初级卫生保健》2011 年第 1 期。

和条件，政府理所应当要将解决长期以来累积的对中国农村卫生基础设施建设的欠账问题作为重要的责任。① 从 2002 年开始，国家逐步加大农村卫生服务体系建设力度。2002 年《中共中央、国务院关于进一步加强农村卫生工作的决定》在公共财政和分税制财政体制下，规范了各级人民政府对农村卫生的补助范围和方式，其后新型农村合作医疗保险等多项新出台的制度的改革主体均涉及乡镇卫生院。2006 年，卫生部、国家中医药管理局、国家发展改革委员会、财政部四部门联合颁布《农村卫生服务体系建设与发展规划》，这是新中国成立以来覆盖范围最广、投资力度最大的农村卫生专项建设规划，被誉为落实科学发展观的重大举措、建设中国医疗卫生服务体系的重要步骤、缩小城乡医疗卫生差距的重要条件。该规划不是单纯地强调基础设施建设，还强调完善中国农村卫生服务体系协调推进，有效规范各地方政府对农村卫生服务体系的政策引导及财政投入力度，有力推动农村卫生事业发展。2008 年，十七届三中全会通过了《中共中央关于推进农村改革发展若干重大问题的决定》，加快推进农村改革发展，加快推进社会主义新农村建设，大力推动城乡统筹发展，促进社会和谐，促进社会公平正义，保证农民安居乐业，为实现国家长治久安打下坚实基础。2009 年起，国家先后颁布了《中共中央 国务院关于深化医药卫生体制改革的意见》《关于进一步完善城乡医疗救助制度的意见》《关于巩固和发展新型农村合作医疗制度的意见》《关于加强乡村医生队伍建设的意见》《关于推进乡村卫生服务一体化管理的意见》《关于乡镇卫生院和村卫生室实施绩效考核工作的意见》等政策文件，进一步明确了各级政府和相关部门在农村卫生服务体系建设中应承担的职责，规范了农村卫生服务机构在房屋、设备、资金、人力等方面的设置与完善。广州也在地方医药卫生体制改革上打上自己的烙印。

（一）具体措施

1. 机构编制方面

2009 年以来，广州市在基层医疗卫生机构性质方面，将乡镇卫生院定为公益一类事业单位，重新核定人员编制，共下达编制 4320 名。

2. 分配制度改革方面

广州实施绩效工资，收支两条线管理，实施基本药物制度后，政府举办

---

① 郭异冰：《论强化我国农村卫生基础设施建设的政府责任》，《吉林工商学院学报》2008 年第 4 期。

的乡镇卫生院的人员支出和业务支出等运行成本通过服务收费和政府补助补偿。基本医疗服务主要通过基本医疗保险付费和个人付费补偿，基本公共卫生服务通过政府建立的基本公共卫生服务经费保障机制补偿，经常性收支差额由政府按照"核定任务、核定收支、绩效考核补助"的办法补助。

3. 医疗服务方面

广州市开展农村三级医疗卫生服务体系的标准化建设，使全市大部分区级医院、乡镇卫生院和村卫生站达到国家、省、市标准，就医条件进一步健全、就医环境进一步改善。

4. 基本公共卫生服务方面

广州市在农村地区与城市同步实施《广州市基本公共卫生服务项目单和服务包》，提高经费补助标准，在2013年人均补助标准达到40元。

5. 技术促进方面

广州市完善了城市医院对口帮扶农村医疗卫生机构工作方案，安排省、市属三级综合医院和专科医院对县级医院和专科医院、中心镇医院的一对一结对帮扶，派遣业务骨干到卫生院挂职，建立双向转诊制度，举办义诊及讲座，免费接收乡镇卫生院医务人员到帮扶医院进修。

经过近几年的努力，广州市建立起较为完善的区、镇、村三级医疗、预防保健体系，农村卫生服务能力有了较大的提高。

（二）资源配置整体变化结果

本研究显示：2009~2013年，广州市乡镇卫生院资源配置整体呈现增长的态势。其中，设备的涨幅尤其显著，万元以上设备总价值的年均增长率达到7.83%，其主要原因有：一是政府财政投入增加，仅2012年广州市本级财政就投入农村卫生专项建设资金10942万元[1]，相对于房屋建设或改造工程需经过复杂的报批、床位增设需要卫生人员和房屋面积相配合而言，购买设备是最简单、快捷的资金利用方式；二是现代医学飞速发展，辅助检查为全科团队服务质量的提高提供了有力的技术支撑和保障[2]，且在减少医疗纠纷、增加经济收益的利益驱动下，卫生院医生对疾病的诊断更多地依赖设备检验；三是伴随着网络技术的逐渐普及和政府卫生信息系统一体化建设的要

---

[1]　数据来源自原广州市卫生局部门专项报告。

[2]　黄波、陈东东、廉启国：《辅助检查系统对全科团队服务质量的技术支撑作用》，《中华现代医院管理杂志》2009年第6期。

求，乡镇卫生院增加了计算机等办公自动化设备、中心机房等配置。

不过，本研究也发现，2011 年以后，乡镇卫生院的职工总数、床位增长进入瓶颈期，甚至有萎缩的趋势，这说明尽管近年出台了对口帮扶、免费定向培养等一系列促进卫生院医疗技术和人才发展的措施，但仍未能解决卫生院吸引人才和发展基本医疗的困境。一是农村地区在地理位置、人文环境、基础设施等方面较城市仍有较大的差距，卫生院医生个人技术发展途径远低于城市公立医院。二是卫生院处于卫生站和二级医院之间的夹心层，可及性不如卫生站，小病患者倾向于在卫生站就医；医疗技术不如二级、三级医院，稍复杂的病患、危重症患者多选择到二级、三级医院诊疗，导致卫生院床位增长的源动力不足。三是新医改使卫生院走向了行政化色彩浓厚的另一个极端——采取的是"定岗定编定工资标准"的人事制度和"收支两条线＋绩效工资制"的收入分配制度等"回归"到行政化的医改制度[1]，激励机制丧失。

（三）人力资源配置地区差异

本研究显示，广州 3 个区每万人口卫生人员数存在显著性差异，花都（2000 年撤市设区）大于从化和增城（两者均为 2014 年撤市设区）。从地理位置来看，花都区距离广州中心城区最近，2004 年新白云机场在该区启用，带动了当地经济的发展；从交通出行来看，2010 年广州地铁 3 号线至花都段开通，为居民出行提供了极大的便利，相比至今尚未建成轨道交通网络的从化、增城两区，花都区无疑具备了吸引人才的优势；从政策支持来看，经济实力相对较强的花都区近年开展农村卫生站免费为农民治病扩大试点工作，出台了由区财政全额补助医疗经费、给予乡村医生工资每人每年 1.8 万元等系列积极措施，留住了基层卫生人才，促进了当地基本医疗的良性发展，吸引了更多的农民患者就近就医，使卫生院间接受益。李菲等的研究也表明，市场在卫生资源配置，包括人力资源配置中起着重要的作用，在一些经济相对发达的镇街，外来人口聚集，居民医疗卫生服务需求旺盛，卫生院经营状况较好，更容易更新设备，促使各种资源配置水平不断上升，吸引人才；经济相对落后地区的卫生院经营状况不佳，设备、房屋等硬件设施的改善也非常困难，难以留住人才。[2] 广州三区农村卫生人力资源存在的差异正是以市

---

① 李培林主编《2014 年中国社会形势分析与预测》，社会科学文献出版社，2013。

② 李菲、胡鹏飞、徐锦波等：《广州地区乡镇卫生院资源配置状况研究》，《中国农村卫生事业管理》2009 年第 7 期。

场为主导、政策为辅助的人力资源配置的结果。

（四）基市医疗卫生服务发展趋势较好

本研究发现，广州市乡镇卫生院的总诊疗人次、慢非管理人数、孕产妇产前检查人次数，0~6 岁儿童规划免疫接种人数逐年上升，其原因可能是以下几点。

一、基层医院的新型农村合作医疗保险报销比例较高，对居民在卫生院就诊起到了促进作用；以花都区为例，目前新型农村合作医疗保险住院医药费用报销比例为：一级定点医疗卫生机构起付标准 300 元，可报销部分按 85% 报销；二级定点医疗卫生机构起付标准 600 元，可报销部分按 70% 报销；区内区属三级定点医疗卫生机构起付标准 1000 元，可报销部分按 60% 报销。

二、先进诊疗设备的投入、上级医院的对口帮扶等提高了卫生院的医疗技术。如前所述，2009~2013 年乡镇卫生院万元以上设备总价值的环比增长率达到了 7.83%，其中包括了诊疗设备的引进、升级，为疾病的诊断、治疗提供了更先进的硬件支持。近年来，城市二级、三级综合医院对乡镇卫生院的帮扶是多方面的，包括发挥其资源优势，指导卫生院的基础建设；针对乡镇的实际和当地群众的需求，帮助建设一批特色和重点科室，培养一批业务骨干和科室带头人，提高医院管理水平；选派以高级职称和高年资中级职称为主的医务人员参加帮扶工作，帮助完善工作制度和技术操作规程，提高服务能力，提高常见病和多发病的诊治水平；免费接收医务人员进修、对医务人员进行培训等，结成稳定的对口支援和协作关系，极大促进了卫生院的医疗服务水平。

三、城镇化发展吸引了越来越多的工厂企业进驻农村周边地区，流动人口逐年增加，实际服务的人群数量日益增长。2009 年广州市社会从业人员数为 679.15 万人，2012 年达到 751.30 万人；2009 年花都、增城、从化三区常住人口总数为 240.42 万人，2012 年达到 260.97 万人[①]，尚有大量的流动人口未纳入官方统计数据。社会从业人员、流动人口中，有相当比例是青壮年人群，处于生产力、活动力和生殖能力较为旺盛的阶段。《中国流动人口发展报告 2014》显示：2013 年中国劳动年龄流动人口平均年龄为 33.7 岁，随

---

① 广州市统计局：《2013 广州统计年鉴》，中国统计出版社，2014。

迁子女比例处于上升趋势，流动育龄妇女在流入地怀孕、生育的比例提高①，对外科、妇产科、儿科、计划免疫等医疗卫生服务的需求较大。

四、随着农村居民生活水平的提高和生产生活方式的改变，农村人口的疾病谱发生了明显的变化，慢性非传染性疾病的发病率逐年上升。② 广州市近十年来，一直在推进中心镇建设，加快农村城市化步伐，大量的农村土地被征用，农民不再从事传统的农业耕作，工作及生活行为方式发生了较大的变化，如体力劳动减少，静坐行为增多，膳食结构变化，荤腥食品比重增加，调查发现城镇化农民超重率和肥胖率较高，慢性病的高危因素已经极为严重。③ 随着城镇化的进一步深入，慢性非传染性疾病的医疗保健需求还将逐年上升。

五、经济效益的杠杆作用。慢非患者、孕产妇、儿童是相对较为稳定的就医群体，如慢非患者要定期复查、服药或住院治疗，孕产妇定期产检、住院分娩，儿童需要定期保健、接种疫苗、因疾病就诊的频率也较高，能产生较为客观的医疗费用，直接经济效益明显；另一方面，地方政府根据绩效考核情况核拨经费补助，使得卫生院积极主动地提升诊疗人次、慢非管理人次、产前检查人次、儿童规划免疫人次等绩效考核权重高、诊疗收入也较高的指标；相反，对于直接经济效益不明显，绩效考核比重又低的指标，卫生院的主动性不高，人力物力投入不足，增长缓慢甚至出现了负增长，例如健康教育人次数等指标。

六、政策考核导致建档人数明显提升。健康档案是基本公共卫生服务和基本医疗服务的基础性资料，它是满足居民"六位一体"的医疗卫生服务需求及提供经济有效、综合连续的基层医疗卫生服务的重要保证。鉴于健康档案的建档不产生直接的经济效益，其上升的主要原因应当是政府主导和绩效考核的压力。国家《卫生事业发展"十二五"规划》要求：2015年城乡居民规范化电子健康档案建档率达到75%以上，因此，各级卫生行政部门强力推广，广州市也将其作为医疗卫生服务绩效考核的重要指标，从而促使居民健康档案的建档人数短期内得到迅速提升。但由于受基层医疗卫生服务机构人力资源与居民数量严重不匹配等因素的限制，为完成考

---

① 国家卫生计生委：《中国流动人口发展报告》，中国人口出版社，2014。
② 中国疾病预防控制中心：《中国慢性病及其危险因素监测报告（2009）》，人民卫生出版社，2010。
③ 陈晓玲、彭云、栢品清等：《上海市浦东新区快速城镇化地区农民的健康状况调查》，《上海预防医学杂志》2010年第11期。

核指标，健康档案的建档工作存在不真实、不能有效利用等情况，有悖于建立健康档案的初衷。

（五）服务供给区域间差异不大

本研究显示广州市乡镇卫生院服务供给的区域间差异不大。新医改以来，广州市统筹、完善农村卫生管理模式和运行机制，制定了卫生院公共卫生工作考核管理办法，建立了以完成公共卫生服务项目的数量、质量为依据核拨补助经费的绩效考核机制，健全了标准化的公共卫生服务和医疗服务考核指标体系，促进了乡镇卫生院服务供给的同质化，三区乡镇卫生院的健康档案建档人数、健康教育人数、慢非管理人数、孕产妇产前检查人次数、0~6岁儿童规划免疫接种人数无显著性差异。

乡镇卫生院服务供给各项指标中仅总诊疗人次数存在区域差异。其外部原因可能是增城区域内的常住和本地户籍人口多于从化，人口密度约为从化的两倍①，加之增城三大支柱产业：汽车及其零部件、摩托车、纺织服装均为劳动力密集型产业，大量的流动人口在农村及其周边地区聚集，而从化的支柱产业以农业和生态旅游业为主，流动人口较少，因此增城的乡镇卫生院服务人口实际数远大于从化；内在原因可能是增城的乡镇卫生院整体规模（机构总数、床位数、卫生人员数等）大于从化，诊疗能力较强。

四　讨论

（一）现有农村卫生人才政策存在不足

卫生人力资源是为了提高全体人民的健康水平、改善人体素质和延长寿命的多种资源中的一种，它是卫生系统核心价值的体现，从事着劳动密集型的工作，其服务对象是社会中的人或人群。中国现行的人力资源存量配置主要有两种途径，一是行政性再配置，二是市场性再配置。随着中国市场经济体制改革的深化，人力资源增量配置基本上都是市场化的，但仍需政府制定与之相关的就业服务指导，充分发挥市场配置人力资源的基础性作用，才能更好地解决增量带来的压力，实现从人口资源到人才优势的转变。

近年来各级政府为解决农村医疗卫生人才缺乏问题制定了不少政策，进

---

① 广州市统计局：《2013广州统计年鉴》，中国统计出版社，2014。

行了多种形式的探索，目前乡镇卫生院人才政策主要有：国家层面的《关于进一步加强农村卫生工作的决定》（2002 年）、《卫生部关于印发〈乡镇卫生院卫生技术人员培训暂行规定〉的通知》（2004 年）；广东省层面的《关于乡镇卫生院管理体制改革与建设的意见》（2007 年）、《广东省乡镇卫生院机构编制标准》（2011 年）、《广东省卫生厅乡镇卫生院管理办法》（2008 年）。2011 年广东省所有政府办乡镇卫生院、城市社区卫生服务机构被列为公益一类事业单位，由各级财政兜底，确保公益性，这堪称广东卫生事业史上前所未有的改革。同时，我们也应看到，仅解决人才的身份问题还远远不够，其他相关政策，如培训规定、管理办法、考核办法等，对提高人员素质也起到了一定的促进作用，但是，由于农村地区的先天不足，如交通出行、文化环境、配套设施等的欠缺，在身份、考核、晋升几乎一致的条件下，卫生人才必定倾向于选择在城市就业。基层卫生技术人才匮乏是制约基层医疗卫生服务能力提升的关键，由于基层医务人员待遇低，发展空间有限，基层普遍存在人才"招不进、留不住"的问题。因此，政府应针对乡镇卫生院制定比城区更有吸引力的人才政策。

（二）政府在农村卫生资源配置中的重要性

卫生资源配置是指一个国家或政府如何将统筹到的卫生资源公平且有效率地分配到不同的领域、地区、部门、项目、人群中去。乡镇卫生院提供基本医疗和基本公共卫生服务，具有公共产品属性。目前，中国大多数地区的新型农村合作医疗和农村医疗救助制度均选择以县为单位统筹①，对农村卫生资源调节起主要作用；卫生事业的发展程度与当地经济发展水平和财政状况密切相关，在区域间经济发展不平衡且短期内尚难以扭转的情况下，必然导致区域卫生事业发展的不平衡，不利于均等化提供公共产品。

当前卫生资源配置存在的突出问题，一是城区卫生资源重复配置；二是乡村卫生资源配套性差，有效服务能力不足。②鉴于地区间的经济社会发展程度、生产生活习惯、疾病构成不同，且由于地域产业构成等因素的差异，导致人口构成，尤其是流动人口数量和比重不同。因此，现阶段应当充分发挥政府在卫生资源配置尤其是在基层卫生资源配置中的主导作用。政府需要

① 向国春、顾雪非、毛正中：《我国农村基层卫生资源配置现状及对策建议》，《中国卫生事业管理》2011 年第 5 期。

② 宁德斌、杜颖、刘平良等：《整合农村卫生资源的探讨》，《中国卫生资源》2008 年第 2 期。

对农村卫生资源实施地区性差异扶持。增加对农村卫生的投入，提高医疗卫生服务提供的水平和农民对医疗卫生服务的可得性、可及性，改进医疗卫生服务公平性。

五　政策建议

本研究发现，新医改以来，乡镇卫生院服务供给经过一段时间攀高后已开始出现下降趋势，这与城市公立医院人满为患的高端医疗供给不足形成强烈反差。这种情况，与商品领域一面是国产商品无人问津，另一面是国人涌出国境的升级性消费需求现象似乎有些相似！新一轮机构改革后，基层卫生与计划生育技术服务机构将进一步整合等改革，都需要乡镇卫生院服务模式进一步转变。政府应对新卫生政策和项目的执行效果进行定期评估，以当地经济社会发展水平、居民健康水平、公共卫生水平为基础，适时调整地方配套政策，进一步统筹规划与合理配置卫生资源，尽可能使卫生资源产出投入比值最大化、最优化，从而促进区域卫生协调发展。卫生政策应努力做到城乡统筹、体现社会公正。社会公正是现代社会行为的基本准则，也是社会关系能够保持健康有序的前提条件。与卫生政策相关的社会公平，正是指分化的各社会阶层和群体有合法渠道可以平等地表达对卫生政策问题的诉求，从而在卫生政策上平等地体现各阶层和群体的利益。看病问题是社会公正度的重要指标，而社会公正度的提高是实现社会和谐的基本保证。我们为卫生公平呼吁，是因为这种城乡居民贫富差距以及地区间发展的不均衡，已经开始威胁、制约人与社会的全面发展。

（一）调整人力资源管理政策

医疗服务供给不足特别是优质医疗资源供给不足，首先涉及医院人才培养机制和人事管理体制等一系列问题。乡镇卫生院的人力资源配置应当进行优化，合理而充分地利用好体力、智力、知识力、创造力和技能等方面的能力，通过创造良好的环境，使其与物资资源有效结合，产生最大的社会效益和经济效益。在市场起基础作用的同时，政府应发挥政策导向作用，制定合理的人才政策。可以采取以下步骤调整人力资源管理政策。

第一步，进行人力资源需求分析。人力资源需求分析应考虑到现实人力资源需求、未来人力资源需求预测和未来流失人力资源需求预测三部分。需求主体应包括居民、政府、卫生院、卫生人员，需求分析的结果是找出与当地医疗卫生实际相适应的岗位数量需求和对应的人才条件，如年龄、学历、专业、经历、薪酬等。

第二步，制定人才良策。打破制约人才发展的条条框框，从需求理论出发，例如可将资金支持、住房补助等经济因素纳入人才政策创新体系中，满足人才对工作、生活、学习方面的合理诉求，进一步完善人才选拔、培养和激励政策体系，解决农村卫生人才的归宿需要、尊重需要等。在人才管理方面，应实施人力资源的科学配置，即责权利一致、能级对应、用人所长、人尽其才，实行以市场为基础、以政府为主导的医生自由执业制度，调整"定编定岗不定人"和工资绩效考核等制度以及营造科研创新环境等多种措施，探索适宜的人力资源激励和约束机制。

第三步，建立高效的工作体系。在横向上，将有关部门联系起来，在纵向上将职能分工联系起来，环环相扣、各司其职、密切配合、沟通协商，从薪酬分配、职位晋升、合理流动、继续教育等方面制定配套优惠政策，开辟绿色通道来吸引人才，切实提高服务人才的能力和水平。

第四步，抓好政策措施的贯彻落实和定期评估。要完善政策兑现机制，确保承诺的优惠政策、扶持资金、生活补贴、培养激励等落实到位，努力提高措施的执行力，建立评估完善机制，根据区域经济与社会的发展状况，不断优化人才政策，充分发挥各类人才的智力优势，把人才在农村卫生发展中的重要作用最大化。

（二）实施差异性扶持政策

政府应当以居民健康需求为导向，加大对资源配置薄弱乡镇卫生院的扶持力度，优先满足其卫生资源配置需求，提高其服务能力，适度抑制优势卫生院不合理的扩张冲动，在调整现有资源配置状况的同时将新增资源优先向落后地区倾斜，改善资源配置区域不平衡和卫生院之间不平衡的状况，促进各地乡镇卫生院协调发展。①

在进行农村卫生扶持时，应以区域卫生规划为基础，以区域卫生规划配置卫生资源，即以提高区域内人民健康为目的、以资源的合理布局和有效利用为出发点，优先发展和保证基本医疗卫生服务，合理调整和配置资源。农村区域卫生规划，应综合考虑自然环境、社会经济、人群健康状况、医疗卫

---

① 李菲、胡鹏飞、徐锦波等：《广州地区乡镇卫生院资源配置状况研究》，《中国农村卫生事业管理》2009 年第 7 期。

生服务需求和主要卫生问题等因素，确定主要的卫生问题与优先选择，拟定实现区域卫生规划目标的策略，统筹安排和合理配置卫生资源，改善和提高农村卫生服务能力与资源有效利用率。

首先，要计算区域农村卫生资源缺口，确定资源增量，卫生资源的基本形式包括人力资源、物力资源、财力资源、技术资源、信息资源，需要关注这些资源的配置总量是否满足国民的医疗服务需求，配置结果是否合理，对卫生资源配置的效率、公平性与质量进行分析。其次，要注意建立分类配置机制。现代交通的变化，信息技术的发展，使人流、物流、信息流大为便捷，患者的就医习惯也在发生变化，经济较好的或患"大病"的农民有直接到城市大医院就医的倾向，部分乡镇卫生院存在"小病看不到，大病看不了"的尴尬局面。因此，经济发达、交通便利地区的乡镇卫生院面临着更大的挑战，面临着临床医疗做强、做精、做出特色，或弱化医疗主要从事预防保健的选择，这需要当地政府、卫生院进行长期规划，结合市场需求进行合理的资源配置和调整。对交通不方便、离大医院较远的地区的卫生院，政府应给予更多的资源扶持，使其基本能满足当地群众常见病、多发病的诊治需求。另外，要将流动人口的医疗及公共卫生服务需求考虑在内，使流动人口与户籍人口共享社会发展的成果，实现医疗卫生服务的均等化。

（三）实行填平补齐政策

卫生资源配置不仅是卫生行政部门的责任，政府应发挥总指挥官的作用，加强宏观调控和统筹管理，使各部门各司其职，强化政府对基本、基层、基础卫生资源的责任和投入，进一步优化已有卫生资源的总体结构和布局，补短板、促协作，推进资源整合，促进卫生资源的增量提质。改变政府卫生投入的方向，增强财政对公共卫生服务的保障能力，加大对农村卫生服务的投入，不仅不会增大财政投入负担，而且会提高资源使用效率，减少卫生资源的消耗，保证卫生资源使用公平性，实现合理分流病人到农村卫生服务机构。2013年，广州市制定了《广州市镇卫生院基本医疗设备装备标准（试行）》以及《镇卫生院基本医疗设备补助办法》，正以"补缺换残"的原则，制定各家乡镇卫生院的基本医疗和急救设备装备计划，落实各级财政对乡镇卫生院医疗设备装备的补助资金，并将市区卫生资源存量中可调剂部分充实到农村，这将在一定程度上改善农村卫生资源配置。

第九章　广州市城市社区卫生服务体系
运营效率分析

2009年启动的新医改，将健全基层医疗卫生服务体系建设列为深化医药卫生体制改革的五项重点改革任务之一。城市社区卫生服务体系作为提供公共卫生服务和基本医疗服务的主要平台，是城市卫生服务体系的基础和纽带。它能否充分发挥其"六位一体"的功能，能否在现有的资源投入水平下达到最大的产出，能否满足大部分居民的基本医疗卫生服务需要，对于缓解城市综合医院人满为患的状况至关重要。随着各地社区卫生服务体系的建立和完善，社区卫生服务中心的效率受到越来越多的关注，提高社区卫生服务中心的运营效率对提高医疗服务数量具有显著作用，是实现人人享有初级卫生保健目标的基础环节。在优质资源越来越向大医院集中的大背景下，如何优化城市卫生资源结构，发展社区卫生服务成为深化城市医疗卫生体制改革，满足群众基本卫生服务需求的重要手段，成为决策者非常关注的问题。

本章应用数据包络分析法中的 Malmquist 模型对 2009~2013 年广州市社区卫生服务中心的运行效率做一跨期分析，主要从动态角度系统分析新医改背景下的广州市社区卫生服务中心效率变化的特点及发展趋势，寻找制约其发展的因素，进而提出相应的政策建议。

一　指标选择

本研究以广州市社区卫生服务中心（没有设置病床）为研究对象，每家社区卫生服务中心为1个决策单元（DMU），收集每家社区卫生服务中心 2009~2013 年投入、产出指标的面板数据。2009 年以来，由于城市内部行政区域调整及基层医疗卫生机构综合改革，特别是在基层医疗卫生机构被定位为公益一类事业单位及实施基本药物制度后，不少社区卫生服务机构纷纷合并或者撤销了病床设置。为了增加决策单元的可比性，我们增加了一个选择条件：配备有万元以上设备的社区卫生服务中心。因此,在排除合并、设置病床的社区卫生服务中心后,剩下的没有设置病床、配备有万元以上设备的 51 家样本社区卫生服务中心在组织体系、管理制度、功能定位、运行机制、规模和服务对象上均有较高的可比性,基本符合数据包络分析法对数据的要求。

本研究在文献分析的基础上,结合社区卫生服务中心的功能定位及《国家基本公共卫生服务规范 (2009 年)》,选取 2 项投入指标和 6 项产出指标。2009 年开始启动国家基本公共卫生服务项目以来,社区卫生服务中心的社会公益性得到了强化。鉴于以往的研究基本上没有将基本公共卫生服务项目纳入产出指标,本研究侧重选取基本公共卫生服务项目。投入指标包括在岗职工人数、万元以上设备总价值。产出指标包括基本医疗服务、基本公共卫生服务两方面:基本医疗服务产出方面包括总诊疗人次数;基本公共卫生服务产出方面包括年末城镇居民健康档案累计建档人数、年内 0 ~ 6 岁儿童国家免疫规划接种人次数、年内孕产妇建卡人数、年末高血压规范管理人数、年末糖尿病规范管理人数。

二 城市社区卫生服务体系运营效率

(一)投入、产出指标的基本情况

2009 ~ 2013 年,样本社区卫生服务中心平均在岗职工由 38 人增加到 47 人,增长 23.7%;万元以上设备总价值由 75 万元增加到 143 万元,增长 90.7%。总诊疗人次数由 51210 人增加到 78981 人次,增长 54.2%;年末城镇居民健康档案累计建档人数由 6136 人减少到 5034 人,减少 18.0%;年内 0 ~ 6 岁儿童国家免疫规划接种人次数由 20814 人次增加到 28334 人次,增长 36.1%;年内孕产妇建卡人数由 216 人增加到 383 人,增长 77.3%;年末高血压规范管理人数由 610 人增加到 4229 人,增长 593.3%;年末糖尿病规范管理人数由 144 人增加到 1213 人,增长 742.4%。详见表 9 - 1。

表 9 - 1 2009 ~ 2013 年,样本社区卫生服务中心投入、产出指标总体变化情况

项目　　　　　　年份	2009	2010	2011	2012	2013	年均增长率(%)
在岗职工人数(人)	38	39	40	44	47	5.46

续表

项目 \ 年份	2009	2010	2011	2012	2013	年均增长率（%）
万元以上设备总价值（万元）	75	75	76	129	143	17.51
总诊疗人次数（人次）	51210	57787	63536	72209	78981	11.44
年末城镇居民健康档案累计建档人数（人）	6136	23927	31481	45639	5034	-4.83
年内0~6岁儿童国家免疫规划接种人次数（人次）	20814	18248	23444	22718	28334	8.02
年内孕产妇建卡人数（人）	216	373	336	340	383	15.39
年末高血压规范管理人数（人）	610	1263	2304	3779	4229	62.27
年末糖尿病规范管理人数（人）	144	384	562	861	1213	70.36

（二）整体生产效率的动态变化分析

由表9-2可知，2009~2013年，样本社区卫生服务中心整体全要素生产率年平均提高了18.7%，主要是技术进步（11.3%）及技术效率（6.7%）共同作用产生的；纯技术效率、规模效率年平均增长率分别为4.0%和2.6%。这说明，新医改以来样本社区卫生服务中心总体运营能力及诊疗水平均有较大提高。

具体来看，全要素生产率的变化：2009~2013年均为提高。其中，2012~2013年均因技术进步和技术效率均提高而提高；2009~2010、2010~2011年均因技术进步提高大于技术效率下降而提高；2011~2012年因技术效率提高大于技术进步下降而提高。

技术效率指数整体波动较大，表现为先提高、后降低。其中，2011~2012年增长最大，达到提高34.6%。① 2009~2010年技术效率下降，下降模式为纯技术效率与规模效率均下降；2010~2011年技术效率下降，下降模式为规模效率提高与纯技术效率下降；② 2011~2012年、2012~2013年技术效率均上升，上升模式均为纯技术效率与规模效率同时提高。

技术进步的整体变化：① 仅2011~2012年技术进步下降；② 其余时间段技术进步均提高。

纯技术效率、规模效率整体基本维持稳定。其中纯技术效率在2010~2011年有一定下降，2011~2012年增长稍快。

表9-2 广州市2009～2013年社区卫生服务中心 Malmquist 生产率指数及分解

比较年份	技术效率 （effch）	技术进步 （techch）	纯技术效率 （pech）	规模效率 （sech）	全要素生产率 （tfpch）
2009～2010	0.944	1.608	0.982	0.961	1.518
2010～2011	0.947	1.214	0.862	1.099	1.150
2011～2012	1.346	0.777	1.287	1.046	1.046
2012～2013	1.076	1.011	1.073	1.002	1.087
几何平均值	1.067	1.113	1.040	1.026	1.187

（三）机构间生产效率的动态变化分析

由表9-3可知，45家（88.2%）样本社区卫生服务中心全要素生产效率有所增加，但增长差异较大。其中，卫生服务中心30增加最大，达到93.8%；卫生服务中心15增加最少，为4.1%。有6家（11.8%）样本社区卫生服务中心全要素生产效率有所降低，其中卫生服务中心18下降21.0%。

表9-3 2009～2013年各社区卫生服务中心 Malmquist 生产率指数及分解

社区卫生 服务中心	技术效率 （effch）	技术进步 （techch）	纯技术效率 （pech）	规模效率 （sech）	全要素生产率 （tfpch）
卫生服务中心1	1.078	1.011	1.136	0.948	1.089
卫生服务中心2	1.049	1.073	1.052	0.997	1.125
卫生服务中心3	1.349	1.069	1.312	1.028	1.442
卫生服务中心4	1.135	1.148	1.040	1.091	1.304
卫生服务中心5	1.131	1.091	1.086	1.042	1.235
卫生服务中心6	1.043	1.285	0.923	1.131	1.341
卫生服务中心7	1.199	1.131	1.161	1.032	1.356
卫生服务中心8	1.080	1.002	0.974	1.109	1.083
卫生服务中心9	0.933	1.194	0.902	1.035	1.114
卫生服务中心10	1.234	1.029	0.886	1.393	1.270
卫生服务中心11	1.156	1.091	1.093	1.057	1.260
卫生服务中心12	0.979	1.155	0.989	0.990	1.131
卫生服务中心13	0.917	1.043	0.921	0.996	0.957
卫生服务中心14	1.210	1.059	1.092	1.107	1.281

社区卫生 服务中心	技术效率 （effch）	技术进步 （techch）	纯技术效率 （pech）	规模效率 （sech）	全要素生产率 （tfpch）
卫生服务中心 15	1.000	1.041	0.996	1.004	1.041
卫生服务中心 16	1.066	1.016	1.086	0.982	1.083
卫生服务中心 17	1.197	1.075	1.148	1.043	1.287
卫生服务中心 18	0.953	0.829	0.959	0.994	0.790
卫生服务中心 19	1.051	1.153	1.033	1.018	1.212
卫生服务中心 20	0.968	1.085	0.982	0.986	1.051
卫生服务中心 21	0.815	1.086	0.862	0.945	0.885
卫生服务中心 22	1.189	1.076	1.182	1.007	1.279
卫生服务中心 23	1.090	1.175	1.069	1.020	1.281
卫生服务中心 24	1.129	0.958	1.006	1.123	1.082
卫生服务中心 25	1.000	1.201	1.000	1.000	1.201
卫生服务中心 26	1.174	1.240	1.000	1.174	1.456
卫生服务中心 27	1.093	1.151	1.000	1.093	1.258
卫生服务中心 28	0.846	1.365	0.855	0.988	1.154
卫生服务中心 29	1.053	1.121	1.045	1.008	1.181
卫生服务中心 30	1.217	1.592	1.000	1.217	1.938
卫生服务中心 31	0.990	1.180	1.003	0.987	1.167
卫生服务中心 32	0.969	1.102	1.031	0.939	1.068
卫生服务中心 33	1.008	1.182	1.014	0.995	1.191
卫生服务中心 34	1.170	1.265	1.168	1.001	1.480
卫生服务中心 35	1.058	1.247	1.000	1.058	1.319
卫生服务中心 36	1.014	1.111	1.000	1.014	1.126
卫生服务中心 37	0.949	1.028	1.009	0.941	0.976
卫生服务中心 38	0.955	1.410	1.000	0.955	1.347
卫生服务中心 39	0.874	1.079	1.000	0.874	0.944
卫生服务中心 40	0.960	1.036	0.987	0.972	0.994
卫生服务中心 41	1.240	1.177	1.299	0.955	1.460
卫生服务中心 42	1.151	1.169	1.204	0.956	1.345
卫生服务中心 43	1.204	1.041	1.140	1.056	1.254

社区卫生 服务中心	技术效率 （effch）	技术进步 （techch）	纯技术效率 （pech）	规模效率 （sech）	全要素生产率 （tfpch）
卫生服务中心 44	1.000	1.084	1.000	1.000	1.084
卫生服务中心 45	1.162	1.015	1.147	1.013	1.180
卫生服务中心 46	1.000	1.232	1.000	1.000	1.232
卫生服务中心 47	1.044	1.011	1.081	0.966	1.056
卫生服务中心 48	1.200	0.969	1.293	0.928	1.163
卫生服务中心 49	1.185	1.154	1.000	1.185	1.368
卫生服务中心 50	1.113	0.960	1.007	1.106	1.068
卫生服务中心 51	1.129	1.074	1.109	1.018	1.214

由表 9 - 4 可知，各样本社区卫生服务中心全要素生产率提高主要贡献也是来自技术进步。47 家（92.2%）社区卫生服务中心技术进步效应指数均大于 1，35 家（68.6%）社区卫生服务中心是通过技术进步、技术效率提高或不变的途径来提高全要素生产率，34 家（66.7%）社区卫生服务中心技术效率提高，28 家（54.9%）社区卫生服务中心纯技术效率提高，28 家（54.9%）社区卫生服务中心规模效率提高。从表 9 - 5、表 9 - 6 进一步分析发现，各样本社区卫生服务中心通过规模效率提高、纯技术效率提高或不变两种途径来提高技术效率，因规模效率和纯技术效率均不变导致技术效率未提高。

表 9 - 4　2009 ~ 2013 年各社区卫生服务中心的动态效率年平均变化情况

动态效率		卫生服务中心	百分比（%）
提 高	全要素生产率（tfpch）＞1	45	88.2
	技术效率（effch）＞1	34	66.7
	技术进步（techch）＞1	47	92.2
	纯技术效率（pech）＞1	28	54.9
	规模效率（sech）＞1	28	54.9
未提高	全要素生产率（tfpch）≤1	6	11.8
	技术效率（effch）≤1	17	33.3
	技术进步（techch）≤1	4	7.8
	纯技术效率（pech）≤1	23	45.1
	规模效率（sech）≤1	23	45.1

表 9 - 5 2009~2013 年各社区卫生服务中心的全要素生产率变化分析

全要素生产率（tfpch）		卫生服务中心	百分比（%）
提 高	技术效率（effch）↑，技术进步（techch）↑	31	60.8
	技术效率（effch）↑，技术进步（techch）↓	3	5.9
	技术效率（effch）↓，技术进步（techch）↑	7	13.7
	技术效率（effch）↑，技术进步（techch）◆	0	0
	技术效率（effch）◆，技术进步（techch）↑	4	7.8
未提高	技术效率（effch）↑，技术进步（techch）↓	0	0
	技术效率（effch）↓，技术进步（techch）◆	0	0
	技术效率（effch）↓，技术进步（techch）↓	1	2.0
	技术效率（effch）↓，技术进步（techch）↑	5	9.8
	技术效率（effch）◆，技术进步（techch）↓	0	0

注：↑代表提高；↓代表下降；◆代表不变。

表 9 - 6 2009~2013 年各社区卫生服务中心的技术效率变化分析

技术效率（effch）		卫生服务中心	百分比（%）
提 高	纯技术效率（pech）↑，规模效率（sech）↑	17	33.3
	纯技术效率（pech）↑，规模效率（sech）↓	8	15.7
	纯技术效率（pech）↓，规模效率（sech）↑	3	5.9
	纯技术效率（pech）↑，规模效率（sech）◆	0	0
	纯技术效率（pech）◆，规模效率（sech）↑	6	11.8
未提高	纯技术效率（pech）↑，规模效率（sech）↓	3	5.9
	纯技术效率（pech）↓，规模效率（sech）◆	0	0
	纯技术效率（pech）↓，规模效率（sech）↓	7	13.7
	纯技术效率（pech）↓，规模效率（sech）↑	2	3.9
	纯技术效率（pech）◆，规模效率（sech）↓	2	3.9
	纯技术效率（pech）◆，规模效率（sech）◆	3	5.9

注：↑代表提高；↓代表下降；◆代表不变。

三 分析

(一) 整体全要素生产率分析

第一，全要素生产率有所提高。本研究结果显示，直观上看，随着对社区卫生服务中心资源投入的增加，其服务产出效率有明显的上升趋势。总体上，2009~2013 年广州市社区卫生服务中心整体全要素生产率均提高，平均增长率为 18.7%，远高于同期上海等地区社区卫生服务中心全要素生产率的增长速度。[①] 全要素生产率增长幅度较大，这可能与新医改以来各级政府对城市社区卫生服务投入进一步加大有关。

第二，技术进步平均年增长率为 11.3%。研究发现，社区卫生服务中心万元以上设备总价值年平均增长 17.51%，远远超出其他投入指标。这提示了技术进步可能是因为新技术新设备的引进。相比之下，技术效率和其分解的纯技术效率、规模效率增加均不如技术进步提高水平。这提示了新医改以来，社区卫生服务中心效能改进或资源浪费、误用的情况尚有进一步提高的空间。

第三，纵向来看，新医改以来社区卫生服务中心全要素生产率均得到提升，虽然增长趋势有所下降。其发展模式相对健康，生产率增长贡献主要来源于技术进步，而技术效率、纯技术效率和规模效率均有一定增长，表明各种投入要素的利用相对较为充分。

(二) 个体全要素生产率分析

具体分解来看，45 家 (88.2%) 社区卫生服务中心全要素生产率，47家 (92.2%) 社区卫生服务中心技术进步均得到提高。只有 28 家 (54.9%)社区卫生服务中心纯技术效率提高，且变化不大、保持稳定。这也提示了各社区卫生服务中心如果能从管理和经营决策方面进行改善，可能会对全要素生产率的变化起到进一步的促进作用。只有 28 家 (54.9%) 社区卫生服务中心规模效率有所提高，与各社区卫生服务中心均已发展成熟且正常运行，处于规模报酬固定阶段的实际情况符合。这不仅与人力资源建设没有跟上物力建设有关，还与医疗卫生服务的特殊性导致规模有效性的实现需要一定的

[①] 刘元凤、丁晔、娄继权等：《基于 DEA – Malmquist 指数的浦东社区卫生服务效率分析》，《中国卫生资源》2013 年第 6 期。

时间有关。① 由于在各项投入指标中人力资源指标——在岗职工数年平均增长最慢，只有 5.46%，远低于万元以上设备总价值等物力指标增长速度。没有一定量适宜的人力资源，单纯依靠增加设备、改善房屋，将导致物力资源利用不充分及物力资源相对过剩；再加上医疗卫生服务提供与利用同时发生，与单纯将生产出来的产品作为产出的全要素生产率评价相比，时滞表现更明显。这说明了社区卫生服务机构对人才方面的需求仍非常大。

四　讨论

（一）社区卫生服务的定位

在合理的医疗卫生服务市场中，社区卫生机构应成为基本医疗服务最主要的提供者。从服务能力的角度，社区卫生服务可以解决大多数的基本健康问题；从资源利用的角度，社区卫生服务可以降低全社会的医疗费用；从保证社会公平的角度，社区卫生服务可以满足基本医疗服务需求；从提高诊疗质量的角度，社区卫生服务适应了医学模式从生物医学模式向生物—心理—社会医学模式的转变，能够全面实践新的医学模式。社区卫生服务强调以人的健康为中心，不是以疾病为中心；医生和患者是合作伙伴；为人们提供的是持续性而非临时性的服务；以家庭、社区而不是医院为基础对患者进行照顾；为病人提供的是方便、及时、价格低廉的可及性服务。总之，社区卫生服务应该是国家医疗卫生服务体系的基础，它使病人就医时在地理上是接近的、使用上是方便的、价格上是适宜的、关系上是亲近的，这已成为全球医疗卫生服务发展的方向。

2014 年 12 月 13 日，习近平总书记在江苏镇江考察时再次指出，要推动医疗卫生工作重心下移、卫生资源下沉，推动城乡基本公共服务均等化。改革开放以来，中国诊疗秩序不顺畅，卫生资源配置不合理，主要根源于医疗体制设计不合理。其深层次原因之一，即是中国医疗卫生服务体系缺少"守门人"制度。②

实际上，中国原有的单位医院或医务室就是"守门人"的一种形式，它曾经在很大程度上减少了对医疗服务的过度使用。在人口压力、环境压力、经济压力和流行病领域压力一同作用下，以医院为中心的中国卫生服务体系

---

① 陈小玲、刘英、王小万等：《湖南省 2000～2008 年乡镇卫生院基于 DEA - Malmquist 指数模型的动态效率分析》，《中国循证医学杂志》2012 年第 5 期。

② 《习近平在江苏调研》，新华网，2014 年 12 月 14 日。

将越来越不堪重负。然而，性价比更高的社区卫生服务，在改革开放以来中国医疗卫生服务体系市场化改革进程中定位不清，致使被忽视。直到1997年《中共中央关于卫生改革与发展的决定》才首次提出改革城市卫生服务体系，发展社区卫生服务。此后国家出台了系列文件加快社区卫生服务发展，1999年卫生部等10部门联合印发了《关于发展城市社区卫生服务的若干意见》，2002年卫生部等11部门又印发了《关于加快发展城市社区卫生服务的意见》，2006年国务院印发了《关于发展城市社区卫生服务的指导意见》，加快了社区卫生工作发展。上述政策明确提出要大力发展城市社区卫生服务，构建以社区卫生服务为基础，社区卫生服务机构、医院和预防保健机构分工合理、协作密切的新型城市卫生服务体系，以逐步解决当前卫生事业发展中存在的优质资源过分向大医院集中，社区卫生资源短缺、服务能力不强、不能满足群众的基本医疗卫生服务需求等问题，社区卫生服务被定位为基本医疗和公共卫生服务的供给主体。

中国社区卫生服务主要是公共卫生服务和基本医疗，涉及内容除了少部分社区医疗外，很大部分都属于纯公共物品和准公共物品性质，如慢性病常见病预防、妇幼保健、老年保健、健康教育，等等，采用由政府提供社区卫生服务的方式，可以较好地防止由于公共物品性质产生的市场失灵。2006年以来，特别是新医改以来，各级政府不断加大对社区卫生服务体系建设的投入力度。社区卫生服务中心的机构数量、总床位数、人员数量均有较大增加，基础设施建设逐年明显增加，收支状况好转；门急诊服务量明显上升，基本公共卫生服务也得到加强，为广大城市居民提供基本医疗服务和公共卫生服务的能力有所提高，公益属性进一步强化。

（二）社区卫生服务机构存在问题

新医改以来，在政府主导下，政府办社区卫生服务中心全部实行了公益一类管理，充分协调技术效率与技术进步的同步发展，既引进先进的设备、人才，又合理配置资源，提高了医疗卫生服务生产率，减少资源浪费，较好地实现了协调发展。但我们也可以发现全要素生产率的整体增长有下降趋势。现有的模式能否长期保持全要素生产率的提高，这点应该值得我们进一步观察和分析。从治理规律看，只以行政方式推进改革难以持久。[1] 社区卫

---

① 徐恒秋、代涛、陈瑶等：《安徽省基层卫生综合改革实施效果》，《中国卫生政策研究》2013年第5期。

生服务机构实施"收支两条线"前，政府允许其收入用于弥补医疗服务成本，实际运营中的收支结余用于自身的发展，如改善医疗条件、引进技术、开展新的医疗服务项目等。目前的收支两条线管理，在很大程度上打击了医务人员的积极性。特别值得注意的是，这场新医改过程中的卫生政策，并没有根据医学思维的更新和卫生工作的基本规律，把握住改革的重点——坚持预防为主。以往，"重临床、轻预防"导致医疗卫生服务机构职能不断趋同于医疗服务，导致不同医疗卫生机构之间竞争设备、竞争等级、竞争政府预算的低效竞争局面。本质上，以货币形式反映的效率——经济效益与社会效益的矛盾，就是医学目的异化的拜金主义现象。然而，新医改以来，一些基层医疗卫生机构综合改革政策又进一步割裂了预防和临床的关系，一些可量化考核的公共卫生项目被高度重视，却越来越脱离临床实际，这种现象不得不引起我们深思。虽然政府对基层卫生服务的基础设施和人员培训投入了大量资金，但病人更多是在二级或三级综合医院获得医疗服务。

新公共管理理论认为政府的职责是"掌舵"而不是"划桨"。[①] 李军鹏就指出政府应该集中精力决定国家的发展前途和指引航向，可以由民营企业和非政府组织参与公共服务的供给，实行公共服务的市场化与社会化。国内不少学者认为在坚持政府主导的前提下，可以适当引入社会力量举办社区卫生服务。[②] 张清慧等人认为政府供给并不完全等于政府直接生产这类物品，强调公共卫生服务供应的政府主体地位，并不是要回到由政府大包大揽垄断供给的权威型供给模式，而是在政府主导下，在发挥其监管作用的同时也要充分发挥市场的作用。市场在资源配置的技术效率方面远胜于政府，政府有义务保证实现医疗卫生领域公共物品供给的公平，但无须直接举办并供养全部医疗卫生机构，完全可以通过向私人部门（营利性的或非营利性的）采购和提供补贴，更有效率地实现其公共义务。政府对公共产品可以通过财政投入，借助公立医院提供相关服务进行直接供给，也可以通过直接补贴消费者或直接补贴医院出钱购买服务，间接实现供给目标。[③] 刘彩等人对民营社区卫生服务进行了 SWOT 分析，认为民营社区卫生服务机构的优势在于管理模式灵活、服务态度良好、提供便利服务、重视内部监管，可以成为基层医疗

① 李军鹏：《政府公共服务模式：国际比较与中国的选择》，《新视野》2004 年第 6 期。
② 张清慧：《基本医疗卫生制度的公共产品属性及供应方式分析》，《地方财政研究》2009 年第 6 期。
③ 刘彩、王健：《我国民营社区卫生服务机构的 SWOT 分析》，《社区医学杂志》2013 年第 6 期。

资源的有力补充。实际上，新医改以来各地政府办社区卫生服务机构实行公益一类管理，实际上挤压了民营社区卫生服务机构发展的空间，它们不仅没能被"一视同仁"，甚至被打压。实行的基层医疗卫生机构综合改革，似乎变成了社区卫生服务机构只有通过政府举办，才能真正体现其公益性质。

五　政策建议

（一）发挥政府与市场机制的协同作用

为了保持社区全要素生产率长期增长的势头，可以重新考虑引入市场机制，鼓励社会力量参与社区卫生服务提供。毕竟公共物品的生产未必需要由政府来完成。在政府主导的前提下，只要能确保提供公共服务的质量和数量，在社区卫生服务中引入市场机制，增加政府办社区卫生服务机构的竞争意识和经营意识，就会大大提高社区卫生服务的效率。当然了，市场经济本身是具有缺陷的，它具有自发性、趋利性和盲目性等缺点。即便在经济领域也不能只讲市场的作用，而不讲政府作用，更不用说在医疗卫生等民生领域了。城市社区卫生服务的资源较之大中型医院来说，处于竞争弱势地位，所以需要政府通过对不同类型的卫生资源的整合和调控来合理配置资源以提高社区卫生服务的供给能力。推行紧密型纵向医疗联合体形成整合型医疗卫生服务体系将是在不突破现有政策框架下，将市场机制融入基层医疗卫生机构综合改革的有效方式。长期以来，中国卫生资源结构布局受到分级财政的牵引，纵向资源调控能力不强，资源配置受到行政区域划分的制约。纵向整合资源的医疗联合体，是对分级办医体制的一种突破。通过在医疗联合体层面建立理事会等法人治理结构，既确保了政府作为公立医院所有者的责权，创新政府管理方式，又使医疗联合体相对独立于政府，具有充分的微观管理自主权，实现政事开、管办分开。要提高基本医保统筹层级，使医保统筹层级和医疗联合体建立层级相统一，确保医疗联合体覆盖区域内医保政策的相对一致。推进基本医保支付方式改革，通过实行按人头付费、总额预付等支付方式改革，推动优质资源向基层下沉，促进防治结合，提升医疗联合体整体绩效。

（二）提高技术效率性价比

提高技术效率对进一步加强社区卫生服务体系"六位一体"的功能有更

大的意义。规模效率和纯技术效率均有提升的空间。近一半的社区卫生服务中心的纯技术效率和规模效率均较低，导致了技术进步水平仍需进一步提高。建议社区卫生服务中心的管理人员积极主动参加社区卫生服务的管理培训，转变思想观念，开阔视野，提高管理技能与水平，提高经营能力。可以系统利用计算机软硬件技术、网络通信技术等现代化手段，对社区卫生服务进行规范化、科学化管理；通过对社区卫生服务过程中产生的数据进行采集、存贮、处理、提取、传输、汇总和分析，从而提高社区卫生服务的能力和工作质量。还可以提倡广泛使用训练有素的辅助型医疗人员，并通过电子信息系统将他们与其他专业联系起来，提升社区卫生服务能力。相应扩充服务规模，特别是在大中型医院不断扩张的背景下，对进一步加强社区卫生服务系统建设具有更大的意义。积极发展社区卫生服务有利于调整城市卫生服务体系的结构、功能、布局，提高效率，降低成本，形成以社区卫生服务结构为基础，大中型医院为医疗中心，预防、保健、健康教育等机构为预防保健中心，适宜国情的城市卫生服务体系新格局。

（三）提高社区"守门人"履职能力

包括中国在内的许多国家、地区都面临老龄化。而疾病谱也以糖尿病、高血压等慢性疾病为主，这些慢性疾病若没有良好的控制，随着年龄增加，往往会导致许多严重的并发症，耗费的医疗成本十分惊人。萧庆伦教授认为，"现有的以医院为中心的零散式医疗卫生保健系统表现不佳，未来我们要向能够提供高质量和高效率医疗卫生保健服务的以初级医疗卫生保健单位为中心的整合型提供模式转变"[1]，当前的中国迫切需要加强社区的"守门人"作用。如果大部分常见病、慢性病能留在基层解决，那整个医疗卫生服务体系的效率将大大提升，整体费用也必然大大降低。事实上国际有关研究表明，以全科医生为主的基层医疗体系可以解决95%以上的疾病，只有3%~5%的病人需要经由全科医生转诊给其他专科医生做进一步诊治。[2] 作为"守门人"的全科医生需要较高的素质和良好的经验，而中国全科医生培养刚刚起步，全科医生的数量、质量和经验积累在短时间难以满足要求。此外，中国的全科医生由于没有良好的基础，人们极有可能将全科医生和小诊

---

[1] Yip, W. and Hsiao, W. C, "Harnessing The Privatisation of China's Fragmented Health – Care Delivery," *The Lancet*, 2014, 384: 805 – 818.

[2] 李建：《英国95%的患者在社区看病》，《浙江时报》2016年2月28日。

所的低素质医生混为一谈，可能会进一步激发信任危机等问题。从 2011 年，国务院决定建立全科医生制度，时至今日，全科医生仍然极度缺乏，主要是全科医生的培养和使用的长效机制还没有建立起来，本应到位的全科医生的配套措施也没有有效落实。但在全科医生的培养方面，广州还是有优势的，广东省高等医学院校主要集中在广州，其提供较多的医学教育与在职培训机会，能满足医技人员提升自身专业技术、进修学习的需求。因此，利用社区卫生服务中心作为"守门人"不必进行大规模的重新建设。而 2014 年广州市政府出台的"1＋3"文件正是立足于此，着力提高社区卫生服务中心的服务水平和质量，实现城市居民享有便捷有效的社区卫生服务的目标和要求。

第十章 广州市农村卫生服务体系运营效率分析[*]

2009 年新医改将健全基层医疗卫生服务体系建设列为深化医药卫生体制改革的五项重点改革任务之一。从理论上分析，增加投入、完善保险保障、创新制度将有力地促进农村卫生服务体系卫生资源配置（投入）和服务提供（产出）状况改善，进而影响乡镇卫生院的生产效率。[①] 如何评价新医改后的乡镇卫生院绩效以进一步促进其效率和质量提升，已成为决策者关心的问题。文献研究表明：目前国内已积累了一些运用数据包络方法测算卫生行业生产效率的文献。不过，大部分研究仅是测算静态相对效率，进行动态分析比较的研究仍较少，专题研究乡镇卫生院效率方面的文献则更少。[②]

本章应用数据包络分析中的 Malmquist 模型对广州市乡镇卫生院 2009 ~ 2013 年的运营效率做一跨期分析，从动态角度系统分析在新医改政府财政投入增加的背景下的广州市乡镇卫生院效率变化的特点及发展趋势，寻找制约其发展的因素，进而提出相应的政策建议。

一 指标选择

本研究以广州市乡镇卫生院为研究对象，每家镇卫生院为 1 个决策单元（DMU），收集每家镇卫生院 2009 ~ 2013 年投入、产出指标的面板数据。2009 年以来，由于一些镇撤并及城市化，不少卫生院合并或转型为社区卫生服务机构。因此，在排除改制及合并的镇卫生院后，剩下的 25 家样本卫生院在组织体系、管理制度、功能定位、运行机制、规模和服务对象上均有较高

---

[*] 本章是在作者《新医改以来乡镇卫生院效率动态变化》（《中国卫生政策研究》2014 年第 7 期）一文的基础上扩展而成。

[①] 杨顺元：《全要素生产率理论及实证研究》，天津大学硕士学位论文，2006。

[②] 车莲鸿、程晓明：《我国乡镇卫生院技术效率的动态分析》，《中国卫生资源》2011 年第 3 期。

的可比性，基本符合数据包络分析法对数据的要求。①

对生产率进行测量的一个关键环节就是选取合适的投入、产出指标。本研究在文献分析的基础上，结合卫生院的功能定位及《国家基本公共卫生服务规范（2009 年版）》，选取 4 项投入指标和 7 项产出指标。2009 年开始启动国家基本公共卫生服务项目，卫生院社会公益性得到强化。鉴于以往的研究中基本上没有将基本公共卫生服务项目纳入产出指标，本研究侧重选取基本公共卫生服务项目。投入方面有在岗职工人数、实有床位数、万元以上设备总价值，基本医疗服务产出方面有总诊疗人次数、入院人次数，基本公共卫生服务产出方面有年末城镇居民健康档案累计建档人数、年内 0 ~ 6 岁儿童国家免疫规划接种人次数、年内孕产妇建卡人数、年末高血压规范管理人数、年末糖尿病规范管理人数。

二 农村卫生服务体系运营效率

（一）投入、产出指标的基本情况

从表 10 - 1 可知，2009 ~ 2013 年，样本卫生院院均在岗职工由 99 人增加到 108 人，增长 9.1%；万元以上设备总价值由 298 万元增加到 483 万元，增长 62.1%；实有床位数由 51 张增加到 58 张，增长 13.7%；总诊疗人次数由 74082 人增加到 91280 人次，增长 23.2%；入院人次数由 1818 人次下降到 1653 人次，下降 9.1%；年末城镇居民健康档案累计建档人数由 293 人增加到 32689 人，增

表 10 - 1　2009 ~ 2013 年，样本卫生院投入、产出指标平均变化情况

项目＼年份	2009	2010	2011	2012	2013	年均增长率（%）
在岗职工人数（人）	99	110	107	107	108	2.20
万元以上设备总价值（万元）	298	319	405	410	483	12.83
实有床位数（张）	51	58	65	61	58	3.27
总诊疗人次数（人次）	74082	85843	88680	89995	91280	5.36

① Fare, R, Grosskopf, S., and Lindgre B, et al. "Productivity Developments in Swedish Hospitals: a Malmquist Output Index Approach," In: Charnes A, Cooper WW, Lewin A, et al. eds. *Data Envelopment Analysis: Theory Methodology and Applications*, Boston: Kluwer Academic, 1994.

续表

年份 项目	2009	2010	2011	2012	2013	年均增长率 （%）
入院人次数（人次）	1818	2207	2208	1929	1653	-2.35
年末城镇居民健康档案累计建档人数（人）	293	9688	24540	29356	32689	225.00
年内0~6岁儿童国家免疫规划接种人次数（人次）	9615	12615	17313	13841	17548	16.23
年内孕产妇建卡人数（人）	375	455	524	639	599	12.42
年末高血压规范管理人数（人）	293	415	1444	2399	2241	66.30
年末糖尿病规范管理人数（人）	56	67	350	425	464	69.66

长110.6倍；年内0~6岁儿童国家免疫规划接种人次数由9615人次增加到17548人次，增长82.5%；年内孕产妇建卡人数由375人增加到599人，增长59.7%；年末高血压规范管理人数由293人增加到2241人，增长6.6倍；年末糖尿病规范管理人数由56人增加到464人，增长7.3倍。

（二）整体生产效率的动态变化分析

由表10-2可知，2009~2013年，样本卫生院整体全要素生产率年平均提高了17.1%，主要是技术进步的作用（14.0%），技术效率改变贡献偏小（2.8%）；纯技术效率、规模效率年平均增长率分别为1.5%和1.2%。这说明，新医改以来样本卫生院总体运营能力变化较小，而诊疗水平提高较大。

具体来看，整体全要素生产率的变化在2009~2013年均为提高。其中，2009~2010年、2010~2011年和2012~2013年均因技术进步和技术效率均提高而提高，2011~2012年因技术进步提高大于技术效率下降而提高。

整体技术进步指数波动较大，表现为先提高、后降低。其中，2010~2011年增长最大，达到提高30.7%。

整体技术效率的变化：①仅2011~2012年技术效率下降，下降模式为纯技术效率提高与规模效率下降；②其余时间段技术效率均提高。其中，2009~2010年、2010~2011年均为纯技术效率与规模效率同时提高；2012~2013年技术效率因规模效率提高大于纯技术效率下降而提高。

整体纯技术效率、规模效率基本维持稳定，稍有提高。其中在2010~2011年增长稍快，其他时间段基本维持不变。

144

表 10 - 2　广州市 2009 ~ 2013 年镇卫生院 Malmquist 生产率指数及分解

比较年份	技术效率 （effch）	技术进步 （techch）	纯技术效率 （pech）	规模效率 （sech）	全要素生产率 （tfpch）
2009 ~ 2010	1.025	1.209	1.016	1.009	1.240
2010 ~ 2011	1.067	1.307	1.026	1.039	1.394
2011 ~ 2012	1.006	1.027	1.022	0.985	1.034
2012 ~ 2013	1.014	1.039	0.996	1.018	1.053
几何平均值	1.028	1.140	1.015	1.012	1.171

（三）机构间生产效率的动态变化分析

由表 10 - 3 可知，25 家样本卫生院中，有 24 家全要素生产效率有所增加，但增长差异较大。卫生院 6 增加最大，达到 95.5%；卫生院 23 则下降，为 6.8%。

表 10 - 3　2009 ~ 2013 年各镇卫生院 Malmquist 生产率指数及分解

卫生院	技术效率 （effch）	技术进步 （techch）	纯技术效率 （pech）	规模效率 （sech）	全要素生产率 （tfpch）
卫生院 1	1.000	1.198	1.000	1.000	1.198
卫生院 2	1.000	1.212	1.000	1.000	1.212
卫生院 3	1.056	1.027	1.000	1.056	1.084
卫生院 4	1.000	1.152	1.000	1.000	1.152
卫生院 5	1.000	1.047	1.000	1.000	1.047
卫生院 6	1.000	1.955	1.000	1.000	1.955
卫生院 7	1.096	1.210	1.084	1.011	1.326
卫生院 8	1.145	1.193	1.000	1.145	1.366
卫生院 9	1.026	1.120	1.025	1.001	1.149
卫生院 10	1.000	1.149	1.000	1.000	1.149
卫生院 11	1.000	1.122	1.000	1.000	1.122
卫生院 12	1.060	1.152	1.049	1.011	1.220
卫生院 13	1.000	1.081	1.000	1.000	1.081
卫生院 14	0.997	1.098	1.000	0.997	1.095

卫生院	技术效率 （effch）	技术进步 （techch）	纯技术效率 （pech）	规模效率 （sech）	全要素生产率 （tfpch）
卫生院 15	1.000	1.200	1.000	1.000	1.200
卫生院 16	1.126	1.054	1.125	1.001	1.187
卫生院 17	1.020	1.099	1.000	1.020	1.121
卫生院 18	0.971	1.050	1.000	0.971	1.020
卫生院 19	1.099	1.043	1.098	1.001	1.147
卫生院 20	1.000	1.129	1.000	1.000	1.129
卫生院 21	1.045	1.270	1.024	1.020	1.326
卫生院 22	1.013	1.017	1.007	1.005	1.030
卫生院 23	0.933	0.999	0.975	0.957	0.932
卫生院 24	0.992	1.024	1.000	0.992	1.015
卫生院 25	1.146	1.154	1.000	1.146	1.322

由表 10 - 4 可知，各样本卫生院全要素生产率提高主要贡献也是来自技术进步。24 家（96%）卫生院技术进步效应指数大于 1，23 家（92%）卫生院是通过技术进步、技术效率提高或不变的途径来提高全要素生产率，11 家（44%）卫生院技术效率提高，7 家（28%）卫生院纯技术效率提高，4 家（16%）卫生院规模效率小于 1。从表 10 - 5、表 10 - 6 进一步分析发现各样本卫生院通过规模效率提高、纯技术效率提高或不变两种途径来提高技术效率，因规模效率和纯技术效率均不变导致技术效率未提高。

表 10 - 4　2009 ~ 2013 年各镇卫生院的动态效率年平均变化情况

动态效率		卫生院（间）	百分比（%）
提　高	全要素生产率（tfpch）>1	24	96
	技术效率（effch）>1	11	44
	技术进步（techch）>1	24	96
	纯技术效率（pech）>1	7	28
	规模效率（sech）>1	11	44

续表

动态效率		卫生院（间）	百分比（%）
未提高	全要素生产率（tfpch）≤1	1	4
	技术效率（effch）≤1	14	56
	技术进步（techch）≤1	1	4
	纯技术效率（pech）≤1	18	72
	规模效率（sech）≤1	14	56

表 10 – 5　2009～2013 年各镇卫生院的全要素生产率变化分析

全要素生产率（tfpch）		卫生院（间）	百分比（%）
提　高	技术效率（effch）↑，技术进步（techch）↑	11	44
	技术效率（effch）↑，技术进步（techch）↓	0	0
	技术效率（effch）↓，技术进步（techch）↑	3	12
	技术效率（effch）↑，技术进步（techch）◆	0	0
	技术效率（effch）◆，技术进步（techch）↑	10	40
未提高	技术效率（effch）↑，技术进步（techch）↓	0	0
	技术效率（effch）↓，技术进步（techch）◆	0	0
	技术效率（effch）↓，技术进步（techch）↓	0	0
	技术效率（effch）↓，技术进步（techch）↑	1	4
	技术效率（effch）◆，技术进步（techch）↓	0	0

注：↑代表提高；↓代表下降；◆代表不变。

表 10 – 6　2009～2013 年各镇卫生院的技术效率变化分析

技术效率（effch）		卫生院（间）	百分比（%）
提　高	纯技术效率（pech）↑，规模效率（sech）↑	7	28
	纯技术效率（pech）↑，规模效率（sech）↓	0	0
	纯技术效率（pech）↓，规模效率（sech）↑	0	0
	纯技术效率（pech）↑，规模效率（sech）◆	0	0
	纯技术效率（pech）◆，规模效率（sech）↑	4	16

续表

技术效率（effch）		卫生院（间）	百分比（%）
未提高	纯技术效率（pech）↑，规模效率（sech）↓	0	0
	纯技术效率（pech）↓，规模效率（sech）◆	0	0
	纯技术效率（pech）↓，规模效率（sech）↓	1	4
	纯技术效率（pech）↓，规模效率（sech）↑	0	0
	纯技术效率（pech）◆，规模效率（sech）↓	3	12
	纯技术效率（pech）◆，规模效率（sech）◆	10	40

注：↑代表提高；↓代表下降；◆代表不变。

三　分析

（一）整体全要素生产率分析

本研究结果显示，从总体上看，2009～2013年广州市镇卫生院整体全要素生产率平均增长率为17.1%，远高于2002～2009年东部地区乡镇卫生院全要素生产率4%的增长速度。① 增长幅度较大，这可能与新医改以来经济相对发达的广州市各级政府对农村卫生服务投入进一步加大有关。技术进步平均年增长率为14.0%。研究同时发现，样本卫生院万元以上设备总价值年平均增长12.83%，远远超出其他投入指标。这提示了技术进步可能是因为新技术新设备的引进。不过，技术效率和其分解的纯技术效率、规模效率增加均不明显。这提示了新医改以来，镇卫生院效能改进或资源浪费情况改善并不明显。

（二）个体全要素生产率分析

从具体分解来看，24家（96%）卫生院全要素生产率、24家（96%）卫生院技术进步得到提高。不过，只有7家（28%）卫生院纯技术效率提高，且变化不大、保持稳定，与各镇卫生院均已发展成熟且正常运行，处于规模报酬固定阶段的实际情况符合。这提示了新医改以来各镇卫生院的

---

① 李湘君、王中华：《基于Malmquist指数的我国农村乡镇卫生院全要素生产率分析》，《安徽农业科学》2012年第5期。

管理和经营决策对全要素生产率的变化没有起到应有的积极作用。由于基本医疗和公共卫生服务具有准公共物品和公共物品的性质，统一由政府生产后，乡镇卫生院如果没有生存压力，其工作人员就会"吃大锅饭、混日子"，卫生院也会丧失主动优化供给结构的动力和压力。明确乡镇卫生院的医疗卫生服务对象、内容和目标，制止盲目竞争攀比发展，克服市场定位模糊认识，促其找准市场服务位置，担当公共卫生服务职责。只有11家（44%）卫生院规模效率有所提高但变化不明显，有14家（56%）卫生院没有增加。

在各项投入指标中，人力资源指标职工数年平均增长最慢，只有2.20%，远低于实有床位数、万元以上设备总价值等物力增长速度，原因可能是：①规模过于庞大，人员不足及素质相对低下，人才引进、稳定和培养等问题依然很突出，一定程度上增加了行政管理成本从而影响效率；②盲目购买大型医疗设备，使设备过度集中，从而导致利用不足而影响效率；③缺乏有效的管理模式与机制，特别是2011年以来，明确政府举办的乡镇卫生院为公益一类事业单位的性质，从财政核补变更为全额核拨后，缺乏有效激励机制，医务人员积极性不高，资源的使用效率降低。由于配套政策不健全，难以完全实现预期效果，基层医疗卫生机构人才引进、稳定和培养等问题依然很突出。[①] 近年来，由于诸多方面原因，高等医学院校毕业生不愿下到农村地区基层医疗卫生单位，反之农村的一些高学历或经验丰富的卫生技术人员以考研究生、调动等多种途径流向城市。这就形成城市大医院过多集中高学历、高职称和高技术的医技人员，而农村基层则出现人才缺乏，大多为低学历人员，有的专业或学科无人的局面。要扭转这种局面，就需要政府制定相应的倾斜激励政策，鼓励卫生技术人员下基层服务。

进一步分析发现，2009~2013年卫生院发展模式并不健康，主要存在问题是其生产率增长贡献几乎全部来源于技术进步，而技术效率、纯技术效率和规模效率贡献甚微。这种单纯依靠技术进步的增长将是有限的。虽然在完全竞争的市场环境下不大可能发生技术衰退，如人才引进与培养，新药及新设备的使用，诊疗程序、诊疗技术的改良和提高都可以促进技术进步；但如果没有良好的人才梯队，新药使用不合理，设备利用不充分，则可能会导致技术衰退。这不仅与人力资源建设没有跟上硬件建设，还与医疗卫生服务的

---

① 尹爱田、王文华、杨文燕：《基于WHO卫生人力战略目标的我国农村卫生人才政策研究》，《中国卫生经济》2012年第1期。

特殊性导致规模的实现有一定的时间延滞性有关。以门诊为主的乡镇卫生院如果没有相匹配的人力资源，单纯依靠增加设备、建筑用房等硬件投入，将导致资源利用不充分甚至相对过剩；同时，由于医疗卫生服务提供与利用具有同时性，与单纯将生产出来的产品作为产出的全要素生产率评价相比，时滞表现更明显。[①] 为此，决策者要认识到，只有资源投入与资源消化、利用效率同步，才能有效提高服务效率。

由于本研究缺失样本卫生院的村医指导职能的相关数据；数据包络分析法侧重于相对效率的比较分析，不能指出实际的绝对有效；同时没能适当引进社会和患者维度的投入、产出指标，使得本研究结果的代表性、全面性存在一定缺陷。

四　讨论

乡镇卫生院是农村医疗保健三级网的枢纽，是农村地区实现"人人享有卫生保健"战略目标的依托，是中国农村居民健康的重要保障。自 20 世纪 80 年代开始，中国农村普遍推行了家庭联产承包责任制，集体经济纷纷解体，使得卫生院逐步失去县乡级财政支撑。在投入严重不足、外部竞争大、收费标准不合理、医用商品价格飞涨以及服务需求加大的多重因素影响下，1990 年代全国大多数乡镇卫生院普遍陷入困境，加上卫生资源的城乡、区域分布严重失衡，致使农村卫生服务公平性和总体绩效进一步降低。[②] 从 2002 年开始，特别是新医改以来，由于多项新制度改革主体均涉及乡镇卫生院，政府也不断加大对农村卫生服务体系建设的投入力度。虽然由于机构合并和乡镇撤并以及城市化，导致卫生院的数量有所减少，但是总床位数没有明显变化，人员数量有所增加，基础设施建设逐年明显增加，收支状况好转；门急诊服务量明显上升，基本公共卫生服务也得到加强。这也在一定程度上表明乡镇卫生院为广大农村居民提供基本医疗服务和基本公共卫生服务的能力有所提高，公益属性进一步强化。然而，乡镇卫生院转换资源为产出的能力如何，效率是否随之提高也相应成为决策者关注的问题。

基本药物制度导致乡镇卫生院缺药问题严重。国家基本药物制度是对基

---

① 陈小玲、刘英、王小万等：《湖南省 2000~2008 年乡镇卫生院基于 DEA - Malmquist 指数模型的动态效率分析》，《中国循证医学杂志》2012 年第 5 期。

② 李和森：《中国农村医疗保障制度研究》，经济科学出版社，2005。

本药物目录制定、生产供应、采购配送、合理使用、价格管理、支付报销、质量监管、监测评价等多个环节实施有效管理的制度。基本药物采购借鉴了起源于印度的"双信封招标"方式，以省为单位、单一货源和价低者得等的做法使生产企业价格竞争加剧，形成了"一个买方对众多卖方"的买方垄断局面，买方具备了超常议价能力。同时，由于基本药物没有独立筹资体系，与医保目录药品相同均依赖各类医疗保险和新型农村合作医疗保险筹集资金，拖欠货款现象比较严重，价格接近甚至低于成本、回款又无保障，生产企业供货不及时甚至停产就不足为奇了。随着不断扩容，基本药物目录和基本医疗保险药品目录越来越相似。实行医疗卫生机构药品"零加成"本是基本药物制度的标志，然而正在推进的公立医院改革也同样采用"零加成"政策，基本药物与其他药物对医院的补偿机制也将趋同。药物缺少，在一定程度上降低了乡镇卫生院医疗服务量，特别是在东部省份农村乡镇卫生院技术水平相对较高，这种现象更为明显。要实现分级诊疗，基层必须承担分流患者的责任，需要基层具备相应的服务能力和药品配备。

收支两条线制度打击了乡镇卫生院的积极性。实现收支两条线后，乡镇卫生院收支结余必须上缴相关财政部门，而正常运转中的医务人员工作经费、药品成本费、基础设施建设费用等各项支出都要经过财政部门的审批。收支两条线制度使乡镇卫生院失去了自主支配能力，导致各种服务水平、等级的医务人员的薪酬待遇都是相同的。在该财务管理模式下，乡镇卫生院没有权利给予优秀医务人员更好的工资待遇或者其他福利待遇，改革让乡镇卫生院回到了大锅饭时代，虽然有绩效奖金等激励性手段，但实际上医务人员收入差别并不大。为此，部分地区对乡镇卫生院的财政补助，导致收支两条线管理模式发生了一定程度的变异甚至架空。2015年初，安徽省省长王学军宣布，安徽将全面推行财政经济定向补助，不再实行收支两条线管理，财政部门按编制内实际人数全额拨付人员经费，医疗服务收入扣除运行成本后主要用于人员奖励。这是否意味着一度被誉为最为彻底医改的安徽模式将逐渐消解？然而，把医疗服务收入与医务人员所得资金挂上钩，是当下医改力图破除的沉疴，这是否又存在矫枉过正、走回老路的嫌疑呢？

五　政策建议

新医改后，农村居民医疗服务需求进一步释放，农村卫生院全要素生产率相应有较大的增长。不过，若要使得乡镇卫生院三级医疗预防保健网枢纽的作用得到切实体现，政府需要进行系统的制度设计，要充分协调技术效率与技术进步的同步发展，既要引进先进设备、优秀人才，又要合理配置资源，以提高医疗卫生服务生产率，减少资源浪费，要重视卫生资源配置评价，适时调整卫生配套政策，以实现协调发展。要在财政投入、硬件、人员、药品、服务模式、内部管理等领域逐步完善，立足于常见病、多发病等基本医疗，不可向大医院发展。乡镇卫生院应发挥中枢的作用，与县级医院开展双向转诊的服务模式，与村卫生室合作承担起辖区内公共卫生服务职能，最终形成完善的农村卫生服务网络。

（一）加强人力资源建设

政府应注意投入要素增长不均衡的情况，人、财、物三方面要按比例投入，从以硬件投入为主转为以软件投入为主，以充分发挥各种要素的最大效益。可从行政管理人才和专业技术人员两方面着手。选配好以院长为代表的行政管理人员，强化队伍梯队建设。明确院长职责和权限，下放人事任命权，增强乡镇卫生院的自主性和灵活性，激发活力。提高政府对乡镇卫生院人员经费投入；调整"定编定岗不定人"和绩效考核等制度，制定优惠政策、开辟绿色通道来吸引人才，探索适宜的人力资源激励和约束机制，实行以市场为基础、以政府为主导的医生自由执业制度；并通过后续教育、学术交流等形式提高人力资源对新技术新设备的熟悉程度，从而有效提高技术效率。建立单独针对基层卫生人员（特别是全科医生）的职业资格许可制度，建立有效的职业发展前景。建立适合基层卫生人员（特别是全科医生）的人事薪酬标准。如果政府（委托人）对于农村卫生服务管理者（代理人）的激励足够，农村卫生服务的管理者会为控制成本的改革努力，这样可以减少因为合约不完备而造成的社会福利损失。当最终成本或质量改革同时趋于委托代理契约最完备的情况下，农村卫生服务可以达到成本低、质量高的最优状态。从盘活存量角度来说，允许医师多点执业乃至自由执业，促进医师从单位人成为社会人的转变，或许是更为便利的捷径。

（二）引导合理规模发展

乡镇卫生院提供的基本医疗和基本公共卫生服务具有公共产品或准公共产品属性。一方面，技术进步无疑是提高效率的有效手段。另一方面，技术进步依赖不断的设备和资金投入，这必然会增加卫生支出，相应会加剧"看病难、看病贵"现象。因此，从社会发展的全局角度来看，不能单纯注重市场的作用，还需充分发挥政府主导作用，优化投入资源配置，适当界定发展规模，在技术进步、资源消耗和患者负担方面取得均衡。哈佛大学萧庆伦教授专门在《柳叶刀》杂志上撰文批评一些中国经济学者"幼稚地把医疗投资作为刺激经济增长的手段"。[①] 政府应当以居民健康需求为导向，加大对资源配置薄弱的乡镇卫生院的扶持力度，优先满足其卫生资源配置需求。在调整现有资源配置状况的同时将新增资源优先向落后地区倾斜，改善资源配置区域不平衡和卫生院之间不平衡的状况，促进各地乡镇卫生院协调发展。甚至重组合并，提高规模效率，提高其服务能力，促使其向社区卫生服务机构转型，深入社区、贴近群众，为区域内居民提供以公共卫生服务为主体的"六位一体"的社区卫生服务，将大大提高基本医疗卫生服务的可及性。由于相当数量的农民还缺少健康生活的基础知识和健康的卫生习惯，严重影响村民健康，农村卫生机构健康教育职能还有很大的发挥空间。另一方面，适度抑制优势卫生院不合理的扩张冲动，防止规模过大导致设备闲置，增加管理成本。通过调整存量、优化增量，促进规模效率提高，从而提高服务效率和服务质量。维持适宜规模，还可为稳步提高乡镇卫生院院长们行政管理水平提供有利的环境、空间。[②]

（三）增加管理自主权

"市场化"并不意味着医疗服务体系方方面面的"市场化"，而是要强调市场机制在医疗卫生服务资源配置中的基础性作用，形成医疗卫生服务供给者之间的合理和良性竞争格局。应重新明确乡镇卫生院的定位与功能，特别是在类似广州这类经济发达的超大城市。对照卫生部颁布的《综合医院分级管理标准》，实际早在 2006 年经济发达的广州地区相当多乡镇卫生院在规模上都已经达到了二级综合医院的基本要求。[③] 对于这些规模较大，技术水平较高，已经成为区域医疗中心的乡镇卫生院，在完成辖区内的基本医疗卫生服务和基本公共卫生服务的前提下，应该允许其向二级综合医院发展，

---

① Yip，W. and Hsiao，W. C.，"Harnessing the Privatisation of China's Fragmented Health – Care Delivery，"*The Lancet*. 2014，384：805 – 818.

② 陈小玲、刘英、王小万等：《湖南省 2000～2008 年乡镇卫生院基于 DEA – Malmquist 指数模型的动态效率分析》，《中国循证医学杂志》2012 年第 5 期。

③ 李菲、胡鹏飞、徐锦波等：《广州地区乡镇卫生院资源配置状况研究》，《中国农村卫生事业管理》2009 年第 7 期。

以满足居民较高层次的医疗卫生服务需求。这类乡镇卫生院应该是综合医疗卫生机构，提高医疗服务产出效益是机构主要的目标。对乡镇卫生院的管理更倾向于医疗机构的管理，更要放活，增加管理自主权，充分调动人员的积极性。但这类卫生院的数量应当在区域卫生规划的指导下严格限制，避免资源浪费和重复建设。仅在市场配置资源效率失灵或追求医疗卫生服务资源分配公平为先导时，才引入政府公共财政杠杆干预的政策手段。笔者认为要发挥市场配置医疗卫生服务资源的效率优势，关键是改变财政的补偿方式，财政补偿的方式将从主要补偿供给方向补偿需求方转变，体现为补偿投向医疗卫生服务的需求方，以医疗保险或直接购买医疗服务提供给农村居民。不管医疗卫生机构是姓"公"还是姓"私"，只要能提供优质的基本医疗卫生服务和基本公共卫生服务，政府就应一视同仁，通过购买服务给予扶持发展。

(四) 注重机构内涵建设

现阶段，限于体制和财力等方面原因，长时间大规模增加公共卫生投入并不实际。从治理理论和规律来看，只以行政方式推进改革难以持久，关键是在现有制度框架内，理顺政府和医疗卫生机构之间的权责关系，建立长效的体制机制安排。[①] 因此，应将关注的重点转向医疗卫生生产过程，探求提升医疗卫生服务的有效途径，在有限投入的基础上实现最高效率产出，更有现实意义。而且，乡镇卫生院还有指导村医的职责，应明确镇、村两级医疗卫生机构的职能与分工。乡镇卫生院要参与辖区村卫生站、乡村医生队伍的建设与管理，统筹协调辖区医疗资源，让机构自身的医疗资源效益最大化。乡镇卫生院存在众多先天客观条件不足，不适宜单纯依赖投入增加的外延建设，而应通过关注弱势群体，提高公共卫生服务能力，加强信息管理，简化服务流程，强化质量管理，建立科学管理机制等方式节约挖潜、优化组合、完善功能，注重服务数量与服务内涵，以促进纯技术效率和规模效率的同步提高，走可持续发展道路。乡镇卫生院要树立大卫生、大服务观念，探索创建"乡村一体""六位一体""双向转诊"的新型服务模式。

---

① 徐恒秋、代涛、陈瑶等：《安徽省基层卫生综合改革实施效果》，《中国卫生政策研究》2013 年第 5 期。

（五）推行纵向医联体

长期以来，中国医疗资源结构布局受到分级财政的牵引，纵向资源调控能力不强，资源配置受到行政区域划分的制约。建立非垄断和多功能的纵向整合资源的紧密型医联体，或称医疗集团，是对分级办医体制的一种突破。区域内二级、三级医院与农村基层医疗卫生机构间的"以强扶弱"，促进优质医疗资源流动，可以解决目前国内优质医疗资源过于集中在大医院和城市的弊病。这里要特别强调的是，医联体要有医疗保障支付制度和政府预算的支持。否则，只会变成大型医院的变相扩张。另外，对于像广西这样经济发达城市，还应有能力建立完善的电子医疗信息系统来支撑医联体的高效动作。要提高基本医保统筹层级，使医保统筹层级和医疗联合体的层级相统一，确保医疗联合体覆盖区域内医保政策的相对一致。推进基本医保支付方式改革，通过实行按人头付费、总额预付等支付方式改革，推动优质资源向基层下沉，促进防治结合，提升医联体整体绩效。政府应着力创建双向转诊的医疗服务模式。由于乡镇卫生院在医疗设备和技术条件方面的限制，可以将一些无法确诊及重病的患者转移到县以上的医疗机构进行治疗；上一级医院对诊断明确、经过治疗病情稳定转入恢复期的病人，重新让患者返回所在辖区乡镇卫生院继续进行治疗和康复，从而保证农民"小病不出门、大病及时治、病后有康复"。要让病人下转的关键是建立有效的激励机制。

（六）建立与地区发展相符的运行机制

新医改后，全国各地的政府办乡镇卫生院全部配备和使用国家基本药物，并实行零差率销售，尽管药品的价格大幅降低，但是也带来了药品种类缺乏、药品质量降低等问题。新医改以来，东部沿海地区乡镇卫生院住院病人呈逐年减少趋势，基层卫生与计划生育技术服务机构整合等，都促使乡镇卫生院服务模式进一步转变。与社区卫生服务中心不同的是：在新型农村合作医疗保险制度的有效建立后，乡镇卫生院特别是东部沿海地区的乡镇卫生院在包括医疗服务能力在内的各方面得到了全方位的发展和提升，因而此轮新医改对其转变职责定位影响更大。由于政府是基于等级式管理体制，以控制作为管理的主要手段，导致大多数乡镇卫生院缺乏自主权及迅速适应公共卫生服务需求变化的能力，管理理念落后，管理模式陈旧，人员激励不够，人浮于事。基层卫生综合改革属于系统层面的政策干预措施，政府应对新卫生政策和项目的执行效果进行定期的评估，应综合评价补偿、人事和分配等相关政策的实施效果，从政策执行层面剖析出现的问题及其原因，以当地经济社会发展水平、居民健康水平、公共卫生水平为基础，适时调整地方配套政策，主要通过调整存量、优化增量，进一步统筹规划与合理配置卫生资源，尽可能使卫生资源产出投入比值最大化、最优化，促进区域卫生协调发展，从而吸引农村患者，促进农村居民合理的就医流向。

第十一章 广州市城乡基层医疗卫生服务体系运营效率比较分析[*]

与城乡二元经济发展不平衡相类似，中国在医疗卫生服务方面也存在着巨大的城乡差距。2009年新医改除了将健全基层医疗卫生服务体系建设列为新医改五项重点改革任务之一外，还有三项也是围绕基层展开的，分别是：加快推进基本医疗保障制度建设、初步建立国家基本药物制度、促进基本公共卫生服务逐步均等化。作为最低行政区划级别的社区卫生服务中心和乡镇卫生院在新医改的布局中被寄予厚望。2009年至2013年，政府不断增加投入，基本实现全民医保，创新配套政策等措施有力地促进了基层卫生资源配置（投入）和服务提供（产出）状况的改善。然而，卫生资源不仅包括医疗设备、建筑用房等硬件投入，还包括管理水平以及专业技术人员等软件投入，因此应结合城乡基层医疗卫生服务体系投入产出的特点区别性地调整资源配置，以更好利用有限资源，促进基层医疗卫生机构效率和质量提升。

本章运用数据包络分析中的Malmquist模型对广州市城乡基层医疗卫生机构2009~2013年的运营效率做一跨期分析，对新医改以来广州市基层医疗卫生机构投入产出的动态效率进行测度和分解，并对城市和农村进行比较，揭示出城乡基层医疗卫生服务体系投入产出绩效的差异性，从而为城乡合理配置有限卫生资源提供决策参考。

一 指标选择

本研究以卫生院、社区卫生服务中心为研究对象，每家样本机构为1个决策单元（DMU），收集每家机构2009~2013年投入、产出指标的面板数

---

* 本章是在作者《新医改背景下广州城乡基层医疗卫生服务体系效率研究》（《医学与社会》2014年第9期）一文的基础上扩展而成的。

据。2009 年以来，由于一些镇撤并及城市化（广州市已无乡建制行政区域），不少卫生院合并或转型为社区卫生服务中心。同期，不少社区卫生服务中心取消了病床设置。因此，在排除改制及合并的卫生院及没有病床设置的社区卫生服务中心后，剩下的 53 家基层医疗卫生机构（其中，28 家社区卫生服务中心、25 家卫生院）在组织体系、管理制度、功能定位、运行机制、规模和服务对象上均有较高的可比性，基本符合数据包络分析法对数据的要求。

本章以社区卫生服务中心作为城市基层医疗卫生服务体系代表，卫生院作为农村基层医疗卫生服务体系代表。在新医改背景下，基层医疗卫生机构除了承担基本医疗服务外，公共卫生服务任务日益加重。因此，本研究在专家咨询和文献分析的基础上，考虑数据的可得性和模型对参数的限制，结合功能定位及《国家基本公共卫生服务规范（2009 年版）》，选择了基本医疗服务和公共卫生服务两套变量体系来分别评价基层医疗卫生机构的运营效率。① 涉及物价相关变量以 2009 年为基期进行调整。

二 城乡基层医疗卫生服务体系运营效率比较

（一）投入、产出指标的基本情况

1. 城市基层医疗卫生服务体系

由表 11-1 可知，2009～2013 年，样本城市基层医疗卫生机构平均在岗职工由 125 人增加到 135 人，增长 8.0%；万元以上设备总价值由 355 万元增加到 446 万元，增长 25.6%；实有床位数由 63 张增加到 76 张，增长 20.6%；总诊疗人次数由 142852 人增加到 244602 人次，增长 71.2%；入院人次数由 1279 人次上升到 1495 人次，上升 16.9%；年末城镇居民健康档案累计建档人数由 11649 人增加到 56435 人，增长 3.8 倍；年内 0～6 岁儿童国家免疫规划接种人次数由 21070 人次增加到 26270 人次，增长 24.7%；年内孕产妇建卡人数由 337 人增加到 608 人，增长 80.4%；年末高血压规范管理人数由 1054 人增加到 4540 人，增长 3.3 倍；年末糖尿病规范管理人数由 283 人增加到 1313 人，增长 3.6 倍。

2. 农村基层医疗卫生服务体系

由表 11-1 可知，2009～2013 年，样本农村基层医疗卫生机构平均在岗

---

① 李萌、刘丽杭、王小万：《基于 DEA 模型的湖南省 29 家社区卫生服务中心效率研究》，《中国卫生经济》2013 年第 4 期。

表11-1 2009~2013年，样本城乡基层卫生体系投入、产出指标平均变化情况

项目	2009年		2010年		2011年		2012年		2013年		年均增长率（%）	
	城市	农村	城市	农村	城市	农村	城市	农村	城市	农村	城市	农村
年在岗职工人数（人）	125	99	127	110	128	107	119	107	135	108	1.94	2.20
万元以上设备总价值（万元）	355	298	337	320	416	405	407	407	446	483	5.87	12.83
实有床位数（张）	63	51	64	58	65	58	66	61	76	58	4.80	3.27
总诊疗人次数（人次）	142852	74082	151261	85843	165747	88680	185022	89995	244602	91280	14.39	5.36
入院人次数（人次）	1279	1818	1367	2207	1458	2208	1436	1929	1495	1653	3.98	-2.35
年末城镇居民健康档案累计建档人数（人）	11649	3765	27421	9688	39981	24540	48540	29365	56435	32689	48.36	71.66
年内0~6岁儿童国家免疫规划接种人次数（人次）	21070	9615	22668	12615	23408	17313	21999	13841	26270	17548	5.67	16.23
年内孕产妇归建卡人数（人）	337	375	432	455	389	524	650	639	608	599	15.90	12.42
年末高血压规范管理人数（人）	1054	293	1579	415	2682	1444	3621	2399	4540	2241	40.06	66.30
年末糖尿病规范管理人数（人）	283	56	463	67	721	350	962	425	1313	464	46.76	69.66

职工由 99 人增加到 108 人，增长 9.1%；万元以上设备总价值由 298 万元增加到 483 万元，增长 62.1%；实有床位数由 51 张增加到 58 张，增长 13.7%；总诊疗人次数由 74082 人增加到 91280 人次，增长 23.2%；入院人次数由 1818 人次上升到 1653 人次，下降 9.1%；年末城镇居民健康档案累计建档人数由 3765 人增加到 32689 人，增长 7.7 倍；年内 0～6 岁儿童国家免疫规划接种人次数由 9615 人次增加到 17548 人次，增长 82.5%；年内孕产妇建卡人数由 375 人增加到 599 人，增长 59.7%；年末高血压规范管理人数由 293 人增加到 2241 人，增长 6.6 倍；年末糖尿病规范管理人数由 56 人增加到 464 人，增长 7.3 倍。

（二）基本医疗服务全要素生产率分析

1. 总体情况

从表 11-2 可见，总体上，从基于产出的 Malmquist 指数看，2009～2013 年，53 家机构全要素生产率年平均下降 0.3%，技术进步下降 0.3%，技术效率上升 0.1%，纯技术效率上升 0.5%，规模效率下降 0.4%。可见上述指标基本上变化不大，城乡基本医疗服务效率总体呈稍退步趋势。

表 11-2 2009～2013 年广州地区基层医疗卫生服务体系（基本医疗）Malmquist 生产率指数及分解

比较年份	技术效率（effch）	技术进步（techch）	纯技术效率（pech）	规模效率（sech）	全要素生产率（tfpch）
2009～2010	1.044	1.008	1.050	0.994	1.053
2010～2011	0.920	1.061	0.932	0.987	0.976
2011～2012	1.004	0.993	1.046	0.960	0.997
2012～2013	1.040	0.929	0.994	1.046	0.966
几何平均值	1.001	0.997	1.005	0.996	0.997

2. 城乡基层医疗卫生服务机构变化情况

由表 11-3 可知，从农村来看，2009～2013 年，卫生院 Malmquist 指数年平均值为 0.948，这说明新医改以来广州市农村基层医疗卫生服务体系基本医疗服务全要素生产率总体趋势是退步的。技术进步变化指数为 0.955，呈下降趋势；技术效率变化指数为 0.993，基本没有变化，主要是因为纯技术效率增加不大、规模效率变化指数下降而导致。

与农村不尽相同，2009～2013 年，社区卫生服务中心 Malmquist 指数年平均值为 1.044，这说明新医改以来广州市城市基层医疗卫生服务体系基本医疗服务全要素生产率总体趋势是进步的。技术进步变化指数为 1.036，呈进步趋势；技术效率变化指数为 1.008，变化不大，主要也是因为纯技术效率变化指数增加不大、规模效率变化指数下降而导致。

进一步将社区卫生服务中心和卫生院两组数据取对数变换后，满足正态性和方差齐性。使用 Student t 检验，对比两组总体均值发现，农村基层医疗卫生服务体系全要素生产率及技术进步变化指数年平均值分别低于城市相应指标平均水平，且城乡两组差异具有显著性（$p < 0.001$）。另外，技术效率及其分解因素（纯技术效率、规模效率）城乡两组没有显著性差异（$p > 0.1$）。

表 11 - 3　2009 ~ 2013 年 53 家基层医疗卫生机构（医疗模型）Malmquist 指数及分解

决策单元	技术效率 （effch）	技术进步 （techch）	纯技术效率 （pech）	规模效率 （sech）	全要素生产率 （tfpch）
卫生院 1	0.950	0.920	0.971	0.978	0.874
卫生院 2	0.943	0.954	0.909	1.037	0.900
卫生院 3	0.979	0.947	0.954	1.027	0.927
卫生院 4	0.834	0.919	0.887	0.940	0.766
卫生院 5	1.083	0.920	1.087	0.997	0.997
卫生院 6	1.000	1.072	1.000	1.000	1.072
卫生院 7	1.031	0.954	1.040	0.991	0.983
卫生院 8	0.972	0.953	1.028	0.945	0.926
卫生院 9	1.165	0.923	1.124	1.036	1.075
卫生院 10	0.971	0.959	0.977	0.993	0.931
卫生院 11	0.959	0.908	0.971	0.988	0.871
卫生院 12	1.122	0.964	1.103	1.018	1.081
卫生院 13	1.000	0.971	1.000	1.000	0.971
卫生院 14	0.995	0.956	0.994	1.001	0.952
卫生院 15	0.886	0.959	0.919	0.964	0.850
卫生院 16	1.100	0.951	1.105	0.995	1.046
卫生院 17	1.039	0.890	1.041	0.998	0.924
卫生院 18	0.994	0.993	1.029	0.965	0.986

决策单元	技术效率 （effch）	技术进步 （techch）	纯技术效率 （pech）	规模效率 （sech）	全要素生产率 （tfpch）
卫生院 19	1.043	0.993	1.051	0.992	1.035
卫生院 20	1.041	0.962	1.005	1.036	1.002
卫生院 21	0.983	0.936	1.000	0.983	0.919
卫生院 22	0.881	0.963	0.885	0.995	0.849
卫生院 23	0.982	0.904	0.992	0.990	0.887
卫生院 24	0.975	0.894	1.000	0.975	0.871
卫生院 25	0.965	1.135	1.000	0.965	1.095
卫生院平均值	0.993	0.955	1.001	0.992	0.948
卫生服务中心 1	0.938	1.143	0.944	0.994	1.073
卫生服务中心 2	0.815	1.126	0.910	0.896	0.918
卫生服务中心 3	1.059	0.889	1.000	1.059	0.941
卫生服务中心 4	1.049	0.957	1.064	0.986	1.004
卫生服务中心 5	0.980	0.972	1.000	0.980	0.952
卫生服务中心 6	1.109	1.038	1.000	1.109	1.151
卫生服务中心 7	1.000	0.976	1.000	1.000	0.976
卫生服务中心 8	1.002	1.055	0.998	1.004	1.057
卫生服务中心 9	0.954	1.024	1.000	0.954	0.976
卫生服务中心 10	1.033	0.972	0.989	1.045	1.004
卫生服务中心 11	1.035	1.043	1.000	1.035	1.080
卫生服务中心 12	0.873	1.008	0.935	0.934	0.880
卫生服务中心 13	0.992	1.038	0.996	0.996	1.029
卫生服务中心 14	0.954	1.047	0.983	0.971	0.999
卫生服务中心 15	1.004	1.059	1.027	0.978	1.064
卫生服务中心 16	1.030	1.025	1.033	0.997	1.056
卫生服务中心 17	1.144	0.961	1.000	1.144	1.099
卫生服务中心 18	0.905	1.103	0.901	1.005	0.998
卫生服务中心 19	1.093	1.079	1.092	1.001	1.179
卫生服务中心 20	0.998	1.070	1.016	0.982	1.068
卫生服务中心 21	0.932	1.084	0.939	0.993	1.011
卫生服务中心 22	1.105	1.126	1.023	1.080	1.244
卫生服务中心 23	1.043	1.050	1.018	1.025	1.095

决策单元	技术效率 （effch）	技术进步 （techch）	纯技术效率 （pech）	规模效率 （sech）	全要素生产率 （tfpch）
卫生服务中心 24	1.038	1.127	1.038	1.000	1.169
卫生服务中心 25	1.137	0.995	1.146	0.992	1.131
卫生服务中心 26	1.010	0.976	0.983	1.027	0.986
卫生服务中心 27	1.014	1.082	1.153	0.879	1.097
卫生服务中心 28	1.057	1.026	1.076	0.982	1.084
卫生服务中心 平均值	1.008	1.036	1.008	0.999	1.044
总体平均值	1.001	0.997	1.005	0.996	0.997

（三）公共卫生服务全要素生产率分析

1. 总体情况

从表 11-4 可见，从基于产出的 Malmquist 指数看，2009～2013 年，53 家机构全要素生产率年平均上升 18.1%，技术进步上升 18.6%，技术效率下降 0.4%，纯技术效率上升 1.5%，规模效率下降 1.9%。说明城乡公共卫生服务效率总体呈进步趋势。

表 11-4　2009～2013 年广州地区基层医疗卫生服务体系（公共卫生）
Malmquist 生产率指数及分解

比较年份	技术效率 （effch）	技术进步 （techch）	纯技术效率 （pech）	规模效率 （sech）	全要素生产率 （tfpch）
2009～2010	0.755	1.715	0.807	0.936	1.296
2010～2011	1.537	0.772	1.294	1.188	1.187
2011～2012	0.834	1.452	0.961	0.868	1.211
2012～2013	1.017	1.028	1.059	0.961	1.046
几何平均值	0.996	1.186	1.015	0.981	1.181

2. 城乡基层医疗卫生服务机构变化情况

由表 11-5 可知，从农村来看，2009～2013 年，卫生院 Malmquist 指数年平均值为 1.173，这说明新医改以来广州市农村基层医疗卫生服务体系公共卫生服务全要素生产率总体趋势是进步的；技术进步变化指数年平均值为 1.167，呈上升趋势；技术效率变化指数年平均值为 1.005，上升趋势不明显，主要是因为纯技术效率变化指数增加不大、规模效率变化指数下降而导致。

与农村相同，2009～2013年，社区卫生服务中心Malmquist指数年平均值为1.189，这说明新医改以来广州市城市基层医疗卫生服务体系公共卫生服务全要素生产率总体趋势也是进步的；技术进步变化指数年平均值为1.203，呈上升趋势；技术效率变化指数年平均值为0.988，呈下降趋势，主要是因为纯技术效率增加不大、规模效率变化指数下降而导致。

将社区卫生服务中心和卫生院两组数据取对数变换后，满足正态性和方差齐性。使用Student t检验，对比两组总体均值发现，农村基层医疗卫生服务体系全要素生产率指数年平均值虽稍低于城市平均值，但两组差异未达到显著性（$p > 0.1$）。同样全要素生产率分解因素（技术进步、技术效率、纯技术效率、规模效率等4个指标）城乡两组均没有显著性差异（$p > 0.1$）。

表11-5　2009～2013年53家基层医疗卫生机构（公共卫生模型）
Malmquist指数及分解

决策单元	技术效率 （effch）	技术进步 （techch）	纯技术效率 （pech）	规模效率 （sech）	全要素生产率 （tfpch）
卫生院1	0.935	1.212	1.007	0.928	1.133
卫生院2	0.931	1.135	0.962	0.968	1.057
卫生院3	1.003	1.122	0.977	1.027	1.125
卫生院4	1.022	1.057	1.053	0.970	1.081
卫生院5	0.940	1.114	0.890	1.055	1.047
卫生院6	1.105	1.339	1.050	1.052	1.480
卫生院7	1.140	1.247	1.161	0.982	1.422
卫生院8	1.058	1.174	1.077	0.983	1.243
卫生院9	0.944	1.173	1.034	0.914	1.107
卫生院10	0.945	1.207	0.970	0.974	1.140
卫生院11	0.873	1.178	0.904	0.966	1.029
卫生院12	1.033	1.079	1.083	0.954	1.115
卫生院13	0.907	1.117	0.930	0.975	1.012
卫生院14	0.935	1.193	0.994	0.941	1.115

决策单元	技术效率 （effch）	技术进步 （techch）	纯技术效率 （pech）	规模效率 （sech）	全要素生产率 （tfpch）
卫生院 15	0.799	1.103	0.910	0.877	0.881
卫生院 16	1.102	1.127	1.103	0.999	1.242
卫生院 17	1.030	1.147	1.068	0.964	1.182
卫生院 18	1.090	1.208	1.107	0.985	1.317
卫生院 19	1.935	1.204	1.328	1.457	2.329
卫生院 20	0.892	1.173	0.954	0.935	1.047
卫生院 21	1.041	1.236	1.110	0.938	1.287
卫生院 22	1.219	1.156	1.178	1.036	1.409
卫生院 23	0.746	1.255	1.035	0.720	0.936
卫生院 24	0.819	1.101	0.847	0.966	0.901
卫生院 25	1.128	1.153	1.000	1.128	1.301
卫生院平均值	1.005	1.167	1.024	0.981	1.173
卫生服务中心 1	0.865	1.289	0.930	0.930	1.115
卫生服务中心 2	0.988	1.254	1.062	0.930	1.239
卫生服务中心 3	1.196	1.296	1.000	1.196	1.551
卫生服务中心 4	1.002	1.030	1.051	0.953	1.032
卫生服务中心 5	0.957	0.962	1.028	0.931	0.920
卫生服务中心 6	0.916	1.004	1.000	0.916	0.920
卫生服务中心 7	0.989	1.046	0.990	0.999	1.035
卫生服务中心 8	1.046	1.303	1.000	1.046	1.364
卫生服务中心 9	1.000	1.221	1.000	1.000	1.221
卫生服务中心 10	0.892	1.181	0.942	0.947	1.054
卫生服务中心 11	1.023	1.002	0.996	1.027	1.025
卫生服务中心 12	0.859	1.135	0.943	0.911	0.975
卫生服务中心 13	0.767	1.267	0.872	0.880	0.972
卫生服务中心 14	1.000	1.247	1.000	1.000	1.247
卫生服务中心 15	1.000	1.171	1.000	1.000	1.171
卫生服务中心 16	0.905	1.399	0.923	0.981	1.266

续表

决策单元	技术效率 （effch）	技术进步 （techch）	纯技术效率 （pech）	规模效率 （sech）	全要素生产率 （tfpch）
卫生服务中心 17	1.000	1.275	1.000	1.000	1.275
卫生服务中心 18	0.919	1.270	1.000	0.919	1.167
卫生服务中心 19	1.070	1.387	1.061	1.008	1.483
卫生服务中心 20	0.945	1.292	0.954	0.990	1.221
卫生服务中心 21	1.000	1.314	1.000	1.000	1.314
卫生服务中心 22	1.010	1.167	1.000	1.010	1.179
卫生服务中心 23	0.893	1.288	0.907	0.985	1.150
卫生服务中心 24	1.000	1.234	1.000	1.000	1.234
卫生服务中心 25	1.170	1.204	1.249	0.937	1.409
卫生服务中心 26	1.036	1.141	1.037	0.999	1.182
卫生服务中心 27	1.428	1.203	1.381	1.034	1.718
卫生服务中心 28	0.978	1.258	0.986	0.992	1.230
卫生服务中心 平均值	0.988	1.203	1.007	0.981	1.189
总体平均值	0.996	1.186	1.015	0.981	1.181

三 分析

改变城乡二元结构制度，通过城乡卫生一体化改善农民公平享有健康的权利，是实现城乡卫生公平发展的根本所在。新医改以来，由于多项新制度改革主体均涉及基层医疗卫生机构，各级政府不断加大对基层医疗卫生服务体系建设的投入力度。然而，城乡基层医疗卫生服务体系转换资源为产出的能力如何，效率是否随之提高也应成为决策者关注的问题。

（一）基本医疗服务全要素生产率变化分析

本研究结果显示，2009～2013 年广州市城乡基层医疗卫生服务体系基本医疗服务全要素生产率略为退步。这与基层医疗服务机构的"设备有了，但人没了"的实际情况相近。① 这说明新医改以来广州城乡基层医疗卫生服务

---

① 来自个人访谈资料。

体系在基本医疗服务方面采取的改革措施没能起到积极的效果。这与此次医改明星省份安徽类似，"部分改革前业务量大的机构提供基本医疗服务的积极性受损"。① 其原因可能是绩效考核方式过于强调数量上的产出，存在核定工作任务方式较为僵化等问题，基本医疗没有相应考核机制，不排除职业道德因素导致技术进步下降。新医改后，政府办卫生院、社区卫生服务中心定位为公益一类事业单位，经费由全额核拨，难以调动现有医务人员的积极性，而且基层能使用的药品的品种数量也有严格规定，导致不少患者不得不到大医院开药。政府通过考核方式来促进基本公共卫生服务逐步均等化。相反，基本医疗均等化并没有提上议程，也没有将准公共产品的基本医疗服务纳入考核机制。在此背景下，城乡基层医疗卫生服务体系结构正在调整，相当一部分基层医疗卫生机构为了应付考核，出现与整个宏观系统"重医轻防"结构相反的"轻医重防"现象。促使专业性、职业性较强的骨干临床医生不断从基层流失，导致住院人数及病床利用率反而下降的闲置浪费情况。正如中国社会科学院，李培林主编的《2014 年中国社会形势分析与预测》所指出的，出于对公益性和公共卫生功能的强调，新医改使基层医疗卫生机构走向了行政化色彩浓厚的另一个极端——采取的是"定岗定编定工资标准"的人事制度和"收支两条线 + 绩效工资制"的收入分配制度等"回归"到行政化的医改制度，这不利于基本医疗服务的开展，进一步背离"首诊在基层"的目标。2013 年新医改成效在弱化，更多的问题和矛盾暴露出来。②

　　进一步分解后，发现城乡基层医疗卫生服务体系在全要素生产率及技术进步变化指数上有显著性差异，技术效率变化指数则没有差异。因此，可以认为城乡全要素生产率差异主要是由于技术进步差异所导致。这提示此次新医改至今未能有效解决一直存在的城乡卫生二元化现状。其原因可能较为复杂。首先，政府公共财政投入不同。社会政策支出责任的地方化，再加上地方政府财力的不匹配，导致了中国许多社会政策无法落到实处，特别是在农村。③ 25 家卫生院来自花都、从化、增城等 3 个郊区，28 家社区卫生服务中心来自经济实力较强的老城区的社区卫生服务中心。目

① 徐恒秋、代涛、陈瑶等：《安徽省基层卫生综合改革实施效果》，《中国卫生政策研究》2013 年第 5 期。
② 李培林主编《2014 年中国社会形势分析与预测》，社会科学文献出版社，2013。
③ 岳经纶：《中国公共政策转型下的社会政策支出研究》，《中国公共政策评论》2008 年第 2 期。

前，基层医疗卫生机构主要依靠区级政府财政投入，市级财政转移所仍占比例较少，导致了卫生院的投入相对不足。① 医疗设备投入是体现技术进步的主要因素之一。因医疗设施设备投入不足导致的技术创新问题是投入产出过程中技术进步下降的主要来源之一。其次，人力资源素质不同。对新设备、新技术、新流程等掌握、熟练程度的人力资源是另一影响因素。目前卫生院的人才数量和质量上仍比不上社区卫生服务中心。再次，技术服务内容不同。与社区服务中心将公共卫生与基本医疗服务并重不同，政府投入不足的卫生院一直把主要精力及资源用于更能产出直接经济效益的医疗服务。特别是经过十余年来新型农村合作医疗保险的开展，以医疗服务为主的广州市乡镇卫生院医疗技术逐渐成熟，大多数已发展为二级医院，所配备的医疗设备和医护人员所具备的医疗技术已经能在相当程度上满足农村常见病、慢性病患者的需求。然而，新医改以来许多基层医疗卫生机构在基本药物制度下却出现药品"短缺"，无法满足临床需要现象，导致很多原本已经较为成熟的技术无法开展。而且在人员经费全额拨付、绩效工资"大锅饭"的背景下，对病情稍微复杂的患者借"双向转诊"之名建议患者转诊到县、市级医院也就不难理解了。另外新医改以来卫生院将有限的人力资源主要投入公共卫生工作，有"矫枉过正"之嫌，导致基本医疗服务技术下降。最后，现行城镇职工、居民基本医疗保险制度和新型农村合作医疗制度在筹资水平、财政补助、保障方式、制度架构、管理服务、待遇标准等方面仍有较大差异。立足于"大病统筹"、门诊费用不予给付的现行医保政策是否实际上排除了基本医疗均等化呢？这是个值得反思的问题。为此，哈佛大学卫生经济专家萧庆伦教授在《柳叶刀》刊发文章指出"初级医疗保健孱弱会导致国民健康失守"。②

（二）公共卫生服务全要素生产率变化分析

本研究结果显示，2009～2013 年广州市城乡基层医疗卫生服务体系公共卫生服务全要素生产率年平均增长率为 18.1%，增长幅度较大。这说明新医改以来广州市各级政府对城乡基层医疗卫生服务体系在公共卫生服务方面采取的一系列改革措施起到了积极的效果。广州市将"促进基本公共卫生服务

---

① 徐恒秋、代涛、陈瑶等：《安徽省基层卫生综合改革实施效果》，《中国卫生政策研究》2013 年第 5 期。

② Yip, W. and Hsiao, W. C., "Harnessing the Privatisation of China's Fragmented Health – care Delivery," *The Lancet*. 2014，384：805–818.

逐步均等化"列为目标之一，逐年增加政府投入，不断完善组织管理结构体系并调整资源机构，逐步完善公共卫生服务经费保障机制，建立健全城乡公共卫生服务体系，实施国家重大公共卫生服务项目，预防控制重大疾病及其危险因素，明确对基层医疗卫生机构9大项37小项公共卫生服务项目考核指标等措施，逐步缩小了城乡居民基本公共卫生服务差距，不断促进整个行业效率持续的提高。公共卫生服务模式的全要素生产率及分解因素均高于基本医疗模式。

社区卫生服务中心和卫生院在全要素生产率、技术进步、技术效率变化指数及分解因素上并没有显著性差异。这说明，城乡基层医疗卫生服务体系在公共卫生服务效率变化较为一致，有力促进了基本公共卫生服务均等化。从全要素生产率的分解因素来看，技术进步指数平均年增长率为18.6%，而技术效率变化指数年平均下降率为0.4%。与靠投资拉动的中国粗放经济增长方式相似，广州市城乡基层医疗卫生服务体系公共卫生服务绩效增长结构失衡，增长主要来自技术进步，增长的源泉在于采用高新技术设备、新服务流程以及推行新医改政策，如机构标准化建设、消化不良资产、基本实现全民医保、财政全额拨款、收支两条线管理等措施产生的技术进步。

（三）技术效率变化分析

进一步分析发现，无论是农村还是城市，无论是基本医疗服务还是公共卫生服务，技术效率基本变化不大，城乡基层医疗卫生服务体系纯技术效率均呈现整体稍微进步趋势，规模效率均呈现整体有所退步趋势。这说明了新医改以来，人事制度改革仍不到位，效能改进或资源浪费的情况改善并不明显。纯技术效率没有明显提高，提示政府应进一步重视基层医疗卫生机构发展和建设，积极推进院长聘任制及院长负责制等管理措施。而规模效率下降主要由两种因素所导致，即投入不足或者是投入冗余。没有一定量适宜的人力资源，单纯依靠增加设备、改善房屋，将导致物力资源利用不充分及物力资源相对过剩。同技术进步相比，技术效率问题已经成为制约城乡基层医疗卫生服务体系生产率增长的主要因素。

进一步分析，城乡在技术效率上述分解因素上并没有显著性差异。说明城乡两种模式均存在规模不经济和资源配置不合理的情况，结构调整与资源配置应是基层医疗卫生服务体系发展的重点。新医改以来，基层医疗卫生机构获得了政府的全额拨款，有了稳定的经费支持，却缺乏了有效激励机制；

按照服务人口数量重新核定机构人员编制，人力资源有了较大提高，而缺乏有效的管理模式与机制，却降低了资源的使用效率；尽管全部配备和使用国家基本药物，并实行零差率销售使药品的价格大幅降低，却带来药品种类的缺乏、药品质量的降低等问题。① 这提醒基层医疗卫生机构需要从自身的经营管理上下功夫，要将实体性资源（人力、物力和财力）投入和体制性资源（资源配置体制和管理体制）盘活充分结合起来，合理投入资源，通过提高技术创新应用能力、调整规模，来促进生产率的增长。另外，在政府投入的同时，要加快保障制度的建设。比如，2012年广州市就已将新型农村合作医疗保险和城镇居民医疗保险的主管部门统一调整到人力资源和社会保障部门，已具备整合现有资源的外部条件。政府可以先整合现行城镇居民基本医疗保险制度和新型农村合作医疗制度及其管理资源，加快多层次医疗保障体系之间的互相衔接，扩大保障覆盖面，促进城乡基本医疗和公共卫生一体化。

四 讨论

本研究发现，广州市城乡在医疗服务和公共卫生服务效率上有较大不同。其主要原因可能是：广州这类大城市公共交通相对方便、农民经济条件较好等，农村卫生院并不具有自然垄断条件，所以医疗服务这类增量主要流向城市医疗卫生机构，尚未建立起真正意义上的分级诊疗制度，作为需方的农民用脚进行了投票，这导致城乡有了较大差异。而公共卫生服务是公共产品，政府承担了相关费用，由社区卫生服务中心、卫生院等供方提供，所以城乡差异不大。

毋庸置疑，1949年以后中国农村卫生事业得到了长足发展，并曾经享誉全球。中国在推进工业化、城市化的过程中，特别是自改革开放后农村实行家庭联产承包责任制以来，在GDP偏好和市场化倾向的影响下，各级政府没有承担起农村卫生基础设施建设的应尽责任。与此同时，卫生事业正在加快"过度市场化"，政府在"不经意"间把农村基层卫生事业"托付"给了"不负责任"的市场。市场化的改革首先是把农村合作医疗制度培养起来的"赤脚医生"改造为自食其力、自负盈亏的"乡村医生"，教导他们要毫不犹

---

① 徐恒秋、代涛、陈瑶等：《安徽省基层卫生综合改革实施效果》，《中国卫生政策研究》2013年第5期。

豫地转变成"理性人",追逐物质上的收益。与此同时,在"效率优先"观念诱导下,受"六二六"指示①影响的卫生人才纷纷"返城"了,事实上,各种农村卫生资源通过各类制度安排不断加速流进城市。紧接着,无助的农民们在懵懵懂懂之际又"自愿"放弃了农村合作医疗。自此,"救死扶伤"和"人道主义"的内涵只能停留在新闻宣传上,其结果是农民们在经济快速发展的同时不仅没能享受改革的红利,甚至丢失了原本就不多的权益,进一步导致了城乡经济社会发展的极端不平衡,农村基层卫生事业也风光不再!杨永恒等研究发现,尽管1990年以来各地区在经济、健康、教育方面均取得重大进展,但三项发展在地区和城乡之间存在严重的不平衡,反映了改革开放以来中国各级政府过分强调经济增长而带来的片面的、不协调的发展。②

实际上,自1949年以来,与城市相比,农村的医疗卫生服务整体水平就一直偏低。尽管"六二六"指示提高了农村卫生事业的公平性,但城乡间卫生资源配置仍有很大差距。这是由于中国一直实行城乡差异化发展战略,城市医疗卫生机构的设立及其房屋设备、人力资源以及水、电、路、通信和其他辅助设施等公共基础设施由国家来提供,而农村卫生基础设施建设主要靠农村自己的力量,国家仅给予一定补助。城市和农村二元化政策导致片面注重城市医疗卫生机构尤其是大医院的发展,忽视了农村和社区卫生服务,对农村医疗卫生投入严重不足,城乡之间、区域之间服务条件和水平差距较大。同时,又由于农村生活条件与城市的巨大落差,导致农村的卫生人才和资源极度匮乏。农民不得不涌向城市就医,造成了城市大医院沉重的医疗负担。不能仅就城市或仅就农村单一系统进行卫生资源配置,而要把城乡作为一个整体来安排人力、物力等生产要素投入,通过生产要素的合理流动与优化组合,促进城乡卫生资源的合理布局,整合城乡卫生资源,探索建立适合中国卫生事业发展和管理的新模式、新机制。

实际上,中国政府也认识到"城乡和区域卫生事业发展不平衡""城乡、区域差距大",因此,此次新医改提出坚持公平与效率统一,统筹城乡、区

---

① 1965年6月26日,毛泽东在同他的保健医生谈话时,针对农村医疗卫生的落后面貌,指示卫生部"把医疗卫生工作的重点放到农村去",为广大农民服务,解决长期以来农村一无医二无药的困境,保证人民群众的健康。因为这一指示是6月26日发出的,因此又被称为"六二六"指示。该指示对中国卫生事业,尤其对农村医疗卫生工作产生了重要影响。

② 杨永恒、胡鞍钢、张宁:《基于主成分分析法的人类发展指数替代技术》,《经济研究》2006年第11期。

域发展，建立健全覆盖城乡居民的基本医疗卫生制度，使人人享有基本医疗卫生服务。2009 年以来，各级政府在农村和城市分别投入大量资金，加强县乡村三级医疗卫生机构建设，加强城市社区卫生服务中心建设和设备购置，以全科医生为重点，培养和培训基层人才队伍，大幅提高基层医疗卫生服务能力。不可否认，新医改给基层群众带来的利益是巨大的，全民医保政策大大释放了需求，促进了卫生服务利用，使原来因经济原因不看门诊不住院的群体能够看病住院，原来门诊住院比较少的患者能够更多更充分地利用卫生服务。从以前的有病不敢看、看不起病到敢看病、看得起病了。然而，任何制度都有可被利用的空间，财政的投入也可能变成医院、制药企业和保险公司新的盈利增长点。任何一个环节的疏漏，都可能会导致整个制度构想无法走下去。

五　政策建议

改变城乡二元结构制度，通过城乡卫生一体化改善农民公平享有健康的权利，是实现城乡卫生公平发展的根本所在。实施城乡卫生一体化政策能够降低或消除由于城乡经济发展不平衡而带来的卫生资源分配不公平和随之产生的健康不公平，消除由于健康不公平而产生的心理不公平感和社会不信任感。当前最重要的是必须从政策上消除实际存在的歧视性倾向，设法打破城乡卫生二元结构的不平等的制度设计，统筹安排城乡居民的基本医疗卫生服务，以实现真正的医疗公平。尽管广州城乡医疗服务效率还存在差异，公共卫生服务效率则比较接近了。这是否与城乡居民医保统一由市人力资源社会保障部门管理有关系或者政府财政投入有关有待进一步研究。不过，我们相信，通过实施城乡卫生一体化政策，可以促进城乡的卫生人力、技术、资金、信息等生产诸要素在一定范围内进行合理流动和配置。

（一）注重宏观调控而不是微观管制性质的区域卫生规划

中国医疗卫生服务领域关于区域卫生规划的研究始于 20 世纪 80 年代，但其实施的效果没有真正的显现出来。[1] 雷海潮很早就指出了中国的区域卫

---

[1]　陈志兴、陈晓初、王萍等：《评价医院经济效益的力点》，《中华医院管理杂志》1994 年第 12 期。

生规划在评价和监督的环节存在弱点。^① 只要政府投入还不到位,医院还要依靠市场生存,还要依靠"以药养医"和"以检养医",那么区域卫生规划中关于设备控制等方面的目标就很难避免落空。区域卫生规划是国家强制推行的政策,只有把强制性制度变迁和诱致性制度变迁有机地结合起来,正式约束与非正式约束交替使用优势互补,才能达到制度结构效益的最大化与安排效率的最优化,使区域卫生规划更好地满足实际的需要,从而避免"政策低效"。^② 通过制定和实施区域卫生规划,调整基本医疗卫生服务政策,使有限的卫生资源得到充分利用,促进公众健康发展,保障公众健康安全,缩小健康差距,消除健康贫穷。通过城乡卫生生产要素的公平配置,政府和医疗卫生机构向城乡居民提供均等的基本医疗和公共卫生服务,从而实现政府公共价值的创造和输出。^③

(二)借助外力调整激活现有的运行机制体制

一是需要借助体系重构的外在推力。由于基层医疗卫生机构处于医疗服务体系竞争中的弱势地位,除了在医疗资源配置上给予倾斜,同样需要在制度设计上把患者引导到基层,减轻大医院对基层特别是农村病人的"虹吸效应"。一方面要建立分级诊疗制度,帮助提高基层的效率,提高基层卫生资源的利用效率;另一方面要尽快帮助基层提高软实力,需要向农村地区"输血"和帮助"造血",主要是从人才的引进和技术帮扶到人才自我繁殖、生存,确保培养出来的人才用得上、留得下。

二是需要激活基层的内在活力。基层医疗卫生机构运作的行政色彩太浓厚,不应该当作简单的一类事业单位来对待。特别是在以 GDP 论英雄的年代,作为珠三角经济发达地区农村乡镇卫生院虽然缺乏政府财政支持,但是靠创收与借贷筹集资金,以"过度扩张、过度特需、过度医疗"为经营策略,实现"跨越式发展"。在珠三角地区拥有"三甲"头衔的乡镇卫生院早已不是凤毛麟角。对于医疗服务能力较强的珠三角地区乡镇卫生院而言,不少诊疗骨干在新医改以来收入不升反降,基本医疗服务积极性受到打击,加上医疗风险大,不少医生选择了对病人采取"能推则推"的态度,不行就往上级医院转,这就给群众在常见病就近就医问题上制造了新的难题,无形中

---

① 雷海潮:《区域卫生规划在我国的引入和发展》,《中国卫生经济》2000 年第 10 期。
② 王前强、倪健:《区域卫生规划政策低效及其治理》,《中国卫生经济》2010 年第 5 期。
③ 张力文、李宁秀:《基于健康公平的城乡卫生一体化内涵研究》,《中国卫生事业管理》2012 年第 9 期。

增加了常见病的就诊负担。因此，我们需要建立一种基本医疗服务提供的激励机制，以达到类似本研究发现的城乡公共卫生服务效率接近的目标。比如运用学术、专业、薪金等激励手段满足人的各种需要、调动人的积极性。要调整政府对基层医疗卫生机构的绩效考核方式，改变重基本公共卫生服务数量，轻基本医疗卫生服务质量的导向。下放基层医疗卫生机构招人、用人的自主权，允许收支结余的大部分由基层医疗卫生机构支配，可以用于奖励性绩效工资，调动医务人员积极性。

第十二章　广州市城市公立医院运营效率分析*

新医改以来，各级政府加大对医疗卫生服务体系的投入。不过，由于卫生资源是稀缺资源，且地方政府缺乏提升居民福利与服务的动力，期望仍以 GDP 为导向的地方政府长期不断加大投入不大现实，因而卫生资源的有限性将表现得更为突出。这就需要医疗卫生服务体系要尽可能按照帕累托效率不断优化资源配置，提高运营效率，以实现最大的社会效益和经济效益。同时，随着新医改的深入，全社会越来越关注新医改究竟在多大程度上解决了老百姓"看病难、看病贵"的难题。因此，评价医疗卫生服务体系效率成为新医改的一个重要课题。绩效评价作为客观反映医疗卫生服务体系营运业绩的重要手段，通过其可以找出低效率的症结所在，有助于优化资源组合和配置，为提高资金使用效率提供数据支持和参考依据。由于二级、三级医院是目前城市居民主要就医主体，拥有大部分卫生资源。因此，这两级医院的效率就成为影响中国医疗卫生服务体系运营效率的关键。[1] 那么，新医改对医院运营效率到底产生了怎样的影响？

本章应用数据包络分析中的 Malmquist 模型对广州地区二级（含）以上公立医院 2009～2013 年的运营效率做一跨期分析，实证研究新医改政策对公立医院运营效率的影响，从而了解、掌握新医改以来公立医院的运行情况，寻找制约其发展的因素，进而提出相应的政策建议。

一　指标选择

本研究以广州市行政区域内的 2009 年前就经卫生行政部门认定的 41

---

* 本章是在作者《新医改背景下广州地区综合医院运营效率研究》（《中国社会医学杂志》 2015 年第 6 期）一文的基础上扩展而成。

[1] 庞瑞芝、刘秉镰、刘先夺：《我国不同等级、不同区位城市医院的经营绩效比较研究》，《中国工业经济》2008 年第 2 期。

家二级（含）以上公立医院为研究对象，每家医院为1个决策单元。按等级可划分为19家三级医院和22家二级医院。通过分析每家医院2009～2013年投入、产出指标的面板数据，评价其全要素生产率及其分解因素的变化趋势。

参考《医院管理评价指南（2008版）》，在专家咨询和文献分析的基础上，考虑数据的可得性和模型对参数的限制，本研究投入变量方面选取4项指标：在岗职工人数、实有床位数、房屋面积、万元以上设备总价值，其中，在岗职工人数为劳动投入，实有床位数、房屋面积、万元以上设备总价值为资本投入或设备投入。在医疗卫生服务体系的生产函数中，这些变量均为重要的投入要素。在产出变量方面，医疗卫生服务体系的产出具有多面性，而非单一产出，具体选取2项指标：总诊疗人次数、入院人次数。涉及物价相关指标以2009年为基期进行调整。

二 城市公立医院运营效率

（一）投入、产出指标的基本情况

1. 城市二级公立医院

由表12-1可知，2009～2013年，样本二级公立医院平均在岗职工由448人增加到538人，年均增长率为4.68%；实有床位数由230张增加到292张，年均增长率为6.15%；房屋面积由24855平方米增加到28023平方米，年均增长率为3.04%；万元以上设备总价值由3693万元增加到4048万元，年均增长率为2.32%；总诊疗人次数由393084人次增加到511712人次，年均增长率为6.82%；入院人次数由8616人次上升到12265人次，年均增长率为9.23%。

2. 城市三级公立医院

由表12-1可知，2009～2013年，样本三级公立医院平均在岗职工由1783人增加到2344人，年均增长率为7.08%；实有床位数由1119张增加到1454张，年均增长率为6.77%；房屋面积由130326平方米增加到167330平方米，年均增长率为6.45%；万元以上设备总价值由29066万元增加到64793万元，年均增长率为22.19%；总诊疗人次数由1388070人次增加到1900241人次，年均增长率为8.17%；入院人次数由31784人次上升到50699人次，年均增长率为12.38%。

表 12 - 1　2009～2013 年，样本公立医疗体系投入、产出指标总体变化情况

项　目	2009 年		2010 年		2011 年		2012 年		2013 年		年均增长率（%）	
	二级	三级	二级	三级	二级	三级	二级	三级	二级	三级	二级	三级
在岗职工人数（人）	448	1783	458	1926	474	2059	507	2161	538	2344	4.68	7.08
实有床位数（张）	230	1119	247	1188	268	1243	276	1399	292	1454	6.15	6.77
房屋面积（平方米）	24855	130326	26017	141638	26792	141306	29884	151926	28023	167330	3.04	6.45
万元以上设备总价值（万元）	3693	29066	4207	31631	4381	32855	4511	36289	4048	64793	2.32	22.19
总诊疗人次数（人次）	393084	1388070	432210	1494236	446592	1614055	485449	1783550	511712	1900241	6.82	8.17
入院人次数（人次）	8616	31784	9420	36115	10402	40230	11778	46031	12265	50699	9.23	12.38

（二）整体生产效率的动态变化分析

从表 12 - 2 可见，总体上，2009～2013 年广州地区二级（含）以上公立医院全要素生产率为 1.027，呈现进步趋势，但幅度较小。进一步分解发现：全要素生产率的增长较小，主要是由于技术效率（1.5%）、技术进步（1.2%）年平均增长不大导致。同期纯技术效率和规模效率有一定提高，平均增长率分别为 0.9% 和 0.6%。其间，全要素生产率一直保持进步趋势。这说明，2009～2013 年广州地区二级（含）以上公立医院总体运营良好，全要素生产率增长贡献共同来源于技术效率和技术进步。

表 12 - 2　2009～2013 年广州地区二级（含）以上公立医院 Malmquist 生产率指数及分解

比较年份	技术效率（effch）	技术进步（techch）	纯技术效率（pech）	规模效率（sech）	全要素生产率（tfpch）
2009～2010	0.986	1.030	0.994	0.992	1.016
2010～2011	1.002	1.027	1.037	0.967	1.030
2011～2012	1.072	0.975	1.014	1.058	1.046
2012～2013	1.001	1.016	0.991	1.009	1.016
几何平均值	1.015	1.012	1.009	1.006	1.027

表 12－3　2009～2013 年各公立医院 Malmquist 生产率指数及分解

公立医院	技术效率（effch）	技术进步（techch）	纯技术效率（pech）	规模效率（sech）	全要素生产率（tfpch）
三级医院 1	1.011	1.024	1.000	1.011	1.036
三级医院 2	1.014	1.015	1.000	1.014	1.029
三级医院 3	0.996	1.018	1.013	0.982	1.014
三级医院 4	1.024	1.029	1.053	0.972	1.053
三级医院 5	1.023	1.011	1.025	0.999	1.034
三级医院 6	1.012	1.023	0.998	1.014	1.035
三级医院 7	1.156	1.018	1.193	0.969	1.177
三级医院 8	1.058	0.998	1.076	0.984	1.056
三级医院 9	0.973	1.017	1.005	0.969	0.990
三级医院 10	1.056	1.024	1.053	1.003	1.082
三级医院 11	1.024	1.026	0.981	1.044	1.051
三级医院 12	1.053	1.032	1.062	0.991	1.086
三级医院 13	1.022	1.020	1.000	1.022	1.042
三级医院 14	0.967	1.013	0.994	0.972	0.979
三级医院 15	1.002	0.987	1.000	1.002	0.990
三级医院 16	1.059	1.015	1.046	1.012	1.075
三级医院 17	0.895	1.036	0.862	1.037	0.927
三级医院 18	1.006	1.018	0.992	1.015	1.024
三级医院 19	0.981	1.030	1.000	0.981	1.011
三级医院平均值	0.996	1.027	1.000	0.996	1.023
二级医院 1	1.028	1.023	1.000	1.028	1.052
二级医院 2	1.047	1.013	1.046	1.001	1.060
二级医院 3	1.039	1.010	1.045	0.995	1.050
二级医院 4	1.000	1.012	1.000	0.995	1.012
二级医院 5	1.083	0.996	1.076	1.007	1.079
二级医院 6	1.027	1.027	1.000	1.027	1.055
二级医院 7	1.164	0.911	1.000	1.164	1.061
二级医院 8	0.991	1.027	0.967	1.025	1.018
二级医院 9	1.000	0.825	1.000	1.000	0.825
二级医院 10	1.033	1.019	1.041	0.992	1.053

续表

公立医院	技术效率 (effch)	技术进步 (techch)	纯技术效率 (pech)	规模效率 (sech)	全要素生产率 (tfpch)
二级医院 11	1.000	1.015	1.000	1.000	1.015
二级医院 12	1.014	1.017	1.010	1.005	1.031
二级医院 13	1.000	1.021	1.000	1.000	1.021
二级医院 14	1.000	1.000	1.000	1.000	1.000
二级医院 15	0.962	1.033	0.963	0.998	0.993
二级医院 16	1.000	1.039	1.000	1.000	1.039
二级医院 17	1.000	1.029	1.000	1.000	1.029
二级医院 18	0.991	1.049	0.967	1.025	1.040
二级医院 19	1.003	1.018	1.002	1.001	1.021
二级医院 20	1.002	1.033	1.011	0.991	1.035
二级医院 21	0.986	1.023	0.962	1.025	1.008
二级医院 22	0.943	1.023	0.950	0.992	0.964
二级医院 平均值	0.985	1.023	0.975	1.010	1.007

注：二级医院1、二级医院2为从化、增城两家自2013年开始试点改革的公立医院。

由表12－4可知，2009～2013年共有33家（80.5%）公立医院的全要素生产率＞1，有8家公立医院（19.5%）全要素生产率≤1。有24家（58.5%）技术效率提高，有35家（85.4%）技术进步提高；有17家（41.5%）纯技术变化效率提高，有20家（48.8%）规模效率提高。这说明，相比2009年，2013年广州地区八成以上公立医院运营良好。

表12－4 2009～2013年广州地区二级（含）以上公立医院的动态效率分布情况

单位：家，%

动态效率		三级医院		二级医院		合计	占比
		数量	占比	数量	占比		
提　高	全要素生产率（tfpch）＞1	15	78.9	18	81.8	33	80.5
	技术效率（effch）＞1	14	73.7	10	45.5	24	58.5
	技术进步（techch）＞1	17	89.5	18	81.8	35	85.4
	纯技术效率（pech）＞1	9	47.4	8	36.4	17	41.5
	规模效率（sech）＞1	10	52.6	10	45.5	20	48.8

动态效率		三级医院		二级医院		合计	占比
		数量	占比	数量	占比		
未提高	全要素生产率（tfpch）≤1	4	21.1	4	18.2	8	19.5
	技术效率（effch）≤1	5	26.3	12	54.5	17	41.5
	技术进步（techch）≤1	2	10.5	4	18.2	6	14.6
	纯技术效率（pech）≤1	10	52.6	14	63.6	24	58.5
	规模效率（sech）≤1	9	47.4	12	54.5	21	51.2

从表 12 – 5、表 12 – 6 进一步分析发现，各样本三级医院全要素生产率提高主要贡献来自技术进步和技术效率均提升。各样本二级医院全要素生产率提高主要贡献来自技术效率不降低和技术进步提高。各样本二级、三级医院提高技术效率的原因均较为复杂，既有规模效率提高，又有纯技术效率提高。

表 12 – 5　2009～2013 年各公立医院的全要素生产率变化分析

单位：家，%

全要素生产率（tfpch）		三级医院		二级医院		合计	占比
		数量	占比	数量	占比		
提高	技术效率（effch）↑，技术进步（techch）↑	12	63.2	8	36.4	20	48.8
	技术效率（effch）↑，技术进步（techch）↓	1	5.3	2	9.1	3	7.3
	技术效率（effch）↓，技术进步（techch）↑	2	10.5	3	13.6	5	12.2
	技术效率（effch）↑，技术进步（techch）◆	0	0.0	0	0.0	0	0.0
	技术效率（effch）◆，技术进步（techch）↑	0	0.0	5	22.7	5	12.2
未提高	技术效率（effch）↑，技术进步（techch）↓	1	5.3	0	0.0	1	2.4
	技术效率（effch）↓，技术进步（techch）◆	0	0.0	0	0.0	0	0.0
	技术效率（effch）↓，技术进步（techch）↓	0	0.0	0	0.0	0	0.0

续表

全要素生产率（tfpch）		三级医院		二级医院		合计	占比
		数量	占比	数量	占比		
未提高	技术效率（effch）↓，技术进步（techch）↑	3	15.8	2	9.1	5	12.2
	技术效率（effch）◆，技术进步（techch）↓	0	0.0	1	4.5	1	2.4
	技术效率（effch）◆，技术进步（techch）◆	0	0.0	1	4.5	1	2.4

注：↑代表提高；↓代表下降；◆代表不变。

表 12 – 6　2009～2013 年各公立医院的技术效率变化分析

单位：家，%

技术效率（effch）		三级医院		二级医院		合计	占比
		数量	占比	数量	占比		
提 高	纯技术效率（pech）↑，规模效率（sech）↑	2	10.5	4	18.2	6	14.6
	纯技术效率（pech）↑，规模效率（sech）↓	5	26.3	3	13.6	8	19.5
	纯技术效率（pech）↓，规模效率（sech）↑	3	15.8	0	0.0	3	7.3
	纯技术效率（pech）↑，规模效率（sech）◆	0	0.0	0	0.0	0	0.0
	纯技术效率（pech）◆，规模效率（sech）↑	4	21.1	3	13.6	7	17.1
未提高	纯技术效率（pech）↑，规模效率（sech）↓	2	10.5	1	4.5	3	7.3
	纯技术效率（pech）↓，规模效率（sech）◆	0	0.0	0	0.0	0	0.0
	纯技术效率（pech）↓，规模效率（sech）↓	1	5.3	2	9.1	3	7.3
	纯技术效率（pech）↓，规模效率（sech）↑	1	5.3	3	13.6	4	9.8
	纯技术效率（pech）◆，规模效率（sech）↓	1	5.3	0	0.0	1	2.4
	纯技术效率（pech）◆，规模效率（sech）◆	0	0.0	6	27.3	6	14.6

注：↑代表提高；↓代表下降；◆代表不变。

（三）不同等级医院生产率的动态变化分析

由表 12 - 2、表 12 - 3、表 12 - 4 可知，虽然总体上 2009～2013 年三级医院全要素生产率（1.023）大于二级医院（1.007），但详细分解各个机构时，19 家三级医院有 15 家（83.3%）全要素生产率提高，而 22 家二级医院中则有 18 家（80.5%）全要素生产率提高。进一步分解，除了规模效率指标，二级医院稍微高于三级医院外，二级医院技术效率、纯技术效率、技术进步等指标均低于三级医院。

由表 12 - 3、表 12 - 4 可知，2009～2013 年，19 家三级医院中有 14 家（73.7%）技术效率提高，有 17 家（89.5%）技术进步提高；有 9 家（47.4%）纯技术效率提高，有 10 家（52.6%）规模效率提高。三级医院的全要素生产率提高主要是由于技术效率下降（0.4%）而技术进步提高（2.7%）。技术效率下降主要是由于纯技术效率不变及规模效率下降（0.4%）。

2009～2013 年，22 家二级医院中有 10 家（45.5%）技术效率提高，有 18 家（81.8%）技术变化提高；有 8 家（36.4%）纯技术效率提高，有 10 家（45.5%）规模效率提高。二级医院的全要素生产率下降主要是由于技术效率下降（1.5%）和技术进步提高（2.3%）。技术效率的下降主要是由于纯技术效率下降（2.5%）及规模效率有所提高（1.0%）。

将二级医院和三级医院两组数据取对数变换后，满足正态性和方差齐性。使用 Student t 检验，对比两组总体均值发现，二级医院全要素生产率指数年平均值虽稍低于三级医院平均值，但两组差异未达到显著性（$p > 0.1$）。同样全要素生产率分解因素（技术进步、技术效率、纯技术效率、规模效率等 4 个指标）二级医院和三级医院两组均没有显著性差异（$p > 0.1$）

三　分析

（一）全要素生产率有所提高

从总体而言，广州地区公立医院全要素生产率有所提高，虽然幅度不大。这说明，新医改以来公立医院投入产出配置效率水平相对有所提高。全要素生产率提高主要是由于技术进步和技术效率同步提高，情形比基层医疗卫生机构主要依靠大量生产要素投入等导致的技术进步来得好些。同期纯技术效率及规模效率均提高，说明公立医院有不错的管理水平，发展规模较为适当。纯技术效率提高可能与公立医院服务模式转变、服务环境改善、信息化系统改造、电子病历普及等管理措施有关。同时，良好的管理模式与机制能有效地激发员工的工作热情，合理利用资源，从而改善资源的使用效率。另外，医疗保险机构第三方购买者角色不断加强，并对公立医院经营行为进行干预，如缩短平均住院日、加快床位周转率等，从而促使服务能力不断提升，满足增长的服务需求。不过，相对于国家公共财政投入逐年增加的幅度而言，公立医院全要素生产率增加幅度难以让人满意。这里面的原因可能是：不同公立医疗卫生机构之间在设备、等级、政府预算的低效竞争局面。这突出地表现为对高科技的迷信，各公立医院出现医疗设备投资竞赛，导致大量宝贵的卫生资源流向耗资巨大的先进医疗设备。由于低效竞争，凸显了医疗卫生服务过程中的道德危害，使医疗卫生服务背弃了医学的人文精神，由于低效竞争，使医疗卫生服务系统整体效能低下，医疗卫生服务的各利益相关方都难以产生满意感：政府压力重重、百姓难堪重负、医院艰难运行、医保水平偏低，并使医疗成本呈加速上升趋势。

（二）三级医院全要素生产率高于二级医院

本研究发现，三级医院全要素生产率有一定提高，而二级医院则提高不明显。除了规模效率外，广州地区二级医院技术进步和技术效率提高幅度均低于三级医院。原因可能有：一是二级医院在医疗设备、人员专业水平、就诊环境、管理能力等方面都比三级医院差，使其资源无法充分利用。目前中国医疗卫生服务体系呈现"三级医院有优势，一级医院有支持"，二级医院则两头不着边。加上二级医院往往战略定位不准确，发展处于摇摆状态，受到三级、一级及同级医院的三重挤压。二是分级诊疗秩序尚未建立。"大医院门庭若市，基层小医院门可罗雀"的现象没有明显缓解，"大病到医院，小病到社区"的就医秩序仍未形成。新医改以来，医疗保险的广泛覆盖促使潜在的服务需求得以释放，但由于现有的医疗保险制度设计未能发挥分流患者的作用，促使二级医院服务需求远低于三级医院。不可否认，中国病人有高度的就医自由权，几乎是想到哪里看就到哪里看，想到哪级医院看就到哪级医院看。长此以往，有再多资金都不够。因而，二级医院的运营效率低于三级医院。同时，要提醒的是：三级医院规模效率下降问题应该引起中国卫生政策决策者重视。李显文等人的研究也指出，医院规模扩张过快会引起生产效率的下降。① 因此，规模因素是影响卫生资源利用效率的重要因素，要实现医疗卫生服务利用的长期高效，必须控制医疗卫生服务资源规模的扩张，使其保持在最佳状态。

（三）纯技术效率有待提升

长期以来，受传统观念和经济体制的影响，中国公立医院的成本控制意识较淡薄。医院管理者对成本控制的重视程度不够，职工们的成本控制观念又较落后，医院的物资，如卫生材料等浪费严重，成本控制依然没有引起足够的重视。医院的管理者业绩考核是以收入和固定资产的增长为目标的，所以医院盲目引进医疗器材和医疗设备，缺少对投入成本的预算和管理。另外，医院的成本控制和管理机构不健全。公立医院对医疗技术岗位的人员素质要求较高，但是却忽略了对行政管理人员的要求，缺乏有效加强医院的各项物资管理的规章制度，医务人员对医疗器械设备的管理水平和爱护程度有待提高，财务人员对经费的预算和核算不及时，提高的数据信息缺乏可靠性。成本控制、成本分析体系发展落后，信息处理系统工具跟不上时代的发展，导致信息不能及时准确地提供给管理者，医院各部门之间缺少沟通交流，无法提供系统的财务数据，降低了医院成本控制分析的水平，直接影响了医院成本控制和管理的效果。②

（四）公立医院改革效果不明

本研究发现两家试点县级公立医院全要素生产率水平均高于二级医院以及全部公立医院的平均水平。2009～2011年，新医改的重点是基层医改，公立医院的改革始终未能全面启动。公立医院费用快速上升，完全抵消了基层医改的成效。2012年由国务院办公厅印发《关于县级公立医院综合改革试点意见》（国办发〔2012〕33号）。2013年9月，从化市中心医院、增城市人民医院两家县级公立医院取消药品加成，并进行了人事分配制度、建立现代医院管理制度、提升基本医疗服务能力、加强上下联动、完善监管机制等方面试点改革。不过，目前在中国官僚体制格局之中，中央与地方政府存在事实上的利益分野和政策博弈。在目前经济下行，地方政府财政收入压力较大的背景下，同时在"公立医院可以自我运作良好"，试点的前景、收益不甚明朗等众多影响因素下，地方政府

---

① 李显文、徐盛鑫、张亮：《基于效率的医院规模经济实证分析》，《中国医院管理》2011年第4期。

② 朱慧娟：《提高我国公立医院成本控制和效率的探讨》，《中国外资》2013年第288：94。

实际上主动进行试点改革的积极性不足，顾虑较多。由于试点时间太短，尚不足以说明试点效果如何。而且，由于两家二级医院已于 2010 年和 2013 年 10 月分别移交高等医学院校举办，分别变成大型三甲医院的一个院区和独立的高校附属医院，相关政府职责弱化，严格意义上说已不是纯粹的县域公立医院了。

四 讨论

（一）公立医院的分级问题

三级医院是跨省、市以及向全国范围提供医疗卫生服务的医院，是具有全面医疗、教学、科研能力的医疗预防技术中心。其主要功能是提供专科（包括特殊专科）的医疗服务，解决危重疑难病症，接受二级医院转诊，对下级医院进行业务技术指导和培训人才；完成培养各种高级医疗专业人才的教学和承担省以上科研项目的任务；参与和指导一级、二级医院预防工作。一般认为三级医院拥有更多的名医和先进仪器设备，就医的盲目性导致病人盲目地选择医院，大量的常见病和小病患者涌向三级医院。

二级医院是向多个社区提供综合医疗卫生服务和承担一定教学、科研任务的地区性医院。二级医院承担了区域内大部分的医疗保健任务，有着良好的群众基础，可为缓解目前三级公立医院人满为患发挥重要作用。不少研究指出，效率不高是因为患者越过低级别医院直接到设备和人员配备较好的三级医院就医。[①] 目前，二级医院与三级医院之间并没有针对患者服务需求的有效沟通途径，包括没有清晰的转诊制度。双方都有很强的竞争动力，努力实现自身利润最大化。因此，要分析其生产率下降的深层次原因，明确进一步改革的方向和重点，使承上启下的二级医院提高技术效率、技术进步和推行先进的管理理念和管理流程成为可能。

（二）公立医院的规模问题

根据中国卫生年鉴的统计，以 500 张床位为标准的大型医院数量，全国从 1980 年的 67 家飞速增加到现在的上千家，国内超过 2000 床的超大型医院

[①] Sun, Zesheng, Shuhoug Wang, and Steyen R. Barnes, "Understanding Congestion in China's Medical Warket: An Lncentive Structure Perspective," *Health Policy and Planning*, 2015, 1 – 14. He, Alex Jingwei, and Qingyue Meng, "An Interim Interdisciplinan Evalution of China's National Health Care Refom: Emerging Evidence and New Perspectives," *Journal of Asian Public Policy*, 2015, 8 (1): 1 – 18.

已经比比皆是，而像四川大学华西医院、郑州大学附属第一医院等超过6000床的医院"巨无霸"也已经不是什么新闻。看起来，对床位数量的赶学比，导致医院纷纷向超大型"航母"发展，似乎是解决卫生资源短缺，缓解医疗供求矛盾的积极反应。郑州大学附属第一医院总收入从2009年的6亿多飙升到2014年75.21亿，床位数也增加了近5倍（很快将达到1.2万张），门诊量426万人次，住院人次数达31万，手术台次达19.6万，相比之下职工人数为7000多人，增幅仅仅70%左右。不难发现，我国公立医院能力的扩张与国际趋势相悖。2014年7月15日，《美国新闻与世界报道》（*U. S. News & World Report*）最新发布了2014～2015年美国最佳医院排行榜，梅奥诊所位居第一。倡导"以患者为中心"的梅奥诊所，2014年床位数仅为1132张，处理50918例住院病人及21035例门诊手术，急诊室则接纳79542位病患，员工数2.8万人，而总收入约为90亿美金。三级医疗体系崩溃的当下，大医院人满为患，只要多一张病床就多挣不少钱。大医院的扩张产生了巨大的"虹吸效应"。历史上美国也曾大造医院，后来证明这是失败的。医院造大之后成本上升，给管理带来很大挑战，病人也不方便。比如哥伦比亚大学医学院就从1500张病床缩减至1200张，全球最大的健康维护组织（Health Maintenance Organizations，HMOs）凯撒医疗集团（Kaiser Permanente Medical Groups）作为一个自负盈亏的非营利商业机构，多为100～250张床的小医院。到底多大规模的公立医院更适合中国国情，才能更有效为民众提供高质医疗卫生服务？这个问题值得政府重新考量。

新医改以来，国家在医疗保险方面投入了大量资金，然而，这些资金又有多少被医药生产流通企业、公立医院以及利益相关者所套取了呢？有一点可以明确，公立大医院的扩张趋势一直没有得到有效遏制，"虹吸效应"越来越明显。"医改五年无样本""医改根本没有改"的悲观情绪伴随着近年公立医院改革步履蹒跚的基调，并似乎有蔓延趋势。当然，这里面还有更深层次的问题。实际上，现行的医疗服务价格体系扭曲的局面并没有改变，导致体现医疗技术价值含量的医疗服务价格定价仍过低。医疗服务机构，包括医师本人都没有医疗服务定价的权力，医疗服务生产和定价严重脱节，不能反映医疗服务的价值和供求关系，继续沿用计划经济时代医疗服务政府定价的模式。而价格过低又直接诱导公立医院不得不扩充床位规模。因为只有床位规模不断扩大才能增加医疗服务机构的非医疗服务收入。这很有点像富士康的手机组装厂，其实核心的技术和品牌都不在组装厂，而在苹果公司等技术发明厂家。因此苹果公司等挣设计费、专利费和核心部件的高额利润，富士康只能挣点工人组装的血汗钱，所以只有不断地扩大生产线，增加生产空间。如此一来，公立医院并未成为医疗技术发展、创新的知识重镇，而是沦落为销售药品、器械、耗材甚至于医疗技术的大卖场，在整个医疗知识产业链中只是一个分销点。

（三）公立医院与民营医院的关系问题

哈佛大学医改专家萧庆伦教授指出，"同世界上大部分公立医院不同，中国的公立医院身上既体现了政府管理不当，也表现了市场调节失灵"，"现行公立医院的本质是戴着脚镣的营利性医院"，"中国公立医院一方面不得不接受政府的官僚政策管制，而另一方面又不得不像私营机构一样，把自己的经济利益置于患者的健康之上"。[1] 虽然目前的医疗服务领域存在竞争，但公立医院没有市场竞争的硬性约束，同时由于他们能够比较容易地将成本转嫁给患者，所以医疗卫生机构缺乏通过提高效率来赢得竞争的动力。此外，医疗服务的地域性很强，所以保证了公立医院具有某种程度的垄断力，那么公立医院就更没有动力去竞争。这种竞争力的缺乏减弱了市场的力量，也降低了外部约束力。公立医院的治理变革大趋势就是引入竞争、引入市场机制、引入基于市场的新型监管体制。[2] 加快发展社会办医是转变卫生发展方式、优化卫生资源配置的重要举措，是增加卫生资源供给、满足人民群众多样化多层次医疗卫生服务需求的重要途径。

众所周知，中国新医改的核心和重点就是公立医院改革。各级政府决策者在不同场合分别表示过，没有公立医院改革的成功就没有此轮医改的成功。公立医院改革仍然任重道远，要让群众感受医改带来的新变化还需加快推进改革。

五　政策建议

供方改革直接关系到整个医疗卫生服务体系运营效率问题和新医改的成败。新医改以来，老百姓对于看病难这一问题的改善一直没有感觉。很多学者将矛头直指公立医院，认为问题出在公立医院改革没有进展，仍然处于垄

---

[1] Yip, W. and Hsiao, W. C., "Harnessing the Privatisation of China's Fragmented Health – Care Delivery," *The Lancet*. 2014，384：805 – 818.

[2] 顾昕：《全球性公立医院的法人治理模式变革——探寻国家监管与市场效率之间的平衡》，《经济社会体制比较》2006 年第 1 期，第 46 ~ 55 页。

断地位，优质的医疗资源仍然集中在公立医院。国际经验表明，公立医院的存在提高了医疗卫生服务的可及性和公平性。对于经济发展水平较低、区域差异较大的发展中国家，政府通过举办公立医疗卫生机构提供服务是低成本而有效的保障方式。本研究认为，要提高中国医疗卫生服务体系的运营效率，顺利推进公立医院改革，可以考虑从以下四个方面着手。

（一）重构医疗卫生服务体系

一是实行全行业管理。由于缺乏全行业管理，在同一区域同时存在着许多部门开办的医院；而医院为了从高精尖设备的使用中获得丰厚利润，大量购进 CT、核磁共振等设备，出现了部分资源闲置甚至浪费的现象。卫生资源的盲目配置和医疗市场的无序竞争，导致了卫生资源的供需失衡和效率递减。部分卫生行政部门把主要精力只放在本级所属的几个医院，从而造成卫生资源配置不能达到最大效率，供需失衡，出现了部分资源闲置甚至浪费的现象。要加强区域卫生规划，优化卫生资源的布局，在控制总量、优化存量的基础上，实行全行业管理，制定各级各类医疗卫生机构功能定位、诊疗技术和病种指引。成立专门的公立医院管理机构，全方位协调，监督全行业，协调医疗质量保障和质量改进工作。

二是控制医院规模。大医院由于具有优良的医疗设施和卫生人力资源，吸引了越来越多的患者，这在一定程度上反过来促进了大医院的进一步扩张。但是，医院规模的持续扩张会带来医院规模运营成本提高，运行效率低下，卫生资源浪费等一系列问题。医疗卫生机构规模扩大，吸引的病人增加，人们对医院的信心也增加，从而收益会增加。但规模的扩大，往往会带来人员管理、组织协调等难题，从而也不一定效率就高。纵观世界各国医院的运行情况可以发现，国际上对医院的最佳规模并没有一致的结论，但大都认为 600~800 张床位比较合理。从大医院的技术优势来看，一般购置较多先进的技术设备和较大的基础设施，这些投入在完成后一定时期内相对稳定。但随着经营规模的扩大，单位资产的平均固定成本就会相应降低。由于存在协调、监督和管理方面的困难，有可能导致整个组织机构经营管理效率下降。政府应全面干预整个医疗卫生服务体系的建设和发展，履行政府监管职责。通过各种管制措施纠正市场失灵及其导致的资源配置低效。对公立医院的负债规模应严格控制，避免现有医院盲目扩大规模。对公立医院的标准进行统一制定，避免公立医院之间出现恶性竞争、攀比医院规模、浪费资本和社会资源。

　　三是建立"协同化"或"整合型"医疗卫生服务体系。西方发达国家最普遍的两种集团化模式:一种是"连锁化"模式。如哈佛大学医学院所属两大医疗集团之一的"伙伴医疗集团"(Partners Health Care System),以麻省总医院、布莱根和妇女医院等大型医院作为住院医院,并通过合同与社区医疗中心和个体执业医生组织建立联系,组成一个整合型的医疗服务系统。这种方式通过资源整合共享,可以降低成本、提高效率,有效弥补不同医疗卫生机构之间、同一医疗卫生机构不同科室之间的信息孤岛、服务孤岛、盲目无序竞争等碎片化管理弊端,同时集团也可以提高与医疗保险机构谈判的主动性和筹码。另一种是"一体化"模式。如哈佛大学医学院附属贝斯以色列医院于 2013 年开始领导组织成立"贝斯以色列迪克尼斯医疗服务联盟"(Beth Israel Deaconess Care Organization,BIDCO)。"贝斯以色列迪克尼斯医疗服务联盟"由两个主要部分组成:医生组织和医院。其中医生组织又包括若干初级保健家庭医生组织和专科医生组织(例如"哈佛贝斯以色列医学教职组织");医院包括贝斯以色列医学中心,以及一系列社区医院和社区服务中心。这种联盟不只是表面上的联盟。联盟涉及治理架构、运营与财务、临床科室和服务、医生资源,以及教学与培训任务等方面的整合。在治理架构上,整个联盟制定详细的"联盟"层面董事会成员的职责、功能和权力范围,以及每个独立的机构相应自主的职责和权力范围。不同层级的董事会对于不同层级的事务和权限进行投票。

　　建立由二级、三级医院、基层卫生机构和社区卫生人员组成的医疗联合体。平稳地将不复杂的服务下沉到基层,医院与基层实现人员共享,为基层提供技术支持和培训。建立统一的临床路径和行之有效的双向转诊制度。协助和指导地方医疗机构(如村卫生室、乡镇卫生院、社区卫生服务中心、县区医院)实施并扩大新的服务提供模式,通过正式的上下协作的安排、优质数据、供方之间以及医患之间的信息共享、患者在就医过程中的积极参与等,基层医疗机构与二级、三级机构实现了服务一体化。这里需要强调的是,这类医联体要有保险支付制度和政府预算的支持,并有电子医疗信息系统作为支撑。

(二)鼓励社会资本办医

　　一是提高社会办医比重,有利于引入竞争机制。长期以来,公立医院缺乏竞争压力,没有动力主动提升服务品质,优化服务体验,医患矛盾不断升级。民营医院这类中小市场主体能对医疗资源配置发挥"鲶鱼效应"和"倒逼效应"。这种选择必然倒逼公立医院积极转换思维和角色，自觉提高服务意识与水平，积极参与竞争，使卫生资源配置更合理，系统运行更高效。

二是能增加卫生资源供给、满足人民群众多样化多层次医疗卫生服务需求。鼓励社会资本办医，将有利于促进民营资本参与公立医院改革，并将在未来一段时间内带来公立医院的并购浪潮。在"互联网＋"成为国家战略的背景下，"互联网＋医疗"迅猛发展，互联网巨头如百度、阿里巴巴、腾讯等企业正以不同形式切入传统医疗行业。在"互联网＋医疗"背景下推动医改，推动"三个下沉"，政府的新思维就是制定"互联网＋医疗"行动计划，新办法就是借助社会资本和互联网技术，新着力点就是探索建立线上线下医疗服务新模式。

三是建立公平的竞争机制。进一步取消民营医院发展的体制性障碍，逐步建立起以统一、开放、竞争和有序为特征的医疗市场体系，促进各举办主体间的良性竞争。医院为了争取病人，会在竞争中提升医疗服务的质量，而医疗服务的价格会在市场竞争中得到下降。这样对于老百姓来说是件好事，看病的选择余地大了，价格便宜了。鼓励社会资本以多种形式参与政府和企事业单位办的医院的改制、改组和改造。公立医院在中高端市场的后撤，为社会资本进入医疗服务市场创造了有利条件，有利于建立一个以公有制为主导，私立医院、股份制医院、中外合资合作医院并存的产权主体多元化的医疗卫生服务体系。民营医院数量的增加不仅有利于增加服务供给，降低服务价格，还可增加服务市场竞争程度，提高整个服务体系的运营效率。① 目前，政府仍然对民营资本进入医疗市场实行管制，导致少数综合性大医院垄断了市场，人满为患，医疗费攀高不下，中小型医院却被排挤到了市场的边缘，门庭冷落，举步维艰。政府应该放松管制，引入民间资金充实医疗市场。可以考虑通过对二级医院进行股份制改造，鼓励民营机构参与中型医院的经营和管理，盘活现有的医疗资源，重建城市医疗服务网络。

（三）建立现代化运行机制体制

一是改变管理模式。公立医院改革并不是盲目地拉资金，而是改变政府对医院的管理模式，引入新的管理理念，是体制上的改革。首先，目前相当

---

① Lee, K. H., Yang, S. B., and Choi, M., "The Association between Hospital Ownership and Technical Efficiency in a Managed Care Environment," *Journal of Medical System*, 2009, 33 (4): 307 –315.

多的公立医院院长是医疗专家出身，并没有接受过管理技能和知识的系统培训，缺乏医院管理理论知识、方法和技能，在发挥管理职能、有效利用医院的人、财、物、信息等资源的综合效益上受到一定的制约，因此，很有必要重新考虑职业经理人机制。研究消化、吸收先进的公立和民营医院的管理实践，建立有利于院长职业的发展规划。并把内部分配权、人事权和运营权还给医院。其次，要建立科学的成本控制与管理系统，对医院的成本进行全成本控制。面对物价日益增长的经济条件，如何兼顾其公益性同时提高其效率，就成为院长们日常医院管理的"重中之重"。应当依据医院成本的运行规律，优化投资比例，规避投资风险。同时加强成本的预算、决策和计划力度，实施成本的全面预算与管理，加强成本的事前控制，协调各科室的规划和行动，从多方面了解和控制医院的各项经济活动。在各项业务的运作过程中进行成本和费用核算、监督，重点注意那些会导致成本出现偏差的环节。控制医院固定资产的投入，提高病床的使用率，调高医院的经济效率。房屋、仪器设备属于固定资产，医院只有控制房产和医疗设备的投资，保持医院的适度规模，才能降低这部分成本。院长们需要采取激励措施鼓励医务人员提高服务质量和数量，从而吸引更多的患者前来就医，提高病床使用率。加强医院财务管理，控制基础成本，提高资源利用率。加快医院信息化建设，重点控制各项支出，减少不必要的资源浪费，将运营成本控制在合理的范围内。只有合理控制消费，拒绝浪费，开源节流，才能有效地改善医院的财务状况。最后，为了提高医院的微观经营效率，可以考虑学习借鉴企业的经营管理模式。公立医院可以将企业管理中的新理念，如目标管理、项目管理、战略管理、管理激励、构建学习型组织等引入医院的日常经营管理，用科学的理论来指导日常运作，从而提高整体经营效率。同时改革用人制度和分配制度，通过建立劳动用工解聘制度，完善组织内部的尽职激励机制，建立以实际业绩为标准的晋升制度，从而形成医院内部的敬业激励机制。一旦医务人员具备了"尽职、敬业"的动力后，整个医院的技术水平、服务水平和效率必将得到大大提高。

二是改变现有管理体制。公立医院的所有者权力分散在政府的各个职能部门和党委的有关部门，这极大地增加了政策制定和执行过程的协调成本，以及政府的管理成本。相关领域往往由两个或两个以上的政府部门管理，导致政令不一。在具体管理部门上，人事编制部门负责编制核定和人事、工资管理，发改部门负责价格调整、医疗发展规划和基本建设，财政部门负责经费补助，党的组织部门负责院长的任免，卫生行政部门负责医疗执业、技术的准入和监管，存在"多头管理""九龙治水"现象。要通过"去行政化"去除公立医院的"脚镣"。"去行政化"就是要认真落实十八届三中全会转变政府职能的精神，实行"三医"管办分离的要求，真正树立"使市场配置资源起决定性作用"的观念。打破行政思维对医院的制约，加强公立医院的自主权，取消或削弱政府行政指令对医院日常经营业务的干扰[1]，让公立医院成为自主经营、自担风险的独立法人实体。允许更多的社会力量参与对公立医院的管理，建立内部法人治理结构。另外，对继续由政府办的医院，要在明晰产权的基础上，建立国有出资人制度，实行"管办分开"，使政府从烦琐的具体办医事务中脱离出来，"掌舵"而不是"划桨"，由操办者变为监管者。在类似广州这类卫生资源相对丰富的城市，部分公立医院可以实行产权制度改革，让其成为真正意义上的独立法人实体。在市场经济体制下，通过产权的变更，可以减少市场交易过程的摩擦成本，发挥激励作用，提高资源的使用效率，优化资源配置。同时，产权制度的改革可以促进医疗卫生机构资源重组，促进政府职能转变。

（四）加快医保付费制度改革

当前，中国医疗卫生服务的提供方式以直接提供为主，医疗保险的支付方式以项目付费为主，结果导致医疗卫生服务供给方与需求方的零和博弈，一方的获利以一方的损失为目的。首先，公平原则是医疗保险制度改革、建立社会医疗保险制度的一项根本原则。其次，医疗保险制度的改革离不开效率原则。在取得同样医疗效果的情况下，力求医疗卫生服务成本最低。实际上，西方国家经验已经证明按病种付费是非常有效的办法。实行按病种付费后，公立医院收入将与每个病例及其诊断有关，而与治疗该病例所花费的实际成本无关。简而言之，就是明确规定某一种疾病该花多少钱，从而既避免了公立医院滥用医疗服务项目、重复项目和分解项目，防止小病大治，又保证了医疗服务质量，而且操作十分简便。按病种付费最大的好处是不靠政府调整医疗服务价格、不增加财政投入、不增加医保基金和患者自费负担，医院在保证医疗服务质量的前提下，通过主动控制医疗成本、降低医疗费用，从而增加医务人员的劳务收入，控制医保基金支付的增长速度。医院想要降低成本增加收入，必须加强内部标准化管理，缩短住院天数，这样就提高了

---

① 罗中华、云立新、张维等：《论去行政化与我国公立医院改革》，《中国卫生事业管理》2009 年第 4 期。

社会医疗资源的使用效率。因此，在平均治疗费用预付制的作用下，医院在提高经济效益的同时，又提高了医疗质量，提高了社会效益。

医保机构受制于当前体制的困境和自身运营能力的薄弱，目前仍难以应对医疗费用过快增长的挑战，特别是面对城市大型公立医院，基本上没有谈判能力，无力化解当前的控费挑战。为此巩固、提高医疗保险机构的管理能力迫在眉睫。保险机构需要投入精力提高自身能力建设，以更好地监测医疗服务的构成和质量，更有效地调整卫生服务提供模式。可借鉴三明市经验，统一基本医保经办管理，成立医保基金管理中心，向医改领导小组负责，承担基金管理、药品采购、价格谈判等综合职能，实现招采合一、量价挂钩，并发挥对医疗机构的激励约束作用。建立健全基本医保稳定可持续筹资和报销比例调整机制。

在目前经济增长下行和财政收支压力日趋加大的背景下，限于财力等方面的原因，各级政府特别是市、县一级政府长期大规模增加卫生投入并不现实，医保基金面临更大的支出压力。有分析人士认为，"政府 + 市场"应该是今后国家重点推动的医改思路。特别是 2013 年以来，有关部委相继出台了鼓励健康服务业发展、鼓励商业保险发展、放宽社会资本办医限制、放开非公立医院服务价格、严格限制公立医院扩张等政策。以财政资金作为杠杆、撬动市场化力量是未来财政资金发挥作用的方向。医改的市场化道路还包括加快医保付费制度改革，建立医疗保险团购买医疗服务的市场机制，让医疗保险发挥更大作用，除了基本医疗保险之外，还将依靠更多的商业保险公司参与。同时，权责应该对等，不管由哪个部门或机构管理医保基金，相应部门或机构都应该负责医疗费用控制的职责。当然这种市场化道路是否适合中国体制值得观察。不过，在现有存量改革异常艰难的背景下，这类增量改革不妨一试。

第十三章 广州市民营医院运营效率分析[*]

中国人口基数大，卫生资源总量不足，单纯依靠国家投入无法满足人民群众的医疗卫生服务需求。为此，国家各相关部门已逐步转换观念、转变职能，鼓励社会资源进入医疗卫生服务领域，提供多种形式、多层次的医疗卫生服务。2009 年《中共中央 国务院关于深化医药卫生体制改革的意见》明确指出："鼓励和引导社会资本发展医疗卫生事业，积极促进非公立医疗卫生机构发展，形成投资主体多元化、投资方式多样化的办医体制。"随着新医改一系列政策的出台，民营医院在中国医疗卫生服务体系中的地位和作用得到充分肯定，一方面推动形成经济发展的新增长点，另一方面可以满足多层次多样化健康服务需求，提高群众获得感。这是否意味着长期以来困扰民营医院发展的政策性困境正在被逐步消除？民营医院迎来了新的发展机遇和契机？如何评价新医改以来的民营医院的运营绩效以进一步促进其效率和质量提升已成为决策者关心的问题。

本章应用数据包络分析法中的 Malmquist 模型对广州地区开展住院服务的民营医院 2009~2013 年的运营效率做一跨期分析，实证研究新医改政策对民营医院运营效率的影响，从而了解、掌握新医改以来民营医院的运行情况，寻找制约其发展的因素，进而提出相应的政策建议。

一 指标选择

中国的民营医疗机构主要由医院、社区卫生服务中心（站）、诊所、卫生所、门诊部等组成。本研究采纳的民营医院是相对公立医院而言的，即由非官方的个人或联合体投资举办的医院。本研究以广州市民营医院为

---

[*] 本章是在作者《新医改背景下广州市民营医院运营状况分析》（《医学与社会》2015 年第 7 期）一文的基础上扩展而成。

研究对象，每家民营医院为 1 个决策单元，收集每家民营医院 2009～2013 年投入、产出指标的面板数据。由于民营医院产权性质的特殊性，要确保数据的完整性与精确性存在一定困难。为保证资料的可比性，以 2009 年广州市民营医院名单为基准，剔除以下三种类型医院：具有核定床位，但实际没有开展住院服务功能的医院；停业期间的医院；资料缺失的医院。因此，在排除研究期间停业 7 家、没有住院服务功能 5 家及部分数据缺失的 3 家民营医院后，最终进入本研究的民营医院共 45 家，基本符合数据包络分析法对数据的要求。

对生产率进行测量的一个关键环节就是选取合适的投入、产出指标。本研究在专家咨询和文献分析的基础上，考虑数据的可得性和模型对参数的限制，参照李习平①、戴鲁男②、陈小玲③等学者的研究思路，尽可能选取基本情况和业务指标进行分析，选取 4 项投入指标和 3 项产出指标。投入指标包括在岗职工人数、实有床位数、建筑使用面积、万元以上设备总价值。产出指标有总诊疗人次数、入院人次数、总收入。涉及物价相关指标以 2009 年为基期进行调整，剔除价格因素的影响。

二　民营医院运营效率

（一）投入、产出指标的基本情况

由表 13 - 1 可知，2009～2013 年，样本民营医院院均在岗职工由 118 人增加到 149 人，年平均增长 6.00%；实有床位数由 83 张增加到 101 张，年平均增长 5.03%；房屋使用面积由 9255 平方米增加到 9803 平方米，年平均增长 1.45%；万元以上设备总价值由 742 万元增加到 969 万元，年平均增长 11.7%。总收入由 21792 万元增加到 33923 万元，年平均增长 11.70%；总诊疗人次数 53743 人次增加到 71245 人次，年平均增长 7.30%；入院人次数由 1379 人次上升到 2349 人次，年平均上升 14.24%。

---

① 李习平：《我国医疗服务行业全要素生产率增长实证分析：基于 2005～2011 年省际面板数据》，《中国卫生经济》2014 年第 4 期。
② 戴鲁男、吴雁鸣、张鹭鹭等：《基于数据包络分析方法的某市民营医院服务效率实证研究》，《第二军医大学学报》2008 年第 29 期。
③ 陈小玲、刘英、王小万等：《湖南省 2000～2008 年乡镇卫生院基于 DEA - Malmquist 指数模型的动态效率分析》，《中国循证医学杂志》2012 年第 5 期。

表 13 - 1　2009 ~ 2013 年，样本民营医疗体系投入、产出指标总体变化情况

项　目	2009 年	2010 年	2011 年	2012 年	2013 年	年均增长率（%）
在岗职工人数（人）	118	117	132	144	149	6.00
实有床位数（张）	83	87	89	100	101	5.03
房屋使用面积（平方米）	9255	9169	9503	9796	9803	1.45
万元以上设备总价值（万元）	742	858	883	836	969	6.90
总收入（万元）	21792	27136	31354	33246	33923	11.70
总诊疗人次数（人次）	53743	54227	62499	68993	71245	7.30
入院人次数（人次）	1379	1588	1934	2240	2349	14.24

（二）整体生产效率的动态变化分析

由表 13 - 2 可知，2009 ~ 2013 年，样本民营医院整体全要素生产率年平均提高了 10.6%，其分解因素技术效率、技术进步、纯技术效率和规模效率年平均增长率分别为 7.1%、3.2%、1.6% 和 5.5%。这说明，新医改以来样本民营医院总体运营能力变化较大、诊疗水平提高较大。具体来看，整体全要素生产率 2009 ~ 2013 年均保持提高，但提高幅度呈逐年下降趋势。

表 13 - 2　广州市 2009 ~ 2013 年民营医院 Malmquist 生产率指数及分解

比较年份	技术效率（effch）	技术进步（techch）	纯技术效率（pech）	规模效率（sech）	全要素生产率（tfpch）
2009 ~ 2010	1.185	1.033	1.009	1.175	1.224
2010 ~ 2011	1.011	1.143	1.029	0.982	1.156
2011 ~ 2012	1.053	0.959	1.023	1.030	1.010
2012 ~ 2013	1.045	1.002	1.002	1.043	1.048
几何平均值	1.071	1.032	1.016	1.055	1.106

（三）机构间生产效率的动态变化分析

由表 13 - 3 可知，45 家样本民营医院全要素生产效率增长差异较大。其中，民营医院 23 增加最大，增长 179.6%；民营医院 36 减少最多，减少 19.3%。

表 13 - 3　2009 ~ 2013 年 45 家民营医院 Malmquist 生产率指数及分解

民营医院	技术效率 （effch）	技术进步 （techch）	纯技术效率 （pech）	规模效率 （sech）	全要素生产率 （tfpch）
民营医院 1	1.000	1.225	1.000	1.000	1.225
民营医院 2	1.132	0.878	1.000	1.132	0.994
民营医院 3	0.931	0.926	0.941	0.989	0.862
民营医院 4	1.088	1.117	1.077	1.010	1.215
民营医院 5	0.813	1.099	0.835	0.973	0.893
民营医院 6	1.000	1.057	1.000	1.000	1.057
民营医院 7	0.884	1.006	0.888	0.996	0.890
民营医院 8	0.781	1.048	0.992	0.787	0.818
民营医院 9	1.396	0.993	1.096	1.273	1.386
民营医院 10	1.137	1.070	1.138	1.000	1.217
民营医院 11	1.020	1.128	1.225	0.833	1.150
民营医院 12	1.164	1.043	1.162	1.002	1.214
民营医院 13	1.000	0.939	1.000	1.000	0.939
民营医院 14	1.000	1.089	1.000	1.000	1.089
民营医院 15	0.965	1.023	1.000	0.965	0.987
民营医院 16	0.974	1.072	1.000	0.974	1.044
民营医院 17	1.078	1.038	1.010	1.068	1.119
民营医院 18	1.049	1.036	1.061	0.989	1.087
民营医院 19	0.914	1.061	0.930	0.983	0.970
民营医院 20	0.873	0.961	1.000	0.873	0.839
民营医院 21	1.103	0.960	1.003	1.100	1.059
民营医院 22	1.203	0.973	1.150	1.046	1.170
民营医院 23	2.718	1.029	1.283	2.119	2.796
民营医院 24	1.262	1.063	1.174	1.075	1.342
民营医院 25	1.235	0.973	1.000	1.235	1.201
民营医院 26	1.193	0.979	1.033	1.155	1.168
民营医院 27	0.931	1.102	1.000	0.931	1.025
民营医院 28	0.890	1.044	0.929	0.958	0.929
民营医院 29	1.000	1.096	1.000	1.000	1.096
民营医院 30	1.279	1.034	1.173	1.091	1.322
民营医院 31	1.000	1.041	1.000	1.000	1.041

续表

民营医院	技术效率 （effch）	技术进步 （techch）	纯技术效率 （pech）	规模效率 （sech）	全要素生产率 （tfpch）
民营医院 32	1.000	1.156	1.000	1.000	1.156
民营医院 33	2.834	0.963	1.041	2.722	2.730
民营医院 34	1.055	0.989	1.016	1.038	1.043
民营医院 35	1.039	0.964	0.973	1.068	1.001
民营医院 36	0.961	0.840	0.949	1.012	0.807
民营医院 37	1.102	0.973	1.027	1.073	1.072
民营医院 38	1.175	0.958	1.022	1.150	1.125
民营医院 39	0.857	1.106	0.914	0.938	0.948
民营医院 40	1.110	1.103	1.006	1.104	1.225
民营医院 41	1.000	1.220	1.000	1.000	1.220
民营医院 42	0.969	1.026	1.000	0.969	0.994
民营医院 43	1.000	1.098	1.000	1.000	1.098
民营医院 44	0.834	1.077	0.860	0.969	0.898
民营医院 45	1.029	1.008	0.958	1.075	1.038

由表 13 - 4 可见，31 家（68.9%）样本民营医院全要素生产率提高，22 家（48.9%）民营医院技术效率提高，30 家（66.7%）民营医院技术进步提高，18 家（40.0%）民营医院纯技术效率提高，20 家（44.4%）民营医院规模效率提高。

表 13 - 4 2009～2013 年 45 家民营医院的动态效率年平均变化情况

单位：家，%

动态效率		民营医院	占 比
提 高	全要素生产率（tfpch）>1	31	68.9
	技术效率（effch）>1	22	48.9
	技术进步（techch）>1	30	66.7
	纯技术效率（pech）>1	18	40.0
	规模效率（sech）>1	20	44.4
未提高	全要素生产率（tfpch）≤1	14	31.1
	技术效率（effch）≤1	23	51.1
	技术进步（techch）≤1	15	33.3
	纯技术效率（pech）≤1	27	60.0
	规模效率（sech）≤1	25	55.6

从表13-5、表13-6进一步分析发现，各样本民营医院全要素生产率提高主要贡献来自技术效率均提升。各样本民营医院技术效率提高主要贡献来自纯技术效率提高。同时，主要因为纯技术效率没有提高，而导致技术效率下降。

表13-5　2009～2013年各民营医院的全要素生产率变化分析

全要素生产率（tfpch）		民营医院（家）	占比（%）
提 高	技术效率（effch）↑，技术进步（techch）↑	11	24.44
	技术效率（effch）↑，技术进步（techch）↓	10	22.22
	技术效率（effch）↓，技术进步（techch）↑	2	4.44
	技术效率（effch）↑，技术进步（techch）◆	0	0.00
	技术效率（effch）◆，技术进步（techch）↑	8	17.78
未提高	技术效率（effch）↑，技术进步（techch）↓	1	2.22
	技术效率（effch）↓，技术进步（techch）◆	0	0.00
	技术效率（effch）↓，技术进步（techch）↓	3	6.67
	技术效率（effch）↓，技术进步（techch）↑	9	20.00
	技术效率（effch）◆，技术进步（techch）↓	1	2.22

注：↑代表提高；↓代表下降；◆代表不变。

表13-6　2009～2013年各民营医院的技术效率变化分析

技术效率（effch）		民营医院（家）	占比（%）
提 高	纯技术效率（pech）↑，规模效率（sech）↑	15	33.33
	纯技术效率（pech）↑，规模效率（sech）↓	2	4.44
	纯技术效率（pech）↓，规模效率（sech）↑	2	4.44
	纯技术效率（pech）↑，规模效率（sech）◆	1	2.22
	纯技术效率（pech）◆，规模效率（sech）↑	2	4.44
未提高	纯技术效率（pech）↑，规模效率（sech）↓	0	0.00
	纯技术效率（pech）↓，规模效率（sech）◆	0	0.00
	纯技术效率（pech）↓，规模效率（sech）↓	8	17.78
	纯技术效率（pech）↓，规模效率（sech）↑	1	2.22
	纯技术效率（pech）◆，规模效率（sech）↓	5	11.11
	纯技术效率（pech）◆，规模效率（sech）◆	9	20.00

注：↑代表提高；↓代表下降；◆代表不变。

三　分析

由于毗邻港澳，广州占据了改革开放的先机，成为全国改革开放的先行地，民营经济活跃，社会资本丰富，居民对健康管理的需求更加多样化，更贴近民营医院的市场定位。中国首家民营医院广州益寿医院便是诞生在这里。不过，无论国内还是国外，关于营利性医疗服务机构作用的争论始终没有停止。① 一直以来，中国民营医院在人才、设备、资金、政策环境等方面相对于公立医院弱势明显，严重制约了民营医院的发展。尽管对于引入竞争的民营医院多大程度促进整个行业效率等问题都还存在争论，2009 年新医改方案以及各种配套政策还是把引进社会资本作为新医改的重要措施，似乎为民营医院的发展提供了有利的政策环境。评估新医改政策对民营医院的影响效果是新医改无法回避的问题。

（一）整体全要素生产率大幅提高

本研究结果显示，从总体上看，2009～2013 年广州市民营医院整体全要素生产率均提高，平均增长率达到 10.6%。同时，技术进步、技术效率及其分解的纯技术效率、规模效率均增加。这提示了新医改以来，民营医院发展模式比较健康，效能得到改进，资源浪费情况得到了一定改善。这可能存在两种解释。第一种解释可能与民营医院自身运行机制有关。孔大令等认为民营医院具有企业化管理、员工聘任制、经营方式灵活多变等特点，具有强烈的市场意识、服务意识、竞争意识、经营意识。在自由市场竞争环境中，民营医院对市场的反应相对迅速，在资源分配和用人自主权上也都比公立医院灵活，能根据市场需求变化，及时调整医疗卫生服务提供的资源配置及服务项目种类、数量和价格，以适应市场需要。② 由于广州的市场经济较为发达，服务对象中高收入人群及低收入人群均相对集中，所以民营医院一直以高效率运行。本研究也发现民营医院全要素生产率及其分解因素全部是提高的，这与公立医院效率研究的结果有所不同。以往研究公立医院运营效率提高往往要么依靠技术进步提高，要么依靠技术效率提高，分解因素纯技术效率及

---

① Barro, J. R., Huckman, R. S. and Kessler, D. P, "The Effects of Cardiac Specialty Hospitals on the Cost and Quality of Medical Care," *Journal of Health Economics*. 2006, 25: 702 - 721.

② 孔令大、刘国恩、李林等：《新医改为民营医院带来的机遇与挑战》，《中华医院管理杂志》2013 年第 9 期。

规模效率亦是如此[①]，运用行政化手段的资源调配往往无法达到各种因素最优化配置。第二种解释可能是新医改促进政策环境改善。新医改以来，国家、广东省、广州市先后出台了《关于进一步鼓励和引导社会资本举办医疗机构的意见》《关于加快发展社会办医的若干意见》《关于加快广东省民营医疗机构发展的意见》《进一步鼓励和引导社会资本举办医疗机构实施办法》等，提出鼓励民营资本投资兴办医疗机构，在金融、税收等方面给予民营医院扶持，支持其引进人才，参与公立医院改制，允许其自主选择经营性质等措施，为其发展提供与公立医院平等的平台，进一步促进资源配置，从而也使得民营医院的运营效率有了较大提高。

（二）整体运营效率提升势头大大放缓

不过，本研究也发现，2011~2012年民营医院运营效率提升势头大大放缓，呈下降趋势。这似乎又在提醒第二种解释的正确性值得怀疑。公立医院有财政补贴、税收等多方面政策优势，其总体经营成本远远低于民营医院，而且这些优势随着新医改推进得到了进一步强化。根据广东省卫生统计年鉴数据分析，2009~2013年全省医院人员、床位、用房建筑面积等要素投入远超过本研究对象的平均水平，公立医院大规模扩张和巨大的竞争优势，加上政府强化基层卫生服务体系建设，使得民营医院的发展空间受到很大挤压。目前，广州市民营综合医院的规模实际都相对较小，大多数床位都在50张以下，类似一级公立医院（乡镇卫生院及社区卫生服务中心），主要提供常见病、多发病的预防、保健、治疗。[②] 这与公立综合医院长期"一支独大"、缺乏有效竞争有着不可推脱的干系。广州作为传统意义上的"北上广"一线城市、国家中心城市，集聚了大量规模大、技术强的大型公立综合医院（二级、三级医院）。新医改以来，广州市大力加强社区卫生服务体系建设，从资金、人力资源和硬件等方面给予支持，2011年又将政府办卫生院、社区卫生服务中心定位为公益一类事业单位，经费由政府财政全额核拨。民营医院不仅不能享受这种财政投入，而且还需承担较高的税收压力，这为其带来了很大的经济负担。国际经验表明，基本医疗卫生服务可以通过市场来提供，而非只能依靠政府。特别是政策顶层设计并没有明确地区分基本医疗卫生服

① 孙强、郭晓日、孟庆跃等：《卫生部57家成本监测医院的DEA效率分析》，《中国卫生经济》2012年第9期。
② 王建国：《广东省民营医院可持续发展的现状、问题及对策》，《现代医院》2013年第8期。

务和非基本医疗卫生服务，民营医院发展的市场空间不明晰。① 学界大都认为，近年来政府大力发展社区卫生服务体系压缩了民营医院的生存空间。鉴于中国公立医院的经营目标倾向于追求利润②，公益性医疗卫生服务未必要"姓公"。③ 同时，差异化发展本应是民营医院发展方向，新医改政策的导向也支持民营医院提供特需医疗服务。不过，无论从技术力量，还是从资源规模上讲，大多数民营医院短期内并不具备条件。公立医院已成为一个同时享有政府优惠优势和市场垄断优势的经济实体，非基本医疗服务产品是其主要经济增长点和创收来源。而且，为了减轻财政投入的压力，地方政府往往也默许公立医院发展高端医疗市场。由于新医改的补偿机制驱动着公立医院扩大规模，经济效益在 2010~2011 年开始出现了负增长。④ 为此，2014 年国家卫生计生委再次出台相应文件限制公立医院规模扩张。至于医师自由执业在具体操作上暂时无法真正落实，而且在政府加大对公立医院投入的背景下，相当一部分年轻医务人员又重新回流，从而进一步加剧民营医院人力资源缺乏的现象。事实上，医师自由执业是一种市场化的手段，可以有效解决卫生资源缺乏的问题，甚至能够倒逼中国的卫生政策和社会对医生价值的尊重。整体配套政策措施改革滞后，甚至不少地方出现编制部门给民营医院批准编制的不是笑话的笑话。另外，社会资本有天生的逐利性，但由于没有完善的市场准入和退出机制，在短期内大力鼓励社会资本办医，不排除引发医疗卫生服务市场的无序和混乱的可能。

（三）个体技术效率下降

从具体分解来看，近七成的民营医院全要素生产率得到提高，2/3 的民营医院技术进步得到提高。医疗设备增长速度高过其他投入要素，这提示了技术进步可能是因为新技术新设备的引进。不过，仍有超过一半的民营医院技术效率及其分解因素纯技术效率、规模效率下降。在技术效率提升的 22 家民营医院中，只有 1 家（4.5%）全要素生产率没有提高；在技

---

① 袁素维、俞晔、曹剑涛等：《新形势下对我国推行社会办医的思考》，《中国医院管理》2014 年第 2 期。
② 孙洛平、刘东妍：《政府办医院经营目标的实证检验》，《中山大学学报》（社会科学版）2013 年第 3 期。
③ 顾昕：《走向有管理的市场化：中国医疗体制改革的战略性选择》，《经济社会体制比较》2005 年第 6 期。
④ 李习平：《我国医疗服务行业全要素生产率增长实证分析：基于 2005~2011 年省际面板数据》，《中国卫生经济》2014 年第 4 期。

术效率下降的 14 家民营医院中，只有 2 家（14.3%）全要素生产率得到提高。这提示了同技术进步相比，技术效率问题已成为制约大部分民营医院生产率增长的主要因素。纯技术效率下降提示了新医改以来相当一部分民营医院的管理和经营决策对全要素生产率的变化没有起到应有的积极作用，民营医院往往存在家族式管理、组织结构过于简化、责权不明、一人多职、职权交叉的问题，这些问题将最终影响民营医院的生存和发展。新医改以来医保覆盖范围和报销比例的提升进一步激发了医疗卫生服务需求的释放，而人、财、物投入增加缓慢，这恐怕是运营效率提高不大的直接原因之一。有些社会资本存在投机心理，没有充分考虑卫生行业风险大、见效慢的特点，贪大求高，陷入盲目扩张。规模效率上升的 18 家民营医院中，只有 1 家（5.6%）技术效率没有提高；在规模效率下降的 15 家民营医院中，只有 2 家（13.3%）技术效率提高。这表明，与纯技术效率相比，规模效率是影响技术效率变化的主要因素。一般而言，规模效率下降主要由两种因素所导致，即投入不足或者是投入冗余。没有一定量适宜的人力资源，单纯依靠增加设备、改善房屋，将导致物力资源利用不充分及物力资源相对过剩。实际上，民营医院人员不足及素质相对低下，人才引进、稳定和培养等问题依然很突出①，只有资源投入与资源消化、利用效率同步，才能持续有效地提高服务效率。

四　讨论

在西方国家治理福利病的过程中，最引人注目的是"福利多元主义"思潮的兴起。分权与参与是福利多元主义的两个主要理念。福利多元主义一方面强调福利服务可由公共部门、营利性组织、家庭与社区等部门共同来负担，另一方面强调非营利性组织的参与，以填补政府从福利领域后撤所遗留下的真空，抵挡市场势力的过度膨胀。

布坎南公共选择理论认为，公共企业虽然可直接承担公共物品供给的任务，但其效率是低下的。一般而言，政府在提供公共服务方面，会因集权化、权威化和垄断，造成资源的严重浪费。尤其当医疗卫生服务成为政府行政任务的重要组成内容时，其社会成本高昂，效率低下。所以，政府干预时

---

① 王建国：《广东省民营医院可持续发展的现状、问题及对策》，《现代医院》2013 年第 8 期。

需注意干预的领域、方式，以及程度，这既是达到供求平衡的要求，也是医疗卫生服务兼顾效率和公平的要求。

回顾医改进程，一个长期以来存在的认识误区就是将市场和政府这两只"手"对立起来，不是努力使之互相配合、形成活力，反而将其视为互不兼容和"掰腕子"关系。在医改实践中，左右摇摆行为和市场与政府这两只"手""双失灵"的现象，均与这种错误认识有关。近年来，中国社会主流观点认为"市场化"背负导致"看病难、看病贵"的恶名。① 在社会民众激烈反应下，决策者在此轮新医改中重新支持政府派主导的观点。然而，2002年年底以来以公立医院产权改制为重要内容的医疗服务"市场化"改革，并不是导致医疗费用上涨的原因，恰恰相反，这一改革可能会有利于降低医疗服务费用，给病人带来实惠。② 由于民营医院发展受阻，公立医院垄断医疗服务市场，导致民众遭遇"高收费"与"劣服务"。鼓励民营医院发展，其出发点是基于民营医院的引入能形成医疗市场竞争格局，进而提高整个卫生系统服务效率。目前，中国民营医院虽然存在规模偏小、实力不强、人才队伍不稳定、质量不高、无法形成合理的人才梯队、内涵建设有待加强等问题，但经营管理有很大的灵活性，更能适应市场变化。为此，新医改以来，民营医院虽然人、财、物等要素投入、政策环境等均远不如公立医院，仍呈现良好的运营效率，但下降趋势明显，长期以来困扰民营医院发展的政策性困境并没有消除。十八届三中全会公报明确指出，要建立更加公平、可持续的社会保障制度，深化医药卫生体制改革。当前，此轮医药卫生体制改革已步入"深水区"，基层医疗效果弱化、后继乏力③，公立医院推进缓慢且运营效率开始下降④，以及本研究发现的民营医院运营效率呈现逐年明显下降趋势等新问题、新现象都值得决策者重视并重新评估现有卫生政策。中国卫生政策决策权分散于相对多的部门，不仅仅是卫生部门，还包括发改、财政、人社、民政、编制等部门，"医改就是改政府"的观点得到越来越多的人的接受和认同。新医改政策如

---

① 国务院发展研究中心课题组：《对中国医疗卫生体制改革的评价与建议（概要与重点）》，《中国发展评论》2005年增刊1期。

② 李林、刘国恩：《我国营利性医院发展与医疗费用研究：基于省级数据的实证分析》，《经济研究》2008年第10期。

③ 李培林、陈光金、张翼主编《社会蓝皮书：2014年中国社会形势分析与预测》，社会科学文献出版社，2013。

④ 李习平：《我国医疗服务行业全要素生产率增长实证分析：基于2005～2011年省际面板数据》，《中国卫生经济》2014年第4期。

果不去触碰政府层面的问题，其前景就不可能一片光明。① 即便新医改政策在经济上是可取的，但政府是否会选择，要看政治成本和政治收益的大小。② 从改革开放的实践经验来看，从增量着手来促进存量改变是最为经济、稳妥的道路。实际上，"鼓励社会资本办医"的说法频繁出现在国家、省、市各级的文件中，但如何切实用政府来弥补市场的死角，切实消除不利于民营医院发展的体制性障碍，如区域卫生规划、市场准入、医保定点、医院评审、职称晋升、税收等政策？否则，民营医院只能继续沦为"广告医院""百度系医院"，业务范围就在"上三路"（美容、牙科、皮肤病）和"下三路"（性病、肝炎、不孕不育症）。如何用中国式方法破解这一世界性难题，关系到医药卫生改革发展稳定的大局。随着新医改的深化与市场配置医疗服务资源机制的建立，或许将给民营医院带来政策和环境上的发展机遇。真正建立起公正、平等的良性竞争机制，走有管理的市场化医改路③，这或许是当前深化医药卫生体制改革困境的一个可选的破题举措。

五　政策建议

2013 年全国卫生计生工作会议提出"引导民营医疗机构差异化发展，与公立医院形成功能互补，实现每年非公立医疗机构床位数占比增加 2 ~ 3 个百分点，到 2015 年占 20% 以上"的目标。2013 年 10 月，《国务院关于促进健康服务业发展的若干意见》发布，坚持"政府引导、市场驱动"被当作 3 个重要原则之一写进文件。这与新医改之初"政府主导、市场调节"的定位相比，似乎发生了微妙的调整。作为国务院医改领导小组组长的中共中央政治局委员、国务院副总理刘延东在多地考察时，都表达了鼓励社会资本进入医疗行业的态度。称要优先发展非营利性医疗机构，引导民营医疗机构与公立医院公平发展、互利共赢。之后，放开非公立医疗机构的价格管制、鼓励医生多点执业等政策次第出台，互联网售卖处方药的管制也有望解禁。而在更高层级文件《中共中央关于全面深化改革若干重

---

① 傅宁：《新医改下政府应如何促进民营医院健康发展》，《四川省社会主义学院学报》2012 年第 3 期。

② 和经纬：《中国城市公立医院民营化的政治经济学逻辑》，《中国行政管理》2010 年第 4 期。

③ 顾昕：《走向有管理的市场化：中国医疗体制改革的战略性选择》，《经济社会体制比较》2005 年第 6 期。

大问题的决定》中，除了将市场的地位由之前的"基础性"上升为"决定性"之外，还提出"优先支持举办非营利性医疗机构；社会资金可直接投向资源稀缺及满足多元需求的服务领域，多种形式参与公立医院改制重组"等利好政策。这意味着，在未来短短的若干年内，民营医院无论是在数量上还是服务量上都要翻一番。这个过程将需要大量的技术人员、大量社会资本乃至技术和管理的进入，然而若没有相关配套政策，这一切将可能是"水中月、镜中花"。

（一）政策上，一视同仁

国际上，不同所有制医院的绩效是否存在差异这一问题并没有定论，因而中国对医院所有制结构的选择需要取决于自身的条件。政府的投入有利于公平性，但不能盲目地夸大公立医院占主导地位的政治性；市场机制的导入可以增加效率，但也不能在机构转化中简单地"一刀切"，更不能将改革等同于全盘私有化，采取"一卖了之"的简单做法。政府应该在政策和具体操作中公平对待民营医院，抛弃对发展民营医院根深蒂固的错位认识，打破束缚私立医院发展的在思想、体制和政策上的桎梏，确实消除"玻璃门""弹簧门"，使民营医院能健康成长，真正起到打破公立医院垄断局面的"鲶鱼效应"，让各类医疗机构能互相良性竞争起来，通过竞争的作用提高整个医疗卫生服务体系的微观效率，来改变现有模式的不足。否则，民营医院的增加只能暂时地、低层次地、外延式地增加供给，它们达不到规模经济，运作中也就无法带来高效率，那么最终的结果将是民营医院被挤出提供者的行列，提供模式又回到公立医院垄断的模式。特别是应该大力支持非营利性医院，可以给予它们和公立医院一样的资金援助和相应的政策支持，使他们在不以营利为目的的条件下，提供医疗服务。因为它们不仅可以有效地开展公益服务，还可以限制医疗机构利益最大化的动机。同时，应实行区域注册制度，促进医生自由流动。

（二）操作上，降低门槛

英、美、德等经合组织国家卫生体制改革的经验证明，如果有恰当的政府干预，建立适宜的制度，市场化可以在保证医疗服务公益性和提高服务效率上找到平衡。引入社会力量，是发挥市场机制进行医疗资源配置的第一步。社会力量进入医疗服务领域是一个发展的趋势和必然的结果。十八届三中全会后，政府鼓励社会力量进入医疗行业的决心显而易见。从激活增量的角度看，社会力量进入医疗卫生领域开始呈现前所未有的良好态势。医疗卫生服务体系引入市场竞争激励机制，是增强其活力、改善医疗服务质量、逐步满足人民日益增加的健康需求的关键举措。对于医疗卫生机构，不同医疗卫生机构吸收社会力量有不同的出发点，公立医院将引入社会力量作为提高医院综合竞争力、整体业务水平和创造品牌效应的重要策略；民营医院将吸收社会力量作为扩大规模、开展特色服务的必要措施；基层医疗机构通过公开竞标择优交由社会力量举办，可有效减轻政府投资压力，充分利用社会优质卫生人力、物力和财力。[①] 对社会力量而言，并购医院比新建医院要容易得多，因为并购可以直接得到医院牌照、医保定点资格、医生团队、稳定的病患源以及知名度等有价值的资源。《"十二五"期间深化医药卫生体制改革规划暨实施方案》规定，到 2015 年中国非公立医疗机构床位数和服务量将达到总量的 20% 左右。然而，即便是浙江、广东等民营经济相对发达的省份至今距此目标仍有不小差距，全国就更不用说了。可以猜测，如果真要达到上述目标，似乎只剩下一条路了。具体来讲，就是在保障基本医疗的前提下，将富余的公立医疗机构转制，或许可以在不久的未来形成一个民营医院占主导的、竞争性医疗服务供给市场。自 20 世纪 70 年代末开始，西方国家逐步迈入被称为"新公共管理"的政府管理模式改革时代。新公共管理改革对世界各国的公立医院改革产生了深刻的影响，比如，英国国民健康服务体系（NHS）的市场化改革以及新西兰和新加坡的法人化改革。新公共管理思潮和世界范围内公立医院改革的经验对中国公立医院早期改革的方向产生了显著的影响，20 世纪 90 年代后期开始，中国公立医院产权改革也逐渐成为卫生体制改革的热点之一，有些医院采取了包括托管、并购、转让、重组（如组成医院集团）等产权变革形式。不过，自 2005 年以来，因各种原因，公立医院市场化改革基本停滞，改制热潮降温。实际上，只要正确认识政府供应和政府生产，即国有和国营的问题，在条件允许的地方，可以探索把卫生资源富余地区的二级医院建成非营利性医疗机构，实现公平、高效的医疗卫生服务体系。

（三）方式上，差异发展

为避免重复建设和同质竞争，应引导社会办医疗机构和公立医院错位

---

① 白玥、李文婧、卢祖洵：《社会卫生资源利用策略研究》，《中国卫生经济》2007 年第 1 期。

发展。高端医疗服务，实际上是纯粹的私人消费，可完全由市场来提供。政府应积极推进办医形式多样化，从而使各种所有制形式医疗机构在市场竞争中发挥各自优势，以竞争促发展，更好地满足人民群众多层次的需求。营利性医院的服务对象主要为高收入者，这类医院设备先进、技术优良、管理高效，在医疗上尽量缩短住院日，以不断地降低成本，提高服务效率。营利性医院的发展，能有力推动现有医疗卫生服务体系改革的深化。营利性医院的目的是追求利润，它不但没有政府的财政支持而且还要缴纳数目可观的税收。为了生存和发展，它们具有硬性的市场约束，可以促进整个产业效率的提高。营利性医院可以减轻政府的负担，增加政府调控力。通过对营利性医院的税收可以增加政府对公立医院投资能力，增强对公立医院的话语权，让其摆脱日常运营中过度市场化的价值取向。营利性医院可以增加服务供给量，增加民众的选择，减少供求矛盾。不过，萧庆伦教授也指出新进营利性私立医院可能会推高整体医疗成本，这点值得政府重视。

（四）形式上，注意引导

由于卫生服务领域存在大量的、普遍的市场失灵，在许多情况下是无法克服的。因此，不能盲目地不加分析地鼓吹市场化，全盘否定卫生规划的宏观调控作用。政府主管部门对卫生资源配置有着总体性和区域性的规划，有效引导新办医疗机构按照规划设立，以免卫生资源的重复配置。不过，这要合理把握度的问题，否则容易又变成行政管理部门对医疗机构设置了较高的设立标准，导致民营医院在市场准入方面存在较高的门槛。当前要着力增强卫生区域规划的权威性与约束性，建立健全全行业管理的体制机制，切实体现规划的科学性和前瞻性。很多时候，从微观上看每个个体都是合理的，但在宏观上一整合，就会发生危害社会的结果。例如各式各样的投资热、建房热、CT大战、核磁大战等"医用设备竞赛"，就是合成谬误的例证。这时候，政府就应伸出"看得见的手"利用区域卫生规划进行宏观调控。政府应该根据区域特点，实施政策倾斜，甚至可以加大对贫困地区的财政拨款，采用公办民营、公助民营等形式鼓励社会力量办医。同时，还要纠正一个观点，不要把社会办医全部等同于商业资本办医，一门心思就是"分蛋糕"。要大力鼓励慈善力量办医，从政策和社会多方面引导社会力量办一些真正的非营利性医疗机构。

不过，在发展民营医院这点上，哈佛大学萧庆伦教授的声音也值得决策者注意，起码有所留意："中国新医改旨在提供可负担且公平的医疗卫生服务，而从目前出台的政策文件来看，中国要走一条主要由私营市场来调剂的路。但如何把市场管好，中国还未出台相关文件"，"如果出现信息资源不对称的情况，市场调节就会严重失灵，最后的结局只能是医疗私有化，那将会彻底地颠覆医改的初衷"。①

---

① Yip, W. and Hsiao. W. C. , "Harnessing the Privatisation of China's Fragmented Health – care Delivery," *The Lancet.* 2014, 384: 805 – 818.

第十四章　结语[*]

医疗卫生领域是社会政策的重要调整对象，新医改明确了基本医疗卫生及公共卫生服务的公益性质，并立足把基本医疗卫生制度作为公共产品向全民提供，对实现医疗公平做了突出的强调，体现了其鲜明的价值追求，这是中国医疗卫生领域历经20多年市场取向改革后对社会政策的首次回归。[①] 西方国家实践经验表明，国家加大对公共卫生和基本医疗服务投入，不仅可以节约大量的卫生开支，而且能够普遍改善基层卫生设施和广大群众的健康状况。在新的发展范式下，自2003年起中国政府对卫生领域开始增加投入，2009年以来的新医改更是进行规模空前的投入。数据显示，2009～2013年，全国财政医疗卫生支出累计达30682亿元，年均增幅24.4%，比同期全国财政支出增幅17.4%高出7个百分点。其中，中央财政医疗卫生支出累计达9143亿元，年均增幅25.6%，比同期中央财政支出增幅13.5%高出12.1个百分点。[②]

然而，在各级财政对医疗卫生投入持续加大的同时，也暴露出很多问题。大型公立医院近年来的规模扩张纪录不断被刷新，甚至很快即将出现上万张病床的庞大医院。公立医院规模过快扩张，部分医院单位规模过大，存在追求床位规模、竞相购置大型设备等粗放式发展的问题，医疗费用不合理增长，挤压了基层医疗卫生机构与非公立医院的发展空间。城市医院规模的无序扩张的结果是形成了一个以医院为中心的医疗卫生服务体系。2014年10月17日，在"第四届中美健康峰会"期间，哈佛大学萧庆伦教授强调，中国新医改已经进入"深水区"，在加大力度的同时，一定要谨慎小心。他在

---

* 本章部分观点来自 Shaolong Wu, Chunxiao Wang, Guoying Zhang, "Has China's New Health Care Reform Improved Efficiency at the Provincial Level? Evidence from a Panel Data of 31 Chinese Provinces," *Journal of Asian Public Policy*, 2015. 8（1）：46–66。

① 李迎生、张瑞凯、乜琪：《公益·公平·多元·整合："新医改"的社会政策内涵》，《江海学刊》2009年第5期。

② 中华人民共和国国家卫生和计划生育委员会：《国务院深化医药卫生体制改革领导小组简报》（第62期），2014。

肯定中国新医改以来取得的成绩同时，又一次表达了对中国新医改前景的担忧："如果不改革目前浪费严重且效率低下的以公立医院为中心的零散式系统，中国不可能为全体公民提供价格实惠且公平公正的高质量医疗卫生服务。"[1] 他一直在呼吁中国政府要改革支付制度，并组织研究团队在宁夏等地进行了医保支付试点改革。不难发现，在政府卫生投入不足的问题得到初步解决后，提高医疗卫生服务提供的公平与效率就成为万众瞩目的焦点。当前阻碍中国医疗卫生服务体系有效运作的主要问题是，公立医疗机构的垄断和功能定位混乱；患者处于弱势地位和就医存在自由盲目性；政府的职能不清，责任不明；以及药品生产流通秩序混乱和医疗保障制度的不协调。这里面，供方改革是各项改革中较为滞后、阻力和难度较大的一项。需要调整利益格局，改革许多体制、机制甚至潜规则，还要做许多基础性的工作。[2]

本研究发现，自 2009 年以来，以广州为例选取关键指标测算的中国医疗卫生服务体系变化不均衡，医疗卫生服务资源配置和服务供应仍不公平且好转趋势并不明显，特别是在地理分布上；在医疗服务上，整个医疗卫生服务体系的宏观效率呈现下降趋势，各子系统的微观效率变化各异，公立或私营医院医疗服务效率有所提升，而城乡基层服务体系则大都医疗服务效率下降、公共卫生服务效率提高。新医改政策不但没有明显改善其公平性，而且显著降低了医疗卫生服务的效率，这与改革者的初衷和公众的期望似乎背道而驰。实际上，这种情况在各国卫生改革的历史上并不少见。20 世纪六七十年代，随着西方国家经济的繁荣，卫生投入作为福利国家建设的一部分，也普遍大幅增加。然而，费用扩散（cost escalation）和低效率问题也随之出现。以美国为例，建立老年医疗保险（Medicare）和公共医疗补助制度（Medicaid）之后，卫生费用大幅上涨。根据众议院绿皮书的估计，从 1966 年至 1980 年，老年医疗保险的费用每四年就翻一番。[3] 然而，低效率现象也屡见不鲜，控费成为重要的问题。[4] 当然，

① Yip, W. and Hsiao, W. C. , "Harnessing the Privatisation of China's Fragmented Health – care Delivery," *The Lancet*, 2014, 384: 805 – 818.

② 李玲、江宁：《公立医院改革的切入点》，《中共中央党校学报》2009 年第 4 期。

③ Brody S J, "Prepayment of Medical Services for the Aged: An Analysis," *The Gerontologist*, 1971, 11 (1): 152 – 157. Hudson R B. "The Graying of the Federal Budget and its Consequences for Old – age Policy," *The Gerontologist*, 1978, 18 (1): 428 – 440.

④ Dresnick S J, Roth W I, Linn B S, et al. , "The Physician's Role in the Cost – containment Problem," *JAMA*, 1979, 241 (15): 1606 – 1609. Galblum T W, Trieger S, "Demonstrations of Alternative Delivery Systems under Medicare and Medicaid," *Health Care Financing Review*, 1982, 3 (3): 1 – 11.

不恰当的支付机制应该对效率低下负主要责任。目前，在公共卫生服务领域，政府卫生支出仍采用直接拨款给公共卫生服务机构的方法；在医疗服务领域，按项目付费一直是主要的支付方式，总额预付和按病种付费（DRGs）支付方式改革滞后。而直接支付方式和按项目付费被认为不利于提高效率，会造成卫生服务提供者偷懒（hidden action）或诱导需求。① 如何控制中国卫生费用的扩散并提高效率？进行支付方式改革是非常重要的手段。如果不改变现行的支付方式，那么中国大量的卫生资金投入就会变成供方的高收入和利润。②

2009 年以来政府投入数以万亿的资金，开展了一场增量改革。绝大多数利益相关者都从新增投入中获得了好处，改革虽然艰难，却并不痛苦。这也说明，单纯增加政府投入并不一定能改善和提升卫生服务的公平与效率。广州案例表明，富裕并不是卫生公平的充分条件。从改革开放前的中国实践来看，富裕甚至也不是必要条件。实现卫生公平，关键在于坚持平等的价值理念，平等地分配卫生资源，使"人人享有卫生保健"落到实处。新医改必然伴随利益再分配，而相关公正程序也会使原先利益格局的强势方的主导性、控制力面临挑战，但是将公平、效率的平衡融入卫生资源配置的制度设计，不仅是为实现利益再分配，更是希望在公正程序和制衡机制基础上去实现利益共生、利益共享。这为此次新医改的可持续发展提供了这样一种思路：建立各方有效互动与制衡机制，以公正的程序为保障，最终促进医疗卫生服务体系资源配置的公平与效率相平衡的可持续发展。

众所周知，医疗卫生服务体系的公平与效率问题，表面上看是经济问题，实际上更是社会问题、政治问题。它不但关系到千家万户是否幸福安宁，而且关系到改革开放的效果和整个社会能否长治久安。孙中山早年行医，后转而投身革命；鲁迅和郭沫若则都是在日本弃医从文，投身文化和政治领域。这些近代中国精英阶层的选择似乎早就提醒世人：身体与国家、医学与政治，总有某种深层相关性。对于"赤脚医生"，不能简单看作现代卫生制度的产物，如同世界卫生组织以及一些西方研究者的过度阐释以至于发生误读一样，我们更倾向于把它看作革命时代的医学政治现象，③ 体现出来

---

① WHO, *The World Health Report – health Systens Financing*：*the Path to Universal Coverage*, World Health Organization, 2010.

② Hsiao W C, "The Political Economy of Chinese Health Reform," *Health Econ Policy Law*, 2007, 2（Pt 3）：241–249.

③ 费振钟：《毛泽东时代的医学政治》，《长城》2009 年第 1 期。

的是一种特殊的政治设计。事后分析，不得不承认，"非典"的转折点的出现：就是国家政治的参与，而非医学本身。隔离、疫区等是典型的政治医学。正如 19 世纪流行病学家鲁道夫·佛尔楚所说："医学就是政治，政治不过是更大的医学。"①

分析世界各国健康状况不公平的原因，有两方面启示：一是对健康公平的最大威胁是总的社会经济状况的不公平；二是许多具有高效率的健康公平政策不是由卫生行政部门内部，而是卫生行政部门以外的部门提供的。② 健康问题越来越具有社会性，改善健康状况，单靠卫生行政部门的工作是远远不够的，政府各部门、各行业和全体人民都要关心卫生和健康问题。应当转变医学模式和医疗卫生服务模式，实施社会大卫生，把健康列入社会目标，把预防医学向社会医学和社区预防的方向发展。公共政策和公共管理应该采取更积极的手段，使整个社会特别是拥有信息优势的医疗卫生服务提供者对社会变迁所产生的健康风险有更多的理解和共识。为此，医药卫生体制改革不应单兵突进，而是必须与其他方面的改革同步推进。不少学者认为，中国改革路径是危机—压力—刺激—反应，由危机倒逼改革，危机产生的压力达到政府不能承受的限度时，才会给政治体系足够大的刺激，政治体系被迫对这种刺激做出反应，然后才有相关政策的出台。因而，是否也可以这样认为？如果没有医保资金"穿底"危机，或危机不能对三明市产生强刺激，三明市很可能依然故我，还会按照原有的制度、规则、程序去运行，忽视危机的存在。2014 年三明市共接待了 300 多批次考察团，但至今没有培育出一个类似城市。"三明模式"至今还没有形成燎原之势。是因为时间还尚早，还是因为试验"试管"只能培育出胚胎，并没能培育出巨人？是否又会时过境迁，随着人事变动，也就不了了之？如果没有更高层的呼应和推动，"三明模式"能否摆脱层次低、不可持续、难以向上和在同级扩散的宿命呢？面对巨大的政治风险、个人仕途的变数，在创新与保守之间，绝大多数地方官员似乎不约而同地选择了后者。党的十八届三中全会明确提出全面深化改革必须更加注重改革的系统性、整体性、协同性。新医改以来的改革实践再次提醒我们，深化医改就是要切实推动医疗、医保、医药"三医联动"改革。一是提升医疗服务水平，解决好"看病难、看病贵"问题，让人民群众满意；

① 转引自杨念群《再造"病人"：中西医冲突下的空间政治（1832~1985）》，中国人民大学出版社，2006。
② 周雁翔：《公平、效率与经济增长：转型期中国卫生保健投资问题研究》，武汉出版社，2003。

二是确保医保良性循环、可持续，特别是能够适应人口老龄化、慢性病种增加等趋势，发挥好对医疗服务的激励和约束作用；三是扭转以药补医机制，避免大处方，减少不合理看病负担。深入推进改革，关键是要将这三个方面统筹考虑，努力实现各项改革举措在政策上相互配合、在实施中相互促进、在成效上相得益彰。卫生领域的改革通常所牵涉的相关利益群体非常多，情况异常复杂，往往导致强势利益集团阻碍改革或绑架决策。① 另外，卫生政策又涉及诸多环节，即便是美国这样一个每一位总统候选人都会倡议医疗改革的国家，至今也没有建立一个基本有效的医疗体制。鉴于中国现有的行政官僚体制，2013 年机构改革把国务院和地方各级政府医改办从传统意义上强势的发展改革部门调整到相对要弱小得多的卫生计生部门，客观上削弱了此轮改革的推动力。为此，不少学者纷纷建议，可以直接将各级政府医改办划归相对应的深化改革领导小组，以便更好地强力推动改革，确保增强这三个方面的关联性、互动性，避免仅仅是单兵突进形成改革"孤岛"或"洼地"甚至出现"拆东墙补西墙"现象而影响改革成效。无数实践探索证明，单兵突进的改革、不顾现实生搬硬套的改革，或许能够取得一时的成绩，但是并不能长久，甚至可能会引爆新的矛盾点。然而，要实现整体改革，保证系统性、协同性、整体性，又不是一件容易的事儿。在医改政策顶层设计越来越完善的情况下，如何让各地结合自身现状在具体执行中落实到位，考验着各级政府及这场改革各个参与方的担当和智慧。

卫生政策的制定、实施与改革与各个国家的政治、经济、社会、文化特性有着深刻的关系。作为一项世界性的难题，各国医改都有共同性的问题，如何在公平与效率之间取得平衡，在政府与市场之间找到最佳的契合点等。医疗卫生领域是一个利益关系尤为复杂的领域，实现所有人都认同的"最优"几乎不可能，只能在一定条件下实现"帕累托最优"。建设公平与效率和谐发展的制度关键在于依据激励相容的原理，构建一个需求与供给共赢的互动机制。医疗卫生服务领域与一般产品市场的另一个差异是，供需双方之间的信息不对称（Information Asymmetry）更加明显，存在着医患双方激励不相容（Incentive Incompatibility）的可能性，容易导致服务提供者为了自身利益而损害患者利益。② 萧庆伦教授认为，中国卫生技术官僚们在一定程度

① 王绍光、樊鹏：《开门式中国式共识型决策："开门"与"磨合"》，中国人民大学出版社，2013。

② 吕本友：《医疗服务市场的规范管理研究——信息不对称现象分析》，《管理评论》2005年第 4 期。

上绑架了医改政策。他认为，"以药养医"制度在中国已经实行了 20 多年，大部分医生已经养成了开大处方、大检查、多做手术的习惯，他们追求的并不是给病人最好、最有效、最便宜的服务，而是追求利润。特别是这些大医院院长和资深医生是一个很强势的利益团体，在社会上都有一定的地位，有通天的本事。如何改变大医院院长和医生的观念和行为，这是中国公立医院改革最关键的问题。① 为此，可以认为，最近 30 多年来的中国医改成效不高的根本原因在于改革的制度设计没有解决好激励相容问题。在推进国家治理体系与治理能力现代化的改革背景下，采用各种政策工具来干预医疗服务这个市场失灵的领域，才能够在保证服务可及性和可获得性的同时，确保其可支付性，避免费用高涨所带来的一系列问题。更现实点的说法是，能否提供一种激励，这种激励要大于利益集团所提供的激励。必须建立起可以激励政府的政治激励机制和可以激励医务人员降低医疗卫生服务成本的制度。因为政府是制度的供给者和市场的监督者，而医务人员则是卫生资源配置的关键。随着激励相容制度的建立，政府、医生、病人和制药企业等主体会在新制度的框架下追求自己的利益，同时促进社会目标的实现，重新把健康与卫生事业变成我们每一个人都享有并为之改善而努力奋斗的事业。②

世界上任何国家都没有完美的医疗卫生服务体制，多数都是在自我调整和国家主导变革中逐步完善并适合本国国情的。近年来，建立公平和效率平衡机制成为各个国家建立医疗卫生服务体系的共同目标。在医疗卫生服务体系中建立公平和效率的平衡机制，需要在制度上进行科学合理的设计。如何兼顾公平与效率的实质就是如何看待政府主导与市场调节的关系。

医改是一项涉及面广、难度大的社会系统工程，在中国这样一个人口多、人均收入水平低、城乡区域差距大的发展中国家，深化医改是一项十分艰巨复杂的任务。本轮中国新医改强化政府责任，提出实现医疗体制公平性和将公共卫生及基本医疗服务作为公共产品提供的意图，强化了卫生行政机构支配资源的权力。但同时，方案中含蓄地表明了，期望探索政府和市场如何结合的意图，这也是其他国家始终在讨论的基本问题。在经济下行财政压力增加的背景下，靠政府主导的医改模式是否已经陷入困局，越投越贵的现象是否需要引入外部力量才能破解？进入"深水区"的中国新医改成功的关

---

① Yip, W. and Hsiao, W., "Harnessing the Privatisation of China's Fragmented Health – Care Delivery," *The Lancet*, 2014, 384 (9945): 805 –818.

② 王前强：《激励相容与中国医改》，《中国医院管理》2009 年第 3 期。

键是要正确处理好政府、市场和社会三种力量之间的关系，三者力量的平衡与互补是中国医疗服务体系高效发挥其作用的关键所在。只有明确界定政府、市场和社会各自发挥作用的领域、范围及程度，找到各自发挥作用的手段和路径，才能在提高中国医疗服务供给质量和效率的同时实现其公平性。此外，此轮新医改通过完善医保制度、给全体国民提供医保，突出了政府在基本医疗、公共卫生方面的责任和投入。

然而，经过近年来的实践，不难发现新医改与目前世界各国在医药卫生体制改革中，突出以医保机构、医疗服务提供方竞争的方式来提高服务提供效率、解决费用激增和民众不断高涨的服务需求间矛盾的国际趋势，并不大一致。从长期来看，医改相关利益各部门经济从自己部门角度出发，无法从深层次，本质性去研究，改革缺乏连贯性、整体性、全局性和前瞻性。各部门间不能形成有效的合力，政策制定和执行过程中存在隐忧大。萧庆伦教授评估认为："中国建立可负担且公正公平医疗卫生保健系统的前景堪忧，而且在向以初级医疗卫生保健单位为中心的整合型服务提供模式转型的过程里也是困难重重"。[①] 广州医改实践是贯彻落实国家医改政策的一个案例，同时也是很多大城市医改的代表，"十二五"医改规划即将画上句号，当我们评价近年来的医改成效时却发现政府"有感医改"和老百姓"无感医改"并存。造成这一矛盾的原因可能是，以工作任务为导向的医改没有涉及医疗服务链条终端，未能对以人为中心的、针对个体患者的就诊经历进行系统性变革，医院患者体验不但没有改善，还可能因为病人蜂拥至医院，导致患者就医体验更加恶化。虽然医保筹资水平和待遇标准在不断提高，但不断上涨的医疗费用蚕食了医保制度改善的红利，群众对医改改善"看病难、看病贵"问题依然没有明显获得感。

医改推进过程中，实践问题和理论问题交织存在。在这一轮医改制度设计中，对医改中一些理论核心问题未能探索清楚，各部门难以达成深刻共识。医改整体框架不健全，医改政策应有未有，医改措施执行不到位。以人为本的医疗卫生服务体系要具备医疗服务的核心功能和医疗服务的相关功能。主要包括六大类核心服务：疾病治疗、预防保健和康复等专业性医疗卫生服务，健康照护，可及性服务，连续性服务，协调性服务，综合性服务。而中国医疗卫生服务体系并没有完全提供上述六大类服务，就目前而言，往

---

① Yip W, Hsiao W. C., "Harnessing the Privatisation of China's Fragmented Health – Care delivery," *The Lancet*, 2014, 384: 805 – 818.

往第一类服务过度，其他五类服务不足。导致病人在整个医疗卫生服务体系流转过程中，服务碎片化、服务重复化、服务不可及，造成老百姓看病就医体验很不适，导致"看病难"。不过，中国政治体制超乎寻常的学习能力和适应能力，使它在急剧变化的环境里得以从容应对形形色色的挑战。① 我们迫切地希望看到，通过前60年的积累和新医改这几年的实践，中国政治体制完全能够通过各类学习模式探索符合中国国情的医疗卫生体制，乃至整个社会福利体制。②

　　基于此，本研究认为，只有在遵循价值规律的基础上，打破公立机构的垄断，矫正政府诸多自身问题和一些不合理的现有政策，实行以政府为主导、市场为基础的医生自由执业制度，并建立相应的利益补偿机制，界定政府职能，改革现有行政管理体制，促成医疗、医保、医药"三医联动"的良性协调改革，才能同时解决好卫生资源配置的公平与效率问题。在下一步的新医改议程中，中国政府应该把改善和提高医疗卫生服务供给的公平与效率作为核心，既能改善公平又提高效率，使得公平和效率尽可能达到统一。改革涉及环节多、利益格局复杂，尤其是受现有政策约束、部门改革意愿低等因素制约，改革很难触及核心与要害。③ 在官员"集体不作为"、经济加速下滑的影响下，一些地方政策执行水平值得怀疑，改革势必更加迟迟难以取得突破。由于中央政府设定了要在2020年取得改革决定性成果的时间表，能否扭转官员不作为的现象，如何协调好各利益群体，取得改革共识的最大公约数，关系到经济风险，更关系到改革大业。"保基本、强基层、建机制"是此轮新医改的基本原则。目前，什么是基本没有很好界定，很多基层依然未强，机制依然未完全建立。不少各地已公布的绩效考核数据显示，一些改革未触及根本，存在避重就轻现象。医改是一项没有终止符的民生工程，永远需要不断地探索和突破，不能遇到矛盾和问题就绕着走、遇到困难就打退堂鼓。当然，我们也要对新医改持有足够耐心，毕竟被称为"世界性难题"的改革无法一蹴而就，也不能一步登天，需要决策者和实践者们按部就班、有的放矢地稳步推进。

　　目前，中国新医改已进入一个新的阶段，改革的复杂性、关联性越来越

① Sebastian Heilmann, "Policy Experimentation in China's Economic Rise," *Studies of Comparative and International Development*, 2008, 43 (1): 1-26.
② 王绍光:《学习机制与适应能力：中国农村合作医疗体制变迁的启示》,《中国社会科学》2008年第6期。
③ 韩博天:《中国经济腾飞中的分级制政策试验》,《开放时代》2008年第5期。

突出。"政策试验"应该要越来越强调整体性、综合性和规范性，加强对试验的系统设计。① 还应该越来越强调总体设计、间接指导与自发探索之间的相互补充和配合，要注重顶层设计，推动医疗、医药、医保联动改革。而改善和提高公平与效率需要一套复杂的治理机制，虽然本研究的结果并不能直接说明影响医疗卫生服务提供的公平与效率的机制是什么，但是可以根据投入产出变量尝试提出一些建议。

第一，公共财政支持力度需要进一步加强。增加医疗卫生财政投入占公共财政支出的比例及人均医疗卫生财政投入经费；探索建立更为合理的医疗卫生财政绩效考核机制，将财政经费投入迫切需要改善的地区、设施和人力资源方面，切实提高基层医疗卫生机构诊疗水平和公共卫生服务能力，使医疗卫生财政经费产生的健康效益最大化。除增加必要的卫生资源投入外，还需要提高投入的质量，尤其是卫生人力资源的质量。目前，中国医疗卫生服务体系不仅人力资源的数量不足，质量也并不高。在全国都缺医务人员、竞争性招聘的大形势下，基层医务人员招聘难度较大。而且，部分基层医疗卫生机构临聘人员较多而不稳定，现有人手和质量不能满足实际工作需要。如果实施基层首诊及双向转诊，基层人员不足、能力不高的问题将更加突出。卫生、教育行政部门要共同研究制定医疗卫生人才培养规划。

第二，尽快建立符合行业特点的人事薪酬制度。虽然医生的人均工作量在上升，但离发达国家的水平还有一定差距。究其原因，主要是基层医疗卫生机构的临床医生工作量较低，而大医院则人满为患。比如，中国因为糖尿病并发症而住院的病人的住院率是经济合作与发展组织（Organization for Economic Cooperation and Development，OECD）国家的 5 倍不止，这说明中国初级卫生保健工作之薄弱。应提高公立医院特别是基层医疗卫生机构人员的能力和待遇，探索实行高水平、不挂钩、透明化的薪金制②，这样才能吸引更多患者，特别是糖尿病、高血压等常见病、慢性病患者到基层就医。从宏观来说，"供给侧改革"的目的，是通过激发供给侧活力来促进卫生服务提供增长的良性循环。充分利用前期改革形成的窗口期，让医生直接享受到改革红利，增强医改获得感，避免"阻力军"的形成。

第三，树立整体健康观，努力改善公共卫生服务。要将健康融入一切政策

---

① 周望：《"政策试验"解析：基本类型、理论框架与研究展望》，《中国特色社会主义研究》2011 年第 2 期。
② 钟东波：《高水平、不挂钩、透明化的薪金制是公立医院薪酬制度改革的方向》，《卫生经济研究》2014 年第 10 期。

中，实现预防为主，避免重复治疗，维护医疗服务的整体性和连续性，发挥规模效益，节约成本，促进人群整体健康水平的提高。需要优先解决传染病和慢性非传染性病防治难题。公共卫生服务产出还有很大的提高空间，尤其是"非典"、埃博拉等新型传染病不断出现，结核病、病毒性肝炎等传统性疾病的发病率不但没有降低反而上升了。根据中国过往爱国卫生运动的历史经验，提高公共卫生服务的效率不仅仅需要卫生行政部门努力，它还需要广泛的大众参与。[①] 外来人口流动和环境变化，使传染病防控面临前所未有的挑战，2014 年广州市登革热疫情和世界范围内的埃博拉出血热疫情证明了当前传染病防控的严峻性；同时，慢性非传染性疾病已成为全球致死和致残的首位原因，导致社会疾病负担加重。

第四，改革医保管理体制和支付方式。改革医保管理体制是确保医改顺利推进的关键环节，是深化公立医院综合改革的重要支撑。要发挥好医保的杠杆作用和监管作用，控制虚高药价，避免医疗资源浪费。目前，中国医保的管办不分和占医保资源 90% 以上的基本医保经办垄断局面一直未变。管办不分和垄断经营的医保管理体制所带来的后果必然是：医保经办机构没有改革与创新的活力和动力。除了医疗保险基金的支付机制需要从按项目支付改革为按病种付费、总额预付、按人头付费等多元化的支付机制外，财政拨款也需要从直接支付转变为战略购买。[②] 另外，在经合组织国家，所有参与卫生领域事务的政府部门一般都在一个机构管辖下，由这个机构负责制定政策、战略和规则。不仅仅整合了不同级别政府部门之间重复的功能和职责，包括各项社会保险基金[③]，还增强了中央政府和主导部门的决策制定权。无论是英国的国家型医疗制度，还是美国的市场型医疗制度，都普遍采用医疗服务和医疗保障合二为一的统一管理模式，有利于更好地使用有限的卫生资源，减少管理摩擦和管理成本，提高医疗卫生服务效率。同时，医疗保险基金也未必由政府来管理。医疗卫生服务体系可借鉴商业保险机构的专业技术、管理经验和营业网络优势，提高自身的管理效率和服务水平。商业保险

---

① Sidel V W, Sidel R. A, *Healthy State：An International Perspective on the Crisis in United States Medical Care*, Pantheon Books, 1977.

② WHO, The *World Health Report – health Systems Financing：the Path to Universal Coverage*, World Health Organization, 2010.

③ Jakubowski. Elke and Richand B. Saltman, "The Chenging Natimal Role in Health System Govemance：A Case – based Study of European Countives and Australia European Observatony on Health Systems and Policies," WHO. 2013.

机构还可在建立与医疗卫生机构的契约关系、服务支付方法、服务质量监督等方面开展创新，灵活利用经济杠杆，减少过度医疗行为，合理配置医疗资源，提高医疗服务质量。

第五，城乡、地区差别对待。鉴于中国存在巨大的地区差异、城乡差异，在卫生政策制定和实施方面还需要针对不同地区、城乡有所差别。以协同服务为核心、以医疗技术为支撑、以利益共享为纽带、以支付方式为杠杆，引导卫生服务要素的流动和共享，推动优质资源优化整合、纵向流动、下沉基层，提高医疗资源的利用效率。需要坚持公共医疗卫生的公益性质，推进基本公共卫生服务均等化，进一步提高资源配置的地域公平性，打破卫生资源配置的行政区划分割；促进农村卫生资源的合理布局，推行城乡卫生组织一体化管理，政府在制定区域卫生规划时，综合考虑人口密度与地理因素，逐步改善卫生资源地理配置的公平性。

第六，加快医疗卫生服务体系技术创新。城市公立医院综合改革动力明显不足，推进力度不大。如果能改善技术水平，充分利用现代网络信息技术整合医疗服务体系，形成一体化服务体系，可以有效地改善和提高医疗卫生服务提供的公平与效率。2014 年被誉为"互联网医疗"元年，"互联网＋"已经对传统的医疗服务模式产生了显著的影响。虽然目前还不可能替代传统的医疗服务模式，但未来若干年有 10 倍以上的空间可期，同时互联网医疗将重构健康管理、就医方式、购药方式以及医患生态等。可以运用互联网思维打造智慧医疗，扶持"互联网＋医疗"发展模式，利用云计算、物联网、移动互联网以及传感技术，线上主动提供就医信息，线下重构就诊流程，改善患者就医体验。

第七，加快推进分级诊疗制度建设。从美国等发达国家经验看，人们到大医院找专科医生看病不是自己能够自由选择的。人类追求健康长寿的欲望是无止境的，而医学对生命和疾病的认识又是步步深化的，且永远无法满足人们的医疗需求，因此"看病难、看病贵"问题将始终伴随人类。医保基金是公共资金，西方发达国家对于使用公共资金就医都有严格的规定，除急诊等特殊情况外，没有预约和转诊，医院是可以拒绝病人就医的。建立基层首诊、双向转诊、分级诊疗的服务体系是集约卫生资源的必然途径。目前，"上下不联动"的局面削弱甚至抵消基层医改效果。伴随着中国基层医疗卫生能力不断提升，医保筹资水平不断提高，构建分级诊疗体系已经具备了一定的外部条件，必须下决心加快推进建立分级诊疗体制，落实基层首诊和双向转诊制度。

当然，本研究存在以下需要进一步改进的地方。

首先，本研究采用了国内外通用的洛伦茨曲线和基尼系数来评价卫生资源。洛伦茨曲线反映了所有人群的情况，图形简单明了，可以直接看出健康分布是否均匀；而基尼系数用一个量值表示出了健康的公平情况，可以直接进行比较，效果直观。基尼系数公平性分析不受资料分布和样本量大小的限制，对于偏态分布的资料和小样本资料均适用，该方法操作简单、计算方便。但是这种方法缺少分层变量，测量出的健康不公平性不能客观地反映各个阶层的健康状况和医疗卫生服务利用情况。另外，全面分析卫生资源配置的公平性还应包括卫生经费等其他卫生资源的公平性，同时准确把握卫生资源配置的公平性还要考虑不同地区卫生资源的质量如医生等卫生技术人员的职称、学历结构的作用，以及人口流动、交通因素等对卫生资源配置的可及性的影响。

其次，本研究只能反映医疗卫生服务体系在相应指标方面的公平与效率。医疗卫生服务体系的投入产出非常复杂，任何测量和评估只是反映该体系的一个方面。尽管本研究将医疗卫生服务体系的投入产出分为医疗服务和公共卫生服务，并尽可能多地选取了关键指标，但它只能反映中国医疗卫生服务体系在这些指标方面的公平性和效率，而不是全部。比如，它更多的是反映医疗卫生体系或者医疗机构的微观效率，而不是宏观效率。一个好的、高效的医疗卫生体系应该是让民众少生病、少住院。因而选取的应是健康指标，而不应是疾病发生指标。

再次，广州市作为广东省省会城市，卫生资源有相当一部分是为省内其他城市甚至是全国其他城市所使用。由于广州市作为"北上广"一线城市之一，本研究结果的外推形式上也存在一定的局限性。

最后，尽管本研究从宏观和微观两个层面分析了新医改政策对于中国医疗卫生服务提供方即供给侧的公平与效率的影响，但不能说明它的影响机制。解决这个问题，不仅仅需要从供方角度，还需要从需方及购买方医保、药品领域改革等方面做更多的研究，除了定量研究外，还需要收集更多的定性访谈等资料，以便清晰说明新医改这一公共政策执行是如何影响了医疗卫生服务提供的公平与效率。新医改政策影响医疗卫生服务提供的公平与效率的因果关系需要用随机对照实验或准实验的方法进行估计，而这已经超出了本研究的研究范围。

参考文献

陈小玲、刘英、王小万等:《湖南省2000～2008年乡镇卫生院基于DEA－
　　Malmquist指数模型的动态效率分析》,《中国循证医学杂志》2012年第
　　5期。

陈晓玲、彭云、栢品清等:《上海市浦东新区快速城镇化地区农民的健康状
　　况调查》,《上海预防医学杂志》2010年第11期。

陈学顺:《论我国大医院的适度规模发展》,《中国医院》2008年第12期。

陈志兴、陈晓初、王萍等:《评价医院经济效益的力点》,《中华医院管理杂
　　志》1994年第12期。

曹建华、陈俊国、霍江涛等:《卫生服务公平性理论及方法研究》,《西北医
　　学教育》2006年第6期。

车莲鸿、程晓明:《我国乡镇卫生院技术效率的动态分析》,《中国卫生资源》
　　2011年第3期。

戴平生:《医疗改革对我国卫生行业绩效的影响——基于三阶段DEA模型的
　　实证分析》,《厦门大学学报》(哲学社会科学版)2011年第6期。

戴鲁男、吴雁鸣、张鹭鹭等:《基于数据包络分析方法的某市民营医院服务
　　效率实证研究》,《第二军医大学学报》2008年第29期。

丁纯:《世界主要医疗保障制度模式绩效比较》(第二版),复旦大学出版
　　社,2009。

丁汉升、胡善联:《我国卫生资源分布公平性研究》,《中国卫生事业管理》
　　1994年第2期。

段光锋、金春林、张雪等:《上海市二级公立医院经济运行效率的动态趋势
　　分析》,《中国卫生资源》2012年第6期。

段文斌、尹向飞:《中国全要素生产率研究评述》,《南开经济研究》2009年
　　第2期。

费振钟:《毛泽东时代的医学政治》,《长城》2009年第1期。

冯珊珊、刘俊荣、王碧华：《广州市卫生资源配置的公平性分析》，《中国初级卫生保健》2007 年第 6 期。

傅宁：《新医改下政府应如何促进民营医院健康发展》，《四川省社会主义学院学报》2012 年第 3 期。

房珊杉、刘国恩、高晨：《昆明：医师"多点执业"探路》，《中国社会保障》2011 年第 10 期。

郭异冰：《论强化我国农村卫生基础设施建设的政府责任》，《吉林工商学院学报》2008 年第 4 期。

龚锋、卢洪友：《财政分权与地方公共服务配置效率——基于义务教育和医疗卫生服务的实证研究》，《经济评论》2013 年第 1 期。

龚幼龙主编《社会医学》，人民卫生出版社，2001。

国务院发展研究中心课题组：《对中国医疗卫生体制改革的评价与建议（概要与重点)》，《中国发展评论》2005 年增刊 1 期。

关志强：《用公共财政管理理念发展社区卫生服务》，《中国社会保障》2007 年第 2 期。

顾昕：《国民医保与社区卫生服务：美满婚姻如何圆》，《中国社会保障》2007 年第 9 期。

顾昕：《不平衡：三年医改政策执行的特征》，《中国医疗保险》2012 年第 11 期。

顾昕：《政府购买服务与社区卫生服务机构的发展》，《河北学刊》2012 年第 2 期。

顾昕：《人力资源危机将大爆发》，《中国医院院长》2012 年第 5 期。

顾昕：《走向有管理的市场化：中国医疗体制改革的战略性选择》，《经济社会体制比较》2005 年第 6 期。

顾昕：《全球性公立医院的法人治理模式变革——探寻国家监管与市场效率之间的平衡》，《经济社会体制比较》2006 年第 1 期。

顾昕、高梦滔、姚洋：《诊断与处方：直面中国医疗体制改革》，社会科学文献出版社，2006。

广州市统计局：《2013 广州统计年鉴》，中国统计出版社，2014。

国家卫生计生委：《中国流动人口发展报告》，中国人口出版社，2014。

胡善联主编《卫生经济学》，复旦大学出版社，2004。

黄波、陈东东、廉启国：《辅助检查系统对全科团队服务质量的技术支撑作用》，《中华现代医院管理杂志》2009 年第 6 期。

和经纬：《中国城市公立医院民营化的政治经济学逻辑》，《中国行政管理》2010 年第 4 期。

韩博天：《中国经济腾飞中的分级制政策试验》，《开放时代》2008 年第 5 期。

韩华为、苗艳青：《地方政府卫生支出效率核算及影响因素实证研究——以中国 31 个省份面板数据为依据的 DEA – Tobit 分析》，《财经研究》2010 年第 5 期。

贺买宏、王林、贺加等：《我国卫生资源配置状况及公平性研究》，《中国卫生事业管理》2013 年第 3 期。

健康中国 2020 战略研究报告编委会：《健康中国 2020 战略研究报告》，人民卫生出版社，2012。

孔令大、刘国恩、李林等：《新医改为民营医院带来的机遇与挑战》，《中华医院管理杂志》2013 年第 9 期。

康鹏：《经济效率研究的参数法与非参数法比较分析》，《经济工作》2005 年第 19 期。

刘铎、刘善敏：《平等、公平与效率——何者是中国社会政策的价值基础》，《武汉理工大学学报》（社会科学版）2006 年第 1 期。

刘瑞、武少俊、王玉清：《社会发展中的宏观管理》，中国人民大学出版社，2005。

刘激扬、田勇泉：《论公共卫生资源公平配置的政府责任》，《求索》2008 年第 2 期。

刘海英、张纯洪：《中国城乡基层卫生经济系统投入产出动态效率的对比研究》，《农业经济问题》2010 年第 2 期。

刘国恩：《让医生自由执业才能从根本上抑制大处方》，《中国医疗保险》2010 年第 6 期。

刘元凤、丁晔、娄继权等：《基于 DEA – Malmquist 指数的浦东社区卫生服务效率分析》，《中国卫生资源》2013 年第 6 期。

刘彩、王健：《我国民营社区卫生服务机构的 SWOT 分析》，《社区医学杂志》2013 年第 6 期。

李晓西：《试论我国卫生资源的合理配置》，《中国卫生经济》2002 年第 2 期。

李志建、马进：《中国省际卫生资源利用效率的实证研究》，《科技管理研究》2012 年第 5 期。

李萌、刘丽杭、王小万：《基于 DEA 模型的湖南省 29 家社区卫生服务中心效率研究》，《中国卫生经济》2013 年第 4 期。

李明哲：《福利经济学与医疗卫生改革的基本政策取向》，《中国卫生经济》2007 年第 5 期。

李谨邑、章烈辉、孙奕：《GINI 系数的 SAS 编程计算》，《中国卫生统计杂志》2005 年第 2 期。

李晓惠、郭清、陈健等：《2004～2005 年深圳市 6 城区社区卫生资源配置状况分析》，《中国初级卫生保健》2007 年第 1 期。

李翔、谢峰：《卫生人力资源配置的经济学探讨》，《中国卫生事业管理》2007 年第 1 期。

李侠：《安徽省农村卫生资源配置现状与对策研究》，《中国初级卫生保健》2011 年第 1 期。

李玲、江宁：《公立医院改革的切入点》，《中共中央党校学报》2009 年第 4 期。

李玲、江宇、陈秋霖：《改革开放背景下的我国医改 30 年》，《中国卫生经济》2008 年第 2 期。

李菲、胡鹏飞、徐锦波等：《广州地区乡镇卫生院资源配置状况研究》，《中国农村卫生事业管理》2009 年第 7 期。

李显文、徐盛鑫、张亮：《基于效率的医院规模经济实证分析》，《中国医院管理》2011 年第 4 期。

李军鹏：《政府公共服务模式：国际比较与中国的选择》，《新视野》2004 年第 6 期。

李和森：《中国农村医疗保障制度研究》，经济科学出版社，2005。

李湘君、王中华：《基于 Malmquist 指数的我国农村乡镇卫生院全要素生产率分析》，《安徽农业科学》2012 年第 5 期。

李习平：《我国医疗服务行业全要素生产率增长实证分析：基于 2005～2011 年省际面板数据》，《中国卫生经济》2014 年第 4 期。

李林、刘国恩：《我国营利性医院发展与医疗费用研究：基于省级数据的实证分析》，《经济研究》2008 年第 10 期。

李迎生、张瑞凯、乜琪：《公益·公平·多元·整合："新医改"的社会政策内涵》，《江海学刊》2009 年第 5 期。

李成：《基于数据包络分析法的乡镇卫生院效率研究——以安徽省为例》，山东大学硕士学位论文，2013。

雷海潮：《大型医用设备地理分布公平性的评估方法研究》，《中国卫生资源》1999 年第 2 期。

雷海潮：《区域卫生规划在我国的引入和发展》，《中国卫生经济》2000 年第 10 期。

罗中华、云立新、张维等：《论去行政化与我国公立医院改革》，《中国卫生事业管理》2009 年第 4 期。

陆文娟、杨巧、冯占春：《武汉市医院效率动态变化的 Malmquist 指数分析》，《中国医院管理》2012 年第 11 期。

凌莉、方积乾：《世界卫生资源配置模式探讨》，《卫生软科学》2002 年第 2 期。

诺思：《经济史中的结构与变迁》，陈郁、罗华平译，上海人民出版社，1994。

宁德斌、杜颖、刘平良等：《整合农村卫生资源的探讨》，《中国卫生资源》2008 年第 2 期。

吕本友：《医疗服务市场的规范管理研究——信息不对称现象分析》，《管理评论》2005 年第 4 期。

潘小炎、赵云、胡铁辉：《公平与效率并重式发展的立体式推进模式分析》，《学术论坛》2011 年第 2 期。

庞瑞芝、刘秉镰、刘先夺：《我国不同等级、不同区位城市医院的经营绩效比较研究》，《中国工业经济》2008 年第 2 期。

庞慧敏、王小万：《基于 DEA 的 Malmquist 指数的我国大型综合医院跨期效率研究》，《中国医院管理》2010 年第 3 期。

施卫星：《生物医学伦理学》，浙江教育出版社，1999。

孙洛平、刘东妍：《政府办医院经营目标的实证检验》，《中山大学学报》（社会科学版）2013 年第 3 期。

孙强、郭晓日、孟庆跃等：《卫生部 57 家成本监测医院的 DEA 效率分析》，《中国卫生经济》2012 年第 9 期。

石光：《我国区域卫生规划政策的实施效果评价》，《中国卫生经济》2005 年第 7 期。

石光：《区域卫生规划政策执行效果的定性调查分析》，《中国卫生经济》2005 年第 8 期。

汤晓莉：《英国国民健康服务制度的起源及几次重大变革》，《中国卫生资源》2001 年第 6 期。

唐钧：《中国的卫生政策与健康保障向何处去》，《科技中国》2006 年第7 期。

吴少龙：《社会权利、公共预算与卫生公平——广州市医疗卫生资源预算配置研究》，《甘肃行政学院学报》2010 年第6 期。

文学国、房志武：《中国医药卫生体制改革报告（2014～2015）》，社会科学文献出版社，2015。

王宁：《代表性还是典型性？个案的属性与个案研究方法的逻辑基础》，《社会学研究》2002 年第5 期。

王宁：《个案研究的代表性问题与抽样逻辑》，《甘肃社会科学》2007 年第5 期。

王谦：《医疗卫生资源配置的经济学分析》，《经济制度改革》2006 年第2 期。

王建国：《广东省民营医院可持续发展的现状、问题及对策》，《现代医院》2013 年第8 期。

王延中等：《中国卫生改革与发展实证研究》，中国劳动社会保障出版社，2008。

王绍光：《中国公共卫生的危机与转机》，《比较》2003 年第7 期。

王绍光：《政策导向、汲取能力与卫生公平》，《中国社会科学》2005 年第6 期。

王绍光：《学习机制与适应能力：中国农村合作医疗体制变迁的启示》，《中国社会科学》2008 年第6 期。

王文科：《公共卫生资源配置的政府决策与公平》，《中国医学伦理学》2007 年第1 期。

王前强：《激励相容与中国医改》，《中国医院管理》2009 年第3 期。

王前强、倪健：《区域卫生规划政策低效及其治理》，《中国卫生经济》2010 年第5 期。

王宝顺、刘京焕：《中国地方公共卫生财政支出效率研究——基于 DEA - Malmquist 指数的实证分析》，《经济经纬》2011 年第6 期。

王跃平、刘敬文、陈建等：《我国现阶段基本药物补偿模式分析》，《中国药房》2011 年第8 期。

王桢桢、黄丽华：《政府购买社区卫生服务的困境与突破》，《广州社会主义学院学》2011 年第4 期。

汪唯、陈少贤：《广东省公立医院效率分析与比较》，《中国医院管理》2008

年第 2 期。

向国春、顾雪非、毛正中：《我国农村基层卫生资源配置现状及对策建议》，《中国卫生事业管理》2011 年第 5 期。

薛秦香、高建民：《卫生服务提供的公平与效率评价》，《中国卫生经济》2002 年第 4 期。

薛新东：《中国医疗卫生体系的生产效率及其决定因素——基于 2003～2009 年省级面板数据的实证研究》，《山西财经大学学报》2012 年第 3 期。

肖俊辉、杨云滨、刘瑞明等：《新医改背景下广东省民营医院现状分析与发展对策研究》，《中国医院》2012 年第 5 期。

谢长勇、张鹭鹭、杨鸿洋等：《卫生筹资模式发展历程与模式特点比较分析》，《中国卫生经济》2010 年第 2 期。

熊昌娥、陈晶、吴少玮等：《我国城市社区卫生人力资源管理机制和分配机制的政策分析》，《中国全科医学》2009 年第 2A 期。

徐恒秋、代涛、陈瑶等：《安徽省基层卫生综合改革实施效果》，《中国卫生政策研究》2013 年第 5 期。

尹聪颖、石应康：《医院集团法的现状与未来》，中国数学医疗网，2014 年 8 月 19 日，http：//news. hc3i. cn/art/201408/30813. htm。

于景艳、李树森、于淼：《卫生经济学视阈中卫生服务公平与效率的关系研究》，《中国卫生经济》2008 年第 9 期。

袁素维、俞晔、曹剑涛等：《新形势下对我国推行社会办医的思考》，《中国医院管理》2014 年第 2 期。

杨淑华、张秀兰：《我国医疗卫生事业二十年改革的回顾与展望》，《卫生经济研究》1999 年第 11 期。

杨永恒、胡鞍钢、张宁：《基于主成分分析法的人类发展指数替代技术》，《经济研究》2006 年第　期。

杨永梅：《我国外资医疗机构经营效率实证研究——基于 DEA 模型的两阶段分析》，《学术交流》2012 年第 5 期。

杨顺元：《全要素生产率理论及实证研究》，天津大学硕士学位论文，2006。

尹爱田、王文华、杨文燕：《基于 WHO 卫生人力战略目标的我国农村卫生人才政策研究》，《中国卫生经济》2012 年第 1 期。

岳意定、何建军：《社区卫生服务效率研究》，《求索》2006 年第 6 期。

岳经纶：《中国公共政策转型下的社会政策支出研究》，《中国公共政策评论》2008 年第 2 期。

岳经纶：《建构"社会中国"：中国社会政策的发展与挑战》，《探索与争鸣》2010年第5期。

岳经纶：《社会政策学视野下的中国社会保障制度建设——从社会身份本位到人类需要本位》，《公共行政评论》2008年第4期。

岳经纶：《科学发展观：新世纪中国发展政策的新范式》，《学术研究》2007年第3期。

颜亮：《新医改背景下城市社区卫生服务的理论探析》，《齐齐哈尔医学院学报》2010年第22期。

钟东波：《高水平、不挂钩、透明化的薪金制是公立医院薪酬制度改革的方向》，《卫生经济研究》2014年第10期。

朱慧娟：《提高我国公立医院成本控制和效率的探讨》，《中国外资》2013年第288期。

张力文、李宁秀：《基于健康公平的城乡卫生一体化内涵研究》，《中国卫生事业管理》2012年第9期。

张清慧：《基本医疗卫生制度的公共产品属性及供应方式分析》，《地方财政研究》2009年第6期。

张丽芳、贾艳、吴宁等：《社区卫生综合改革对卫生人员激励机制的影响与对策》，《中国卫生政策研究》2012年第9期。

张鹭鹭、胡善联、魏颖等：《区域内医院医疗配置公平性研究》，《中华医院管理杂志》2000年第5期。

张纯洪、刘海英：《我国城乡卫生经济全要素生产率的测度、分解及对比》，《中国卫生经济》2012年第7期。

张彦琦、唐贵立、王文昌等：《重庆市卫生资源配置公平性研究》，《重庆医学》2008年第2期。

赵云：《卫生领域公平与效率并重式发展模式构建研究》，《中国卫生经济》2009年第9期。

中国疾病预防控制中心：《中国慢性病及其危险因素监测报告（2009）》，人民卫生出版社，2010。

中国社会科学院：《社会蓝皮书：2014年中国社会形势分析与预测》，社会科学文献出版社，2013。

周方：《关于基尼系数》，《数量经济技术研究》1993年第6期。

周云：《医疗保健领域市场手段配置资源的局限》，《国外医学·卫生经济学分册》2002年第2期。

周良荣、陈礼平、文红敏等：《国内外健康公平研究现状分析》，《卫生经济研究》2011 年第 2 期。

周雁翔：《公平、效率与经济增长：转型期中国卫生保健投资问题研究》，武汉出版社，2003。

周其仁：《点评英国医疗模式 天下没有免费的医疗》，《经济观察报》2006 年12 月 9 日。

周业勤：《社区卫生服务的管理模式与治理模式比较》，《医学与哲学》（人文社会医学版）2007 年第 11 期。

E. 博登海默：《法理学——法律哲学与法律方法》，邓正来译，中国政法大学出版社，1999。

Tiemann，O. 、Schreyögg，J. 、Busse，R. ：《医院所有制与效率：以德国为关注重点的研究回顾》，《中国卫生政策研究》2012 年第 4 期。

AomRC. http：//www. the guardian. com/society/2014/nov/05/nhs – wastes – over – 2 – bn – on – unnecessary – treatment. 2014.

Arrodona，Alia Dalmaumat and Jaume Puig Junoy，"Market Structure and Hospital Efficiency：Evaluating Potential Effects Of Deregulation in a National Health Service," *Review of Industrial Organization*，1998，13：447 – 466.

Barro，J. R. ，R. S. Huckman and D. P. Kessler，"The Effects of Cardiac Specialty Hospitals on the Cost and Quality of Medical Care," *Journal of Health Economics*，2006，25：702 – 721.

Battes，L. J. and Mukherjee，K，"Market Structure and Technical Efficiency in the Hospital Services Industry：A DEA Approach," *Medical Care Research and Review*，2006，63（4）：499 – 524.

Bitran，C. R，et al. ，"Some Mathematical Programming Based Measures of Efficiency in Health Care Institutions," *Advan Math Program Finan Plan*，1987，1：61 – 84.

Blank，R. and Burau，V，*Comparative Health Policy*. Basingstoke：Palgrave Macmilan，2004.

Bleichrodt，H. and van Doorslaer，Eddy，"A Welfare Economics Foundation for Health Inequality Measurement," *Journal of Health Economics*，2006，25：945 – 957.

Brody，S. J，"Prepayment of medical services for the aged：An analysis," *The Gerontologist*，1971，11（1）：152 – 157.

Buse, K. , Mays, N. and Walt, G, *Making Health Policy*, Maidenhead: Open University Press. 2005.

Busse, R. and Riesberg, A, "Health Care Systems in Transition: Germany 2000," *European Observatory on Health Care System 2000*, Copenhagen: WHO Reginal Office for Europe, 2000, 107 – 110.

Cellini, R. , Pignataro, Giacomo, Rizzo, Iide, "Competition and Efficiency In Health Care: an Analysis of the Italian Case," *International Tax and Public Finance*, 2000, 7: 503 – 519.

Chilingerian, J. A. and Sherman, H. D, *Health Care Application: from Hospital to Physicians, from Productive Efficiency to Quality Frontiers. Handbook on Data Envelopment Analysis*, Kluwer Academic Publishers, New York, 2004.

Cook, R. J. "Exploring Fairness in Health Care Reform," *Journal for Juridical Science*, 2004, 29 (3): 1 – 27.

Doyal. L, I. Gough, "A theoy of human need," *British Journal of Sociology*, 1991 (4): 6 – 38.

Donaldson, C. and Currie, G, "The Public Purchase of Private Surgical Services: a Systematic Review of The Evidence on Efficiency and Equity," *Institute of Health Economics*, 2000, 1 – 9.

Ehreth, J. L, "The Development and Evaluation of Hospital Performance Measures for Policy Analysis," *Medical Care*, 1994, 6: 568 – 587.

Fare, R. , Grosskopf, S, Lindgre, B. , et al. , "Productivity Developments in Swedish Hospitals: a Malmquist Output Index Approach," in: Charnes A, Cooper WW, Lewin A, et al. eds. *Data Envelopment Analysis: Theory Methodology and Applications*, Boston: Kluwer Academic. 1994.

Hann, M. and Gravelle, H, "The Mal–Distribution of General Practitioners in England and Wales: 1974 – 2003," *British Journal of General Practice*, 2004, 54 (509): 894 – 898.

He, Alex Jingwei, and Qingyue Meng, "An Interdisciplinan Erabvation of China's National Health Care Refom: Emerging Evidence and New Perspectives," *Joural of Asian Public Policy*, 2015, 8 (1): 1 – 18.

Horev, T. , Pesis – Katz, I. and Mukamel, D. B, "Trends in Geographic Disparities in Allocation of Health Care Resources in The US," *Health Policy*, 2004, 68 (2): 223 – 232.

Hsiao, W. C, "Why is a systemic view of health financing necessary?" *Health Aff* (Millwood), 2007, 26 (4): 950 – 961.

Hudson, R. B, "The Graying of The Federal Budget and its Consequences for Old – Age Policy," *The Gerontologist*, 1978, 18 (1): 428 – 440.

IMF. *A Better World for All: Progress Towards the International Development Goals*, Washington: Progress Washington Press, 2000.

Kobayashi, Y., Takaki, K, "Geographic Distribution of Physicians in Japan," *Lancet*, 1992, 340 (8832): 1391 – 1393.

Lee, K. H., Yang, S. B., and Choi, M, "The Association between Hospital Ownership and Technical Efficiency in A Managed Care Environment," *Journal of Medical System*, 2009, 33 (4): 307 – 315.

Martin S. Feldsterr, "The Economics of Health and Heathe Care: What Have We Learnell?" *Amarican Economic Review* 1995, 85 (2): 28 – 31.

Palmer, S. and Torgernson, D. J. "Definitions of Efficiency." *British Medical Journal.* 1999, 318: 1136.

Regidor, E. "Measures of Health Inequalities", part 2, *Journal of Epidemiology and Community Health.* 2004, 58: 900 – 903.

Sen, A. "Why Healthy Equity?" *Health Economics*, 2002, 11: 659 – 666.

Sebastian Heilmann, "Policy Experimentation in China's Economic Rise," *Studies of Comparative and International Development*, 2008, 43 (1): 1 – 26.

Sidel, V. W. Sidel R. *A Healthy State: an International Perspective on the Crisis in United States Medical Care*, Pantheon Books, 1977.

Silverman, E. M. Skinner, J. S., and Fisher, E. S., "The Association between For – Profit Hospital Ownership and Increased Medicare Spending," *The New England Journal of Medicine*, 1999, 341 (6): 420 – 426.

Sun, Zesheng, Shuhoug Wang, and Steyen R. Barnes, "Understanding Congestion in China's Medical Warket: An Lncentive Structure Perspective," *Health Policy and Planning*, 2015, 1 – 14.

Wang, S. G, "China's Health System: from Crisis to Opportunity," *Yale – China Health Journal*, 2004, 3: 5 – 49.

World Health Organization, "The World Health Report – Health Systems: improving Pertormance," 2000.

World Health Organization, *The World Health Report – Health Systems Financing: the*

Path to Universal Coverage, World Health Organization, 2010.

World Health Organization. *Equity in Health and Health Care*, *A WHO/SIDA Initiative*. Geneva, 1996.

Wu, S. L., Wang, C. X. and Zhang, G. Y, "Has China's New Health Care Reform Improved Efficiency at The Provincial Level? Evidence from a Panel Data of 31 Chinese Provinces," *Journal of Asian Public Policy*, 2015, 8 (1): 46 – 66.

Yip, W. and Hsiao, W. C, "The Chinese Health System at a Crossroads," *Health Aff* (Millwood), 2008, 27 (2): 460 – 468.

Yip, W. and Hsiao, W. C, "Harnessing the Privatisation of China's Fragmented Health – Care Delivery," *The Lancet*, 2014, 384: 805 – 818.

Yasar, A. Ozcan, Wogen, S tephen E. and Li, Wen Mau, "Efficiency Evaluation of Skilled Nursing Facilities," *Journal of medical systems*, 1998, 22 (4): 211 – 214.

后　记

有人说，此医改一役若能取得成功，则为国之幸事，民之幸事。如能坚持医改的公益性大方向，摒弃狭隘的局部私利，兼顾各医疗环节的合理利益，推动医药卫生体制改革化蛹为蝶，为人民谋福祉，这在当代中国改革史上将是浓墨重彩的一笔。然而，医改绝非易事，特别是在中国这样一个大国，在改革开放30多年来既得利益集团已根深蒂固的背景下，寻求"伤筋动骨""壮士断腕"式的革命性、系统性新医改更是难上加难。5年多来，城里大医院更加人满为患、专家号仍然一号难求、黄牛党屡禁难绝等现象仍在持续，"看病难、看病贵"依然是老百姓心头挥之不去的梦魇。尽管"北上广"等一线城市依旧高度集中了大量优质的卫生资源，且有不断扩大的公立医院规模，但仍赶不上全国各地病人蜂拥而至的脚步。同时，尽管基层医疗卫生机构不断兴建、随处可见，却出现了"门可罗雀""没病可看"的局面。这充分说明，医改作为事关群众切身利益的社会领域重大改革，光呼吁、提倡、喊口号，甚至是互相责怪、谩骂是没有用的，唯有拿出清晰的顶层设计，形成明确的制度导向，医改的目标才能落到实处。改革不进则退，作为改革者、决策者、执行者，没有理由"歇口气""松把劲"，更不能"乱了手脚"。

长期以来，以公立医疗卫生机构为主体的中国医疗卫生服务体系的改革实践远远落后于国有企业甚至是行政机关的改革。此轮新医改的实践进程再次告诉我们，要同步推进公共卫生服务体系、医疗服务体系、医疗保障体系、药品供应体系这四大体系发展并不是一件容易的事情。当前中国深化医改已步入"深水区"，多方利益相关者围绕改革展开了复杂而尖锐的博弈。不同部门、范畴、类型、领域、层次、地区的医改都涉及公共政策过程中的利益竞争、协调与整合，也牵涉其他领域深层次的制度变革。如何切实打破医疗卫生服务提供体系改革的"困境"，如何尽快"突围"，需要学术界和实务界进行更多更有系统的实证研究。基于工作的便利和研究的需要，我们选取了广州作为研究对象，希望通过深入解剖广州这只"麻雀"，探寻如何建立起医务人员、患者、医院、社会、政府等多方共赢的卫生体制，厘清卫生政策的发展脉络，总结改革的经验、剖析政策过程、寻找发展规律，以期对于中国卫生政策和制度格局的变革提供点滴借鉴意义。

作为中国卫生政策的研究者和实践者，有机会亲身经历并见证医药卫生体制改革这一伟大进程，我们感到万分幸运。我们始终被一种紧迫感推动着，怀着"只争朝夕"的心情。虽然我们的努力不一定能找到打开医改"困境"的钥匙，但仍希望抓住这个难得的机遇，期待为医改工作多做一些力所能及的事情，少留一些遗憾。由于医改与普罗大众切身利益息息相关，因而人们对于此轮深化医改政策可能都会有自己不同的感受和看法，仁者见仁，智者见智。由于我们学识所限，力有不逮，深知书稿还很粗糙，错漏疏忽之处在所难免。尽管如此，我们还是寄望于此书能为寻求"病有所医"这一基本民生之路建言献策。学海无涯，我们将以此书为起点，继续求索之路，并奢望能在民生福祉的探求之路上留下雪泥鸿爪。

本书的出版得到了多个机构和个人的大力支持。首先，要感谢中山大学政治与公共事务管理学院、教育部人文社会科学重点研究基地中国公共管理研究中心对本书出版的慷慨支持，感谢国家社会科学基金重大项目"中国特色现代社会福利制度框架设计研究"（编号：15ZDA050）、国家社会科学基金重点项目"中国社会医疗保险制度整合的效果评价"（编号：13AGL011）、广州市人文社会科学重点研究基地资助项目的研究资助。其次，要感谢中山大学政治与公共事务管理学院首届高级公共治理博士班的授课老师和同学们。本书的很多观点、思路来自与授课老师马骏教授、肖滨教授、陈天祥教授、郭小聪教授、庄文嘉副教授，以及4位博士生的交流所迸发的思想火花。事实上，本书出版的创意来自庄文嘉副教授的提议，同时也要感谢他在写作过程中给予的支持和帮助。最后，要感谢常常与我们切磋砥砺、分享研究心得的中山大学公共卫生学院吴少龙副教授和中山大学政治与公共事务管理学院刘军强教授、彭宅文博士以及香港教育大学和经纬副教授。

作者还要感谢广东省医药卫生体制改革领导小组办公室张一愚处长、谢裕华副处长、李燕副处长、蔡秋茂科长给予的意见和建议；感谢广州市卫生和计划生育委员会唐小平教授、胡丙杰博士、申一帆博士、刘秀娟女士、尹丽婷女士，广州市卫生信息中心高昭昇博士、田琪女士在数据收集、现场调研方面给予的支持和帮助；感谢广州市卫生监督所廖军娟女士参与本书第七、第八章的部分写作工作；感谢中山大学公共卫生学院郝元涛教授、张晋昕副教授，四川省食品药品安全监测及审评认证中心周凤女士在统计方法学上的指导；感谢厦门大学公共卫生学院林忠宁教授的不吝赐教。

本书部分内容已发表在 *Journal of Asian Public Policy*、《中国公共政策评论》、《中国卫生政策研究》、《中国卫生事业管理》、《中国公共卫生管理》、《医学与社会》和《中国社会医学杂志》等刊物，感谢这些刊物允许重新出版。

本书的写作参阅了许多专家学者的研究成果，在此一并表示感谢。

岳经纶　王春晓

2015 年 12 月 1 日于中山大学康乐园

图书在版编目（CIP）数据

公平与效率：广州新医改的实证研究／岳经纶，王
春晓著 . --北京：社会科学文献出版社，2016.12
（中山大学公共政策与社会保障丛书）
ISBN 978 - 7 - 5097 - 9633 - 7

Ⅰ.①公…　Ⅱ.①岳…②王…　Ⅲ.①医疗保健制度
- 体制改革 - 研究 - 广州市　Ⅳ.①R199.2

中国版本图书馆 CIP 数据核字（2016）第 205473 号

· 中山大学公共政策与社会保障丛书 ·

公平与效率：广州新医改的实证研究

著　　者／岳经纶　王春晓

出 版 人／谢寿光
项目统筹／谢蕊芬
责任编辑／隋嘉滨　谢蕊芬

出　　版／社会科学文献出版社 · 社会学编辑部（010）59367159
　　　　　地址：北京市北三环中路甲 29 号院华龙大厦　邮编：100029
　　　　　网址：www. ssap. com. cn
发　　行／市场营销中心（010）59367081　59367018
印　　装／北京季蜂印刷有限公司

规　　格／开　本：787mm × 1092mm　1/16
　　　　　印　张：15.5　字　数：277 千字
版　　次／2016 年 12 月第 1 版　2016 年 12 月第 1 次印刷
书　　号／ISBN 978 - 7 - 5097 - 9633 - 7
定　　价／69.00 元

本书如有印装质量问题，请与读者服务中心（010 - 59367028）联系